Carmen Thomas
Ein ganz besonderer Saft – Urin

SERIE PIPER

Zu diesem Buch

Mexikanische Medizinmänner, indische Yogis und der griechische Arzt Hippokrates rühmten den »gelben Becher«, täglich genommen, als Garant für ein langes und gesundes Leben. In unserer Gesellschaft war das Thema »Urin als Heilmittel« tabuisiert. Doch Carmen Thomas und ihrem Bestseller »Ein ganz besonderer Saft – Urin« ist es zu verdanken, daß ein altbewährtes Naturheilmittel wiederentdeckt wurde. Sie hat medizinische, historische und kulturgeschichtliche Hintergründe geschickt verwoben mit interessanten fachlichen Aspekten und den praktischen Erfahrungen der Leserinnen und Leser. Das Ergebnis ist ein ungewöhnlicher Ratgeber, der über erfolgreiche Behandlungen mit Eigenurin, innerlich oder äußerlich angewandt, berichtet, zum Beispiel bei Fußpilz, Halsschmerzen, Arthrose, Ekzemen, Heuschnupfen und Wunden.

Carmen Thomas, geboren 1946 in Düsseldorf, studierte Germanistik, Anglistik und Pädagogik in Köln. Sie ist seit 1968 Redakteurin beim WDR in Köln sowie Beraterin und Autorin zahlreicher Bücher zum Thema Kommunikation. Für ihre journalistische Arbeit erhielt sie zahlreiche Auszeichnungen. Ihr Buch »Ein ganz besonderer Saft – Urin« (1993) wurde ein viel beachteter Millionen-Bestseller, der in viele Sprachen übersetzt wurde.

Carmen Thomas
Ein ganz besonderer Saft – Urin

Mit Beiträgen von Robert A. Esser und
Hans Schadewaldt

Mit zahlreichen Abbildungen

Piper München Zürich

Durchgesehene Taschenbuchausgabe
Piper Verlag GmbH, München
Mai 1999
© 1993 Carmen Thomas / vgs Verlagsgesellschaft, Köln
Umschlag: Büro Hamburg
Andreas Rüthemann, Julia Koretzki
Umschlagabbildung: Kaoru Mikami / photonica
Foto Umschlagrückseite: vgs verlagsgesellschaft, Köln
Gesamtherstellung: Clausen & Bosse, Leck
Printed in Germany ISBN 3-492-22847-X

Inhalt

Vorwort

Achtung: Bayer, BASF, Böhringer, Henkel ... Wenn alle in der Republik dieses Buch lesen und tun, was das Publikum darin vorschlägt, dann bekommen Sie die Krise und ich – stellvertretend für alle, die an diesem Buch mitgewirkt haben – vom Gesundheitsminister einen Orden verliehen, so revolutionär kostendämpfend wird sich der Inhalt auswirken.

Aber keine Angst. Sie brauchen nicht auf die Barrikaden zu gehen. Erstens werden es ja nicht alle lesen. Zweitens: Der über Jahrhunderte gewachsene Ekel wird dafür sorgen, daß Ihr Geschäft weiter blüht. Schließlich fürchten die Leute bereits den Popel vom Nachbarn auf den Markt-Tomaten mehr als alle Unkraut- und Insektenvernichtungsgifte. Und drittens – wer mag das spontan schon glauben: Halsschmerzen, die nach ein paar Stunden wiederholter Benutzung von frischem Urin weggegurgelt sind. Warzen, die sich zwei Jahre jeder Behandlung widersetzten und dann nach 10 Tagen für immer verschwinden. Arthrose, die durch Urineinreibungen gelindert wird. Wunden, die mehrmals täglich betupft wurden und wie der Blitz heilen. Fenster, die mit Urin so klar und ökologisch wie nie geputzt sind. Zehn Tage vergorener Urin, der auf den Haaren zu schäumendem, pflegenden Shampoo wird. Uringekeimte Gurken, die besser gedeihen ...

Sie haben recht. Das klingt stark nach den Überschriften mancher »Käse-Blätter«, denen es nicht um die Sache geht. Genau das habe ich auch gedacht.

Und Sie, liebe Leserinnen und Leser, was denken und fühlen Sie bei solchen Informationen? Überkommt auch Sie direkt der Ekel? Oder haben Sie schon irgendwann einmal davon gehört, daß man und frau Urin nicht nur lassen kann? Vielleicht von Soldaten, die gegen Blasen an den Füßen in die Schuhe pinkel(te)n? Oder Spritzen im Krieg mit Urin desinfizierten? Oder von Oma und Opa etwas über das Heilen von Wunden? Mal ehrlich: Wie haben Sie das dann einge-schätzt? Abergläubische Kindereien? Oder: In der Not frißt der Teufel Fliegen? Ich erzähle Ihnen mal, wie es mir ergangen ist.

Zuerst war ich erstaunt, danach angeekelt, dann amüsiert, schließlich bewundernd, und nun bin ich entspannter als vorher. Das ist meine Gefühlsgeschichte mit dem Urin. Ich möchte Sie, liebe Leserinnen und Leser, mit durch diese fünf-zehnjährige Entwicklung nehmen, um Ihnen vielleicht ein ähnliches Erlebnis zu verschaffen – und dazu noch einen ge-hörigen Schuß Respekt vor sich selbst und Ihrem eigenen Körper. Am Ende des Buches finden Sie die verschlungene Vorgeschichte, wie ich darauf kam, eine ganze Radiosen-dung von fast drei Stunden ausschließlich mit dem Thema Urin zu verbringen: Über Muttermilch und »weise Frauen«, Brustentzündungen und Windeln, die man nicht waschen darf, über Seiden- und Wollpullover gelangte ich zu dem »besonderen Saft«. Schon die Vorrecherche zu der Sendung, die diesen Titel tragen sollte, hat mich fasziniert, sowohl was die Ergebnisse als auch was den Widerwillen betraf, den die-ses Thema bereits im Vorfeld erregte.

Was die Medizinhistorie an interessanten Erkenntnissen bie-tet, hat Professor Dr. Hans Schadewaldt für Sie aufgeschrie-ben. Robert A. Esser, Heimatforscher, Textilfachmann und Vater des Handwebmuseums in Rupperath bei Bad Mün-stereifel, hat handwerkliche Tips im Umgang mit Stoffen zusammengestellt. Die wichtigsten Ergebnisse aus drei Bü-chern zu unserem Thema finden Sie in den folgenden Kapi-teln ebenso wie die Sendung selbst und Auszüge aus den viel-fältigen spontanen und bis heute anhaltenden Reaktionen darauf.

Gedrucktes war, als ich die Sendung machte, wenig vorhan-den. Tatsächlich wurde es nach dieser Veröffentlichung mehr. Ich selbst habe noch zwei weitere Bände zum Thema veröffentlicht (siehe Anhang, Seite 268 f.). Allein in Deutsch-land erschienen seither 25, weltweit über 100 Bücher zum Thema Urin.

Dies ist bewußt kein wissenschaftliches Buch. Es enthält vielmehr die Geschichte einer Sendung und der Hörer und Hörerinnen, die sie gehört oder davon gehört haben. Sie sind als Leserinnen und Leser natürlich ganz frei, mit den hier gesammelten Erfahrungen so umzugehen, wie Sie es für richtig halten. Sie können eben auch staunen und sich ekeln, neugierig werden, Respekt bekommen und ganz entspannt werden. Und das wäre doch schon eine ganze Menge.

Für mich selbst ist das Überzeugendste an der Urinnutzung, daß nirgendwo in der Natur Abfall produziert wird. Alles findet in Kreisläufen statt: Geburt und Tod; die Jahreszeiten; das Wasser, das herabregnet, sich als Grundwasser sammelt, verdunstet und wieder herabregnet; die Nahrungskette, bei der eine Art die andere frißt, oder das Laub der Bäume, das herabfällt, zu Humus und damit zum genau passenden Nährstoff für die neuen Blätter wird (wenn wir es nicht achtlos beiseite kehren). Genauso scheint es auch mit unserem Urin zu sein: eine Art Hausapotheke in der Blase. Mit dem eigenen Urin ist es offenbar möglich, wie beim Impfen, ausgeschiedene Stoffe über die Haut durch Einreiben, Schlukken bzw. Gurgeln oder Klistiere zurückzuführen und so eine Art Immunisierung und Heilung zu begünstigen. Daß Urin lediglich als sterile Salzlösung wirksam ist, würde seinen durchschlagenden Erfolg zum Beispiel bei Diphtherie oder Halsentzündungen vermutlich kaum hinreichend erklären.

Wenn Sie, liebe Leserin, lieber Leser, jedoch skeptisch sind und bleiben möchten, dann betrachten Sie dieses Buch als ein Dokument, wie sich Völker aller Kontinente seit vielen Jahrtausenden zu helfen wissen, bei denen es keine Pharma-Industrie, wie wir sie kennen, gibt. Vielleicht untersucht jemand dieses Thema doch einmal unter wissenschaftlichen Gesichtspunkten und versucht ernsthaft zu ergründen, was es mit diesen Indern auf sich hat, die jeden Morgen vor dem Frühstück ein Täßchen Eigenurin trinken, wie zum Beispiel der indische Ministerpräsident Desai, den ich 1994 in Bombay 98jährig und in bester Verfassung traf. Gewiß macht es

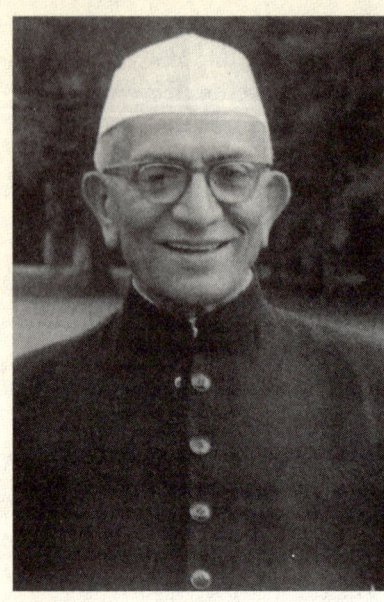

Der indische Ministerpräsident
Morardschi Desai (1896–1995)
trank jeden Morgen ein
Täßchen Eigenurin – er ist
nahezu hundert Jahre alt
geworden (Photo: Indische
Botschaft, Bowana)

doch neugierig, warum er und andere so etwas tun und damit so alt werden. Auch wenn Sie sein Beispiel nicht zur
Nachahmung verleitet, dann setzt es vielleicht Überlegungen
in Gang, warum in unserer Kultur die Körperflüssigkeit, mit
der wir am häufigsten von allen, Tag für Tag, bewußt Kontakt haben, besonders tabu-, scham- und abscheubesetzt ist
und immer nur mit Schmutz, nie aber mit besonderer Sau-
berkeit, nämlich mit Sterilität, in Verbindung gebracht
wird.
Ganz besonders danken möchte ich der Hebamme Monika
Plonka (gestorben 1997) und der Geburtsvorbereiterin Hannelore Ruppert vom »Treffpunkt Mütter und Väter« in
Köln, die mich mit ihrem Respekt vor der Volksmedizin wesentlich auf den »Trichter« dieses Themas brachten. Außerdem möchte ich Professor Dr. Hans Schadewaldt und Robert A. Esser danken, die mir durch ihre offene, interessierte
Haltung von Anfang an Mut gemacht haben, die medizini-

schen, medizinhistorischen und handwerklichen Ansätze ernster zu nehmen. Danken möchte ich auch Annegret Oelschlägel-Rumpf, die mir nach vielen anderen Zuschriften den letzten Stups gab, ein Buch zu diesem Thema zu verfassen. Meinen Dank möchte ich auch an meine wunderbaren Arbeitskolleginnen richten, deren neugieriges Interesse mich über die ganze Zeit begleitet und ermuntert hat.

Mein allergrößter Dank gilt jedoch dem Publikum. All denen, die mir geschrieben und sich die Mühe gemacht haben, in ihrem Gedächtnis zu kramen, die tapfer genug waren, ihre Erfahrungen aufzuschreiben und mir zugänglich zu machen. Mich würde freuen, wenn diese Veröffentlichung dazu führen sollte, noch eine neue Flut loszutreten, die bei einer potentiellen Neuauflage dann mitberücksichtigt werden könnte. Denn dauerhafte Erfahrungen sind sicher besonders wertvoll. Bei der ersten Auflage war ich noch skeptisch, daß so wenig Menschen geschrieben hatten, denen der Eigenurin nichts genützt hat. Heute, nach Zehntausenden von Berichten aus der ganzen Welt, nach zwei Reisen in indische Urinkliniken und der Teilnahme an verschiedenen Kongressen (unter anderem dem ersten Weltkongreß für Urintherapie in Goa 1994), scheint mir das nur logisch. Denn die gesammelten Erfahrungen über zehn Jahre belegen: Urin wirkt, auch ohne daß man daran glauben muß – wie zahllose Fälle von heimlich Behandelten und von behandelten Tieren belegen.

Sie können dieses Buch chronologisch lesen, da es als »Geschichte der gemachten Erfahrungen« aufgeschrieben wurde. Es läßt sich allerdings auch als Nachschlagewerk benutzen; die Hörerpost auf den Seiten 91 bis 155 ist nach den verschiedenen Anwendungsmöglichkeiten gegliedert. Ich wünsche Ihnen viel Vergnügen beim Lesen.

Köln, Januar 1999   *Carmen Thomas*

Angelesenes

Eine kurze Geschichte der Urologie

Bereits auf den ältesten Papyrusrollen des alten Ägypten gibt es Hinweise, daß mit Urin behandelt und geheilt wurde. Ausführlich ging es außerdem um die Verbesserung des Harnabgangs, die Harnverhaltung und die Behandlung von Harnblutungen. Nieren- und Harnblasensteine sowie Harnröhrenverengungen haben Wissenschaftler an 4000 sezierten Mumien festgestellt. Die anormale Harnentleerung war schon immer Gegenstand ärztlicher Bemühungen. Die Perser haben bereits in uralten Zeiten Katheter gelegt. Da man jedoch ohne anatomische Kenntnisse war, kam es zu unheilbaren Verletzungen der Harnwege, zu Blutungen, Fistelbildungen und Tod. Erst der berühmte Hippokrates erhellte ein wenig das Wissen über Erkrankungen der Niere und der Blase. Er erkannte, daß die Nieren das Wasser filtern, wußte aber keinen Rat bezüglich der Heilung. Im 4. Jahrhundert n. Chr. wandte man erstmalig Verweilkatheter aus Zinn und Blei an. Im Cordoba des 11. Jahrhunderts arbeitete Albucasis schwerpunktmäßig daran, die Katheterisierung der Harnröhre zu verbessern, Blasenspülungen vorzunehmen und Steine mit einem Dammschnitt durch den After aufzuspüren. Für Gilles de Corbeil im 12. Jahrhundert in Salerno beruhten alle Krankheiten auf dem Pulsschlag und dem Urin.

Immer wichtiger wurde die Harnschau im Mittelalter. Beim ersten Hahnenschrei fing man den Urin in einem Urinal oder der Matula auf. Dieses Gefäß sollten die Patienten vor Sonnenlicht schützen und an einem kühlen Ort aufbewahren, bevor es in einem Weidenkorb zum Harnbeschauer – dem mittelalterlichen Arzt – getragen wurde. Auf keiner zeitgenössischen Darstellung fehlt das Harnglas, das damals gleichsam zum Symbol der Medizin wurde.

Die Harnprobe wurde im frischen Zustand und erneut nach zwei Stunden geprüft. Gegenstand der Prüfung waren Gewicht, Farbe, Geruch, Geschmack und der Bodensatz, die Contenta. Diese Daten wurden interpretiert und mit der körperlichen Verfassung, dem Geschlecht, dem Temperament des Patienten und mit der Jahreszeit in Beziehung gesetzt.

Erst in der Renaissance wurde Medizinern in unserem Kulturkreis gestattet, Forschungen an Leichen zu betreiben. So entstand erstes anatomisches Wissen. Man erkannte, daß die Nieren eine Filterfunktion haben, aus dem Blut den Urin als eine Zwischenform des Blutes herausfiltern und dabei mehr als 90 Prozent des Urins wieder in den Blutkreislauf zurückführen. Vor allen Dingen die Blasensteine bei Männern interessierten die Mediziner. Vom 16. bis zum 18. Jahrhundert wurde die »kleine Steinoperation« weiterentwickelt. Der Stein wurde mit dem Finger durch den After erfühlt und dann durch einen Seiten- oder Querschnitt durch den Damm entfernt. Darüber hinaus übten sich manche Chirurgen in der »großen Steinoperation«. Dabei wurde ein Dehninstrument in die Harnröhre eingeführt, die Blasenöffnung lokalisiert, der Stein gefaßt und ganz oder in Teilen herausgezogen. Ohne daß die Gründe dafür bekannt wären, litten im 17. Jahrhundert besonders viele arme Leute an Blasensteinen. Da immer noch gut die Hälfte aller operierten Steinpatienten an den Folgen der Operation starben, hatten diejenigen Mediziner großen Zulauf, die Trink- und Bäderkuren gegen das Steinleiden verordneten, wodurch sich jeder erhoffte, an der Operation vorbeizukommen.

Erst im 19. Jahrhundert gab es kleinere Präzisionsinstrumente aus Stahl. Die ersten Auffangbeutel mit Verweilkathether wurden entwickelt, ebenso ein Instrument zum Absaugen der Steinpartikel nach Blasensteinzertrümmerung. Die Kenntnisse, wie Instrumente keimfrei gemacht werden können, und die Erfindung des Chloroforms brachten den großen medizinischen Fortschritt. Seit 1890 gab es Gummihandschuhe, und die Sterblichkeit nach den Operationen sank rapide.

1882 entdeckte Robert Koch den Tuberkelbazillus, und man lernte, ihn im Urin zu erkennen. Operationen an den Nieren waren jedoch wenig erfolgreich. Die Patienten starben an Infektionen. Mit den ersten Endoskopen (Blasenspiegeln) erhielt man die Möglichkeit, die Größe der Blasensteine zu bestimmen oder einen Blasentumor zu diagnostizieren.

Den größten Fortschritt machte die Urologie im 20. Jahrhundert. Durch die Entwicklung der Radiologie und die neuen Kontrastmittel wurde es möglich, genaue Diagnosen von Harnwegserkrankungen zu erstellen. Heute kann die Computertomographie zur Diagnose von Tumoren im Urogenitalbereich eingesetzt werden, hinzu kommen Ultraschall und Verbesserungen der Endoskopie, der Einführung von Röhren mit Sichtinstrumenten. Bei Blasenlähmungen werden Blasenschrittmacher eingepflanzt, die das kontrollierte Harnlassen wieder möglich machen. Bei Nierenoperationen wird nicht mehr genäht, sondern die Wunden werden mit biologischen Klebern aus Gelatine und Resorzin (ein antiseptisches Phenol) geschlossen. Von den Organtransplantationen ist die Nierenverpflanzung die häufigste. Seit etwa 30 Jahren können die Urologen die Harnblase durch eine Dünndarmschlinge vergrößern oder ersetzen. Seit 1972 können sogar Harnleiter- und Harnblasenplastiken aus Silikonkautschuk eingesetzt werden, ohne daß entzündliche Reaktionen entstehen.

Urinarzneyen von Johann Heinrich Zedler

Aus dem Großen Vollständigen Universallexikon von 1747
Im Menschen- wie im Tierharn sind nützliche Dinge. Salpeter, der in Deutschland gewonnen wird, kommt hauptsächlich in jenen Böden vor, wo häufig Menschen und Tiere uriniert haben. (Angeblich lassen sich alte Behausungen durch Brennesselwuchs in Form von Grundmauern nachweisen.) Menschenurin hat kräftigende und heilsame Eigenschaften bei vielen Gebrechen:
• Gegen Haarausfall zum Beispiel hilft eine Mischung aus Kartoffel- und Schwefelpulver, verrührt mit wohltemperiertem, al-

tem Urin. Mit dieser Mischung bestreiche man den Kopf, und der Haarausfall wird gebremst (eine Kälbergalle kann noch dazu kommen).

- Gegen dunkle Haut im Gesicht nehme man eine Tinktur aus frischem Knabenurin und Salmiak.
- Beginnender Star wird mit einer Salbe aus feinem Lorbeerpulver, warmem Knabenurin und etwas Gummi Arabicum behandelt.
- Verletzungen im Auge heilt man am besten mit Honig, den man in schwach siedendem Knabenurin löst. Damit bade man die Augen so oft wie möglich.
- Gegen vereiterte Ohren hilft frischer Kinderharn, der noch warm in die Ohren gegossen wird. Er bewirkt, daß die feuchten und eiternden Stellen abtrocknen.
- Bei Würmern und anderen Tieren, die in die Ohren gelaufen sind, hilft der Urin alter Menschen, vermischt mit Zwiebeln und Äsop (einer Heilpflanze). Man preßt alles aus und gießt den Saft ins Ohr.
- Gegen Halsentzündungen jeglicher Schwere hilft es, mit Menschenurin zu gurgeln, dem eine Prise Safran beigefügt wurde.
- Gegen Zittern der Hände und der Knie helfen Abreibungen und Waschungen mit dem eigenen Harn, den man warm verreibt, sobald man ihn gelassen hat.
- Gegen beginnende Wassersucht soll über längere Zeit der eigene Morgenurin auf nüchternen Magen getrunken werden. Das gleiche Verfahren hilft auch gegen Gelbsucht.
- Hat eine Frau Menstruationsstörungen, macht sie am besten Sitzdampfbäder über erhitztem Knabenurin mit gequetschtem Knoblauch.
- Feigwarzen am Hintern oder an anderen schamhaften Örtern verschwinden, wenn man sie mit einem Absud aus flachen Wegsteinen wäscht, die glühend gemacht wurden und mit Knabenurin abgelöscht.
- Gegen Beißen und Jucken der weiblichen Geschlechtsorgane helfen Waschungen mit warmem Urin.
- Wenn sich jemand einen Fremdkörper in den Fuß eingetreten hat, bade man denselben lange in warmem Urin, weil man danach den Fremdkörper leicht entfernen kann.
- In Pestzeiten soll man täglich ein paar kleine Schlucke seines Morgenurins trinken, weil das die Abwehrkräfte stärkt.

- Ganz unmittelbare Wirkung zeigt aufgetupfter Urin bei frischen Bienenstichen.
- Wer seine Augen täglich mit warmem Harn auswäscht, behält klare und scharfe Augen bis ins hohe Alter.
- Auch ein Rindvieh, das ein Geschwür hat, kann man an dieser Stelle mit Menschenharn waschen. Danach erhält es ein Heilpflaster aus Pech und Schweineschmalz.
- Gegen Seitenstechen, Rückenschmerzen und Steinleiden hilft Urinsalz vom Ziegenbock. Man halte dem Tier morgens die Nase fest zu, so daß es vor Angst Wasser läßt. Das sammle man und lasse es faulen. Dann wird es destilliert. Das Salz wird mit etwas Wasser aufgekocht. Täglich nehme man 20 bis 25 Tropfen.

Das Lexikon des Aberglaubens

Das lateinische Wort für Urin, *Urina*, hat im Deutschen – vielleicht durch den Einfluß des deutschen Wortes *Harn* – das Geschlecht gewechselt. Das Wort Harn stammt von der indogermanischen Wortwurzel *(s)ker* ab, was »ausscheiden« bedeutet. Die Ansicht, daß der Harn der Sitz der Seele oder Träger einer Lebenskraft sei, ist uralt. Sagen berichten von schwanzlosen Mäusen aus Hexenharn. Ein am Ort gelassener Harn bewahrt den Dieb vor der Verfolgung. Ein vom Mond beschienener Harn macht mondsüchtig.

Alt ist auch das Todesorakel, bei dem die Milch einer Wöchnerin mit dem Urin eines Kranken gemischt wird. Wenn die Milch zu Boden sinkt, stirbt der Kranke, bleibt sie in der Mitte, muß derjenige mit einer schweren Krankheit rechnen, schwimmt sie oben, wird er bald gesund. Diese Probe findet sich schon im alten Ägypten sowie bei Hippokrates [bestätigt 1997 durch die Zuschrift einer Medizinspezialistin, Anm. d. Autorin].

Aus gleicher Quelle gibt es eine Probe mit Brennesseln: Man legt eine frische Nessel in den Urin des Kranken. Wird sie rasch welk oder verfärbt sich, wird er sterben, bleibt sie grün, dann wird er gesund. Die Fruchtbarkeit einer Frau testete man, indem man sie auf frische Pappelblätter urinieren läßt. Waren diese nach drei Tagen noch grün, dann galt sie als fruchtbar.

Urin als Zaubermittel
Auch hierzu gibt es eine Menge Überlieferungen:
- Der Teufel tauft die Hexe mit Urin.
- Mittels Urinieren kann man Hexen bannen.
- Wer eine Schwangerschaft verhüten will, trinke den Urin einer Jungfrau.
- Schwangere dürfen nicht auf ein Flachsfeld urinieren, sonst gedeiht der Flachs nicht.
- Waldarbeiter sollen nicht harnen, wenn eine Tanne gefällt wird, sonst wird sie wurmstichig.
- Wenn zwei Männer über Kreuz das Wasser abschlagen, rauben sie jemandem den Schlaf.
- Ins Wasser zu pinkeln ist ein Frevel gegen den Himmel, der sich im Wasser spiegelt.
- Die Manneskraft kehrt zurück, wenn der Betreffende durch den Trauring harnt.

Überlieferungen zur Verwendung von Urin

- In der griechisch-römischen Antike wurde ein Werkstück aus Stahl, zum Beispiel ein Schwert, immer wieder in der Kohle erglüht und neu geschmiedet. Seit etwa 1200 v. Chr. arbeiteten die Schmiede so. Sie härteten den Stahl beziehungsweise die Klinge, indem sie ihn mit kaltem Wasser, Bocksblut oder Urin abschreckten. Diese Methode wurde beispielsweise in Nordrhein-Westfalen noch im Zweiten Weltkrieg verwendet.
- Schon die alten Römer gebrauchten Harn als Reinigungsmittel für ihre Wolle. Auch von den Irländern weiß man, daß sie ihre Wollumhänge in Harn gebeizt haben. Harn benutzte man zum Beizen, um die Farben von Wollerzeugnissen haltbarer zu machen. Diese Verfahrensweise ist vor allem von den Indianern

in Mittelamerika, aber auch von Menschen in Afghanistan
bekannt.

- In Sibirien machte man Leder mit Urin haltbar. Indianer weich-
ten ihre Büffelfelle in Harn, damit sie weicher wurden. Eskimos sammelten ihren Harn, um damit Häute zu gerben. Auch
wurden die Häute damit geschmeidig gemacht, damit man
die Haare besser aus den Fellen entfernen konnte. Dieses Vorge-
hen scheint man auch in Europa gekannt zu haben.

- Bei den Chinouks, einem Indianerstamm, genoß man den Lek-
kerbissen »Chinouk-Olive«. Das waren Eicheln, die fünf Monate in menschlichem Harn eingelegt waren. Das Ganze gärte
während der Zeit und führte zu einem begehrten »Irresein«,
einem anscheinend angenehmen Rauschzustand.

- Römische Schriftsteller wußten über Barbaren zu berichten, die
den Harn von Beschnittenen als Fruchtbarkeitstrank für
Frauen benutzten.

- Bei den Hindus mit ihren heiligen Kühen galt es als segensvoll,
deren Harn zu trinken. Im Himalaya fand der Urin von Kühen bei religiösen Zeremonien Verwendung. Dieser reinigte die
Sünden wohl am besten. Ähnliches kannten auch die Perser
bei ihren Reinigungsbräuchen.

- Bei den Mohammedanern hingegen waren Ausscheidungen
etwas ganz Unreines. Wenn ein Harntropfen an die Kleidung
kam, durfte man damit nicht beten. Deshalb betete man lieber
gleich nackt.

- In Sibirien tranken Frauen oft ihren eigenen frischen Harn oder
den von Nachbarn. Dort wurde auch Alkohol mit Harn vermischt und als Rauschgetränk benutzt. Der Harn von Betrunkenen wurde, weil er noch alkoholgesättigt genug war, von anderen weitergetrunken.

- Bevor die Bierhefe erfunden wurde, setzten Bäcker in Europa
Harn als Gärungsmittel zum Backen ein.

- In Amerika wurde Tabak erst dann richtig würzig, wenn man ihn
in Latrinen aufhängte und ganz besonders, wenn man ihn in
weiblichen Harn einweichte. Auch sollen ägyptische Zigaretten-
tabake mit weiblichem Harn gebeizt worden sein. Männerharn galt dafür als ungeeignet, weil er zu scharf sei.

- In Berlin wurde um die Jahrhundertwende ein Käseladenbesitzer
bestraft, weil er den Harn junger Mädchen verwandte, um

seinen Käse würziger zu machen. Auch sollen die Schweizer den Harn benutzt haben, um ihren Käse schneller gären zu lassen.

- Balkanische Bauern legten ihren Käserohstoff in Knabenharn ein. Da bildeten sich dann Käsewürmer, die mit Quark zerquetscht einen besonders schmackhaften, würzigen Käse ergaben.
- Eine Masse namens Chysocollum entstand, wenn man Knabenharn in einem kupfernen Mörser rührte, an der Sonne trocknen ließ, bis eine honigartige Masse herauskam, die man zum Kitten von Gold und zur Heilung von Krankheiten verwandte.
- Auch der Harn von verschiedenen Tieren hatte Heilkraft. Der von Hyänen war besonders gut gegen veraltete Leiden; der vom Luchs gegen Brustschmerzen und der vom Ziegenbock gegen Schlangengifte.
- Kinderharn wurde gegen Schlangenbisse verabreicht. Harn half auch gegen Augenkrankheiten, Brandwunden und laufende Ohren. Bei allen Hauterkrankungen, Entzündungen, Geschwüren und Eiter galt als besonders heilsam der Eigenharn.
- In der Südsee benutzten Eingeborene ein Gemisch aus Kohlenstaub und Harn zum Tätowieren.
- Bei den Eskimos, den Andenindianern und Nomaden war Harn das bevorzugte Mittel zum Haarewaschen.

John Gregory Bourke stellt in seinem Buch »Der Unrat in Sitte, Brauch, Glauben und Gewohnheitsrecht der Völker« (Leipzig 1913) heraus, daß der volkswirtschaftliche Wert von Menschen- und Tierharn bei allen alten Völkern bekannt war. Wahrscheinlich fand der Urin überall als die zuerst bekannte Seife Verwendung. In England und Frankreich war noch 1917 die Anschauung verbreitet, daß Frauenhände im Urin gewaschen erst richtig zart würden. Eine alte afrikanische Sitte war es, die Milchgefäße mit Harn zu waschen. Auch in Sibirien haben laut Bourke die Ureinwohner Harn zum Reinigen ihrer Küchengeräte benutzt. In Kalifornien schmierten Indianermütter ihre Kinder als Schutz gegen die Witterung mit einem Gemisch aus Kohlenstaub und Harn ein. Die Isländer wuschen sich Gesicht und Hände mit Harn. Dies tat man auch in Alaska und bei anderen Stämmen. Alle hatten wohl erkannt, daß Harn – wenn man ihn stehenläßt – zu Seifenlauge wird. Aber auch frischer Harn ist ein vorzügliches, umweltschonendes Putzmittel.

Aus Sibirien ist dazu folgende Geschichte überliefert: »Nach Beendigung der Mahlzeit überreicht man einen kleinen flachen Eimer jedem, der ein Bedürfnis dafür empfindet, den warmen Harn zu lassen, mit dem die Hausfrau die Tischplatte und die Messer wäscht.«

Auch im alten Spanien wuschen sich die Menschen mit Harn, was noch über die Jahrhundertwende hinaus Brauch war. Von dort wird auch berichtet, daß Mund und Zähne mit Harn gespült wurden, weil es so gesund sei. Ähnlich verfuhren auch die alten Ägypter, und im Mittelalter empfahl sogar ein Apotheker in Deutschland Mundspülungen mit Harn und Zähneputzen mit einem Gemisch aus Harn und Sand.

- Ungarinnen und Slowakinnen wuschen ihre Kinder in mütterlichem Harn.
- Die Walfischfänger reinigten auf ihren Schiffen ihre Flanellhemden ebenfalls mit Urin.
- Irische, deutsche und skandinavische Waschfrauen gaben stets Harn als Weichspüler ins Waschwasser für ihre Wollsachen. Bis zum vorigen Jahrhundert wurde der berühmte englische Tweed ausschließlich mit Menschenurin zum Entschweißen der Wolle hergestellt (vergleiche Seite 32f.).
- Noch heute sollen Teppiche aus den nordafrikanischen Ländern und Afghanistan in Kamelurin gewaschen sein, damit die Farben leuchtender werden.

Wissenswertes aus der Medizin

Also, nun mal ganz von vorne: Harn, Urin, wo kommt er her? Wo fließt er im Körper lang? Wie setzt er sich zusammen? Welche Farben kann er annehmen? Was für Krankheiten zeigt er uns? Wie viele wichtige Informationen lassen wir durch Tiefspülklos an uns vorbeirauschen?
Zu Ihrer Grundorientierung einige kurze Zusammenfassungen unserer Vorabinformationen:

Wie Harn entsteht

Harn entsteht, wenn das Blut in den Nieren gefiltert wird. Dabei sondern die Harnorgane eine Flüssigkeit ab, den Harn oder Urin. Er enthält die Endprodukte des Eiweißstoffwechsels und Mineralsalze in wäßriger Lösung. Der Harn sammelt sich zunächst in der inneren Niere, dem Nierenbecken. Von dort wird er durch den Harnleiter zur Blase geleitet und erneut gesammelt.

Die Blase

Die Blase selbst ist ein Hohlmuskel. Durch Zusammenziehen entleert er sich über die Harnröhre. Bei 200 bis 400 Millilitern entsteht das Gefühl des Harndrangs. Nur wenn der Harnblasenschließmuskel verletzt wird oder es zu Störungen kommt, zum Beispiel durch Gebärmuttersenkungen, entsteht unwillkürlicher Harnabgang. Die Harnblase selbst, ihre Ausdehnung und ihr Zusammenziehen sind nicht dem Willen unterworfen. Die Blase eines erwachsenen Menschen scheidet zwischen 1000 und 2000 Milliliter pro Tag aus – je nachdem, wieviel der Mensch trinkt.

Blasenerkrankungen Die häufigste Erkrankung der Harnblase ist die Blasenentzündung. Sie wird durch Bakterien hervorgerufen, die die Harnröhre hochwandern. Frauen sollen davon angeblich häufiger betroffen sein, weil ihre Harnröhre nur zwei bis vier Zentimeter kurz ist. Bei Männern kommt es seltener zu Blasenentzündungen. Dafür können sie unter Harnröhrenkatarrh mit schleimigem, eitrigem Ausfluß leiden. Wer dann viel trinkt, unterstützt den Auswascheffekt und die Selbstheilungstendenzen der unteren Harnwege.

Neben der Blasenentzündung sind Harngrieß, Harnblasensteine, gutartige Polypen und Blasenkrebs die häufigsten Erkrankungen dieses wichtigen Organs.

Was ist Harn?

Harnsäure bildet sich im ganzen Körper durch den Abbau alter Zellen, aber auch durch Fleisch und Fisch, die der Mensch über die Nahrung zu sich nimmt. Harnsäure wird

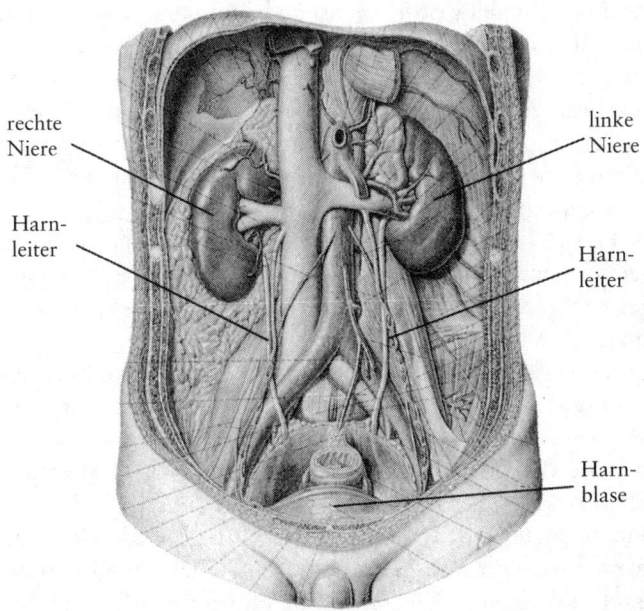

rechte Niere

linke Niere

Harnleiter

Harnleiter

Harnblase

Anatomische Darstellung der harnableitenden Organe
(J. Sobotta, Atlas der Anatomie des Menschen, München 1982)

25

besonders in der Leber gebildet. Bei fleischarmer Kost scheidet der Mensch bis zu einem Gramm, bei fleischreicher Kost bis zu zwei Gramm Harnsäure täglich aus. Das menschliche Blut enthält auf 100 Milliliter zwischen 2,3 und 9,1 Milligramm Harnsäure – bei Männern etwas mehr als bei Frauen. Wenn sich Harnsäurekristalle in den Gelenken ablagern, kommt es zu Gicht.

Die festen Bestandteile im Harn, den sogenannten Bodensatz, der zurückbleibt, wenn man Harn zentrifugiert, nennt man *Harnsediment*. Darin enthalten sind Bakterien, Harnsäurekristalle, harnsaures Ammoniak, Phosphate, phosphorsaurer Kalk, schwefelsaurer Kalk und Aminosäuren. Im Urin befinden sich etwa 2000 nachgewiesene Inhaltsstoffe sowie verschiedene Stoffwechselprodukte der Nebennierenrinde, man vermutet inzwischen jedoch die doppelte Menge. Eine genaue Analyse des Sediments gibt Aufschluß über die Erkrankungen der Harnwege, aber auch über Erkrankungen anderer Organe: Aminosäuren (Leucin und Tyrosin) verweisen auf Lebererkrankungen; harnsaures Ammoniak auf Blasenentzündungen.

Der Harn ist eine übersättigte Lösung. Wenn das chemische Gleichgewicht gestört ist, kommt es zum Ausfällen eines oder mehrerer Stoffe, was die Bildung von Steinen unterstützt.

Der *Harnstoff*, das Endprodukt des Eiweißstoffwechsels, wird täglich – in Abhängigkeit von der Nahrung – in einer Menge von ca. 30 Gramm ausgeschieden.

Normaler Harn ist klar und gelblich durch die Gallenfarbstoffe. Bakterien, Eiter oder andere organische Schlacken können dazu führen, daß der Harn trüb wird. Gesunder Harn ist frei von Eiweiß und Zucker. Fieber, Entzündungen der Harnwege und Zuckerausscheidungen bei überhöhtem Blutzucker führen dazu, daß auch Eiweiß ausgeschieden wird. Wer morgens in ein Glas uriniert, erkennt das Eiweiß am sogenannten »Bierschaum«.

Die *Harnvergiftung* ist eine Folge von Nierenversagen, das heißt, der Körper vergiftet sich, wenn die Stoffwechselschlakken nur mangelhaft ausgeschieden werden. Die ersten Symptome sind Müdigkeit, Leistungsknick, Durst. Später tritt eine schmutzig-graugelbe Hautfarbe auf. Die Haut ist trocken und schuppig. Kopfschmerzen, Übelkeit, Erbrechen, quälender Schluckauf kommen hinzu. Außerdem sind die Kranken von Harngeruch umgeben. Schließlich fallen die Patienten in Bewußtlosigkeit, in das sogenannte urämische Koma.

Harntreibende Mittel, die die Harnproduktion der Nieren verstärken, sind zum Beispiel Koffein, Wacholderbeeren, Liebstöckelwurzeln und Hauhechelwurzeln, aber auch Sulfonamidabkömmlinge. Sie werden eingesetzt, um Wasseransammlungen im Körper (Ödeme, Wasserkopf) zu beseitigen. Dadurch kann der Blutdruck gesenkt werden. Allerdings kann die vermehrte Ausschwemmung des Körpers zu Kaliummangel führen.

Wenn man Urin stehenläßt, wird er leicht trübe. Dabei wird die *Nubekula* sichtbar. Das ist ein Wölkchen aus einem Netzwerk von Schleimfäden, das *Harnmukoid.* Frischer Menschenharn fluoresziert leicht, und zwar dünner Harn leicht bläulich, konzentrierterer grüngelb.

Der Geruch des normalen Menschenharns ist aromatisch, ähnlich wie Fleischbrühe, was man besonders gut feststellen kann, wenn man Harn eindampft. Erst mit der Oxidation an der Luft wird der Geruch stechend, und der Ammoniakgeruch tritt hervor. Wer Terpentin eingeatmet hat, dessen Harn riecht veilchenartig. Methylmerkaptan heißt der Stoff, der sicher fast allen bekannt ist, weil er nach dem Genuß von Spargel ausgeschieden wird. Auch nach dem Genuß von Baldrian und Lauch riecht der Harn entsprechend.

Der Geschmack des Harns ist morgens eher salzig und leicht bitter, tagsüber auch wohlschmeckend oder wäßrig. Nur Diabetiker-Harn schmeckt süß. Harn hat eine geringere Oberflächenspannung als Wasser. Der Gefrierpunkt liegt – je nach Zusammensetzung – bei −0,3 bis −2,7 Grad Celsius. Der Säuregehalt liegt bei pH 7 (neutral) bis pH 5 (sauer).
Folgende *anorganische Substanzen* sind im Urin enthalten:

Salzsäure, Salpetersäure, Schwefelsäure, Phosphorsäure, Kohlensäure, Kieselsäure, Flußsäure, Kalium, Ammonium, Calcium, Magnesium, Eisen, Natrium, zusätzlich die Gase Stickstoff und Sauerstoff.

An *organischen Substanzen* sind enthalten: Harnstoff, Ameisenessig, Proprion, Buttersäure, Oxalsäure, Bernsteinsäure, Allantoin, Histidin, Carbaminsäure, Harnsäure, Adenin, Kreatin. Außerdem enthält Urin eigene Cortisone und Melatonin.

Innerhalb von 24 Stunden sammeln sich im Harn eines erwachsenen Menschen 60 Gramm gelöste Substanzen, davon 35 Gramm organische und 25 Gramm anorganische.

Das Verhältnis von Schwefel und Stickstoff im Harn beträgt 1 zu 5. Durchschnittlich werden 1 bis 5 Gramm Phosphorsäure im Harn ausgeschieden. Die Nitrate, die sich im Harn befinden, stammen aus dem Trinkwasser oder der Nahrung.

Im Harn kommen außerdem Farbstoffe und Chromogene vor. Der Hauptfarbstoff ist das Urochrom, das den Harn gelb färbt. Es ist ein stickstoffhaltiges gelbes Pulver, das in Wasser und in verdünntem Alkohol leicht löslich ist. Wo genau es im Körper entsteht, weiß man noch nicht.

Tierurin Wassersparende Tiere, wie Reptilien oder Vögel, haben einen breiigen Urin. Fleischfresser haben einen eher sauren, Pflanzenfresser einen eher alkalischen Harn. Wenn man Pflanzenfressern und Fleischfressern die gleiche Kost verabreicht oder sie hungern läßt, verschwinden die Unterschiede in der Harnzusammensetzung fast völlig. Ansonsten ist die Konsistenz abhängig von der Ernährung. Bei Fleischfressern wird mehr Phosphorsäure im Harn, bei Pflanzenfressern mehr im Kot ausgeschieden. Schlangen- und Eidechsenharn ist ein gelblicher Brei, während Krokodilharn flüssig ist. Vögel entleeren ihren Harn gemeinsam mit dem Darminhalt. Frösche scheiden täglich 10 Kubikzentimeter Harn aus. Das ist im Verhältnis zum Menschen die zehnfache Menge. Bei Muscheln fehlt die Harnsäure. Harnstoff ist jedoch reichlich vorhanden. Eine bestimmte Tintenfischart (Sepia) lagert Harnsäure als feste Masse im Körper ab.

Wo sammelt sich der Urin?

Handgroß und bohnenförmig liegen die Nieren rechts und links neben der Wirbelsäule. Sie sind zwischen 120 und 200 Gramm schwer. Die Nieren regeln den Salzwasserhaushalt des Körpers und das Säuren-Laugen-Gleichgewicht. Eine Million kleinster funktioneller Einheiten, die Nephronen, hat jede Niere dafür zur Verfügung. Feinste Blutadern, Kapillaren, führen in jedes Nephron. Die Seite des Nephrons, die dem Nierenbecken zugewandt ist, besitzt einen Ausgang, den Harnpol oder Tubulus. Diese Tubuli vereinigen sich zu Sammelrohren, die ins Nierenbecken führen. Dort sammelt sich der Urin, bevor er in den Harnleiter übergeht. Durch den Druck, der in der Kapsel des kugeligen Nephrons entsteht, bleiben nur Blutplasma und Plasmaeiweiß in den Kapillargefäßen, während alle anderen Substanzen und das Wasser aus den Blutgefäßen heraustreten, in die Kapsel sickern und dann als Primärharn in den Harnpol eintreten. Dort fließt die Flüssigkeit an stoffwechseltüchtigen Zellen vorbei, die einen Teil an körperwichtigen Stoffen wie Wasser, Mineralien, Vitamine etc. wieder aufnehmen. Hier verwandelt sich der Primärharn zum Endharn.

Täglich wird das Dreifache des gesamten Körperwassers gefiltert. Das sind ca. 180 Liter (also 18 große Eimer). Rein rechnerisch können von diesen 180 Litern nur 150 Liter zurückgeführt werden. Daß der Mensch aber nicht 30 Liter ausscheidet, sondern nur ca. 1,5 Liter, liegt an einem Hormon namens Adiuretin. Es verstärkt die resorbierende, also die aufnehmende Funktion. Auch Traubenzucker wird normalerweise vollständig resorbiert. Erst bei Diabetes gelangt er in den Urin.

Die Säuren-Laugen-Regulation hält die Wasserstoffkonzentration im Blut konstant bei einem pH-Wert von 7,4. Durch das Durstgefühl reguliert der Körper die Wasserzufuhr des Organismus. Es entsteht in der Hirnanhangdrüse, im Hypothalamus, durch die Osmoserezeptoren. Das getrunkene Wasser wird im Dünndarm vom Körper, das heißt von den Blutgefäßen aufgenommen. Eine hormonell gesteuerte »Wasseruhr« sorgt dafür, daß man fühlt, wann man den Durst gelöscht hat.

Viel größer als die Menge des ausgefilterten Wassers ist die Gesamtmenge des Blutes, das die Nieren in 24 Stunden passiert, nämlich 2000 Liter.

Die Verwendung von Urin in der Textilherstellung und -pflege

Ein Beitrag von Robert A. Esser

Er hat zwar immer gemosert und gewettert, und ausführlich und tiefgründig genug war ihm die Sendung schon gar nicht. Dennoch spielte Robert A. Esser eine entscheidende Rolle für unsere »Hallo-Ü-Wagen«-Übertragung: Erstens stellte er Aspekte industrieller Nutzung vor, und zweitens schaffte er es – neben Professor Schadewaldt –, durch seine Überzeugtheit in der Sache die Seriosität des Themas zu vermitteln. Denn meine eigenen Zweifel waren ja anfänglich riesig. Erst während der Sendung dämmerte mir das Ausmaß des revolutionären Kerns. Dennoch brauchte auch ich selbst einige Jahre, um den Ekel in Neugier umzuwandeln und die bis heute hereinströmenden Berichte ernst zu nehmen. Der ehemalige Lehrer, der ein eindrucksvolles Textilmuseum in Rupperath aufgebaut hat, gibt Ihnen hier einen Einblick in seine Kenntnisse.

Urin als Waschhilfe

Schmutz ist immer und überall in wechselvollen Formen, Farben und Zuständen vorhanden. Als Straßenstaub ist er ein Gemenge von winzigen Gesteinsteilchen, Ruß, pflanzlichen Bestandteilen, Mikroorganismen und Fetten. Flecke sind in der Regel natürlicher Schmutz in konzentrierter Form. Unsere Kleidung wird allerdings auch von innen schmutzig, und zwar durch Schweiß und Talg. Schweiß enthält unter anderem kleine Mengen Kochsalz, Harnstoff, Harnsäure, Fettsäuren, Aminosäuren und Cholesterin. Er ist vollkommen geruchlos, wenn er den Körper verläßt. Erst durch bakterielle Zersetzung seiner Eiweißverbindungen entsteht der unangenehme Schweißgeruch.

Durch Talg- oder Haarbalgdrüsen sondert die Haut außerdem ständig eine weiße talgige Masse ab, die allgemein als Hautfett bezeichnet wird. Dieses Hautfett mit Sporen, Pilzen und Bakterien durchsetzt die Leibwäsche und schließlich die Oberbekleidung.

Zur Gesunderhaltung des Körpers ist es unbedingt erforderlich, diesen Schmutz zu entfernen. Der erste waschwirksame Zusatz zum Wasser, sozusagen das erste Waschmittel, war ein Sud, der aus Holzasche bereitet wurde. Diese Asche enthält unter anderem Kaliumcarbonat – das ist kohlensaures Kalium – und etwas Soda, also Natriumcarbonat. Beide Salze reagieren alkalisch, das heißt laugenhaft, und verleihen dem Wasser Reinigungswirkung. Ursprünglich wurde die Asche nur mit heißem Wasser ausgelaugt, später dann eingedampft, um die Alkalisalze als Trockensubstanz zu erhalten. Das geschah in Töpfen – *Pötten* – daher der Name *Pottasche*. Zur Waschwirkung der beiden Salze kommt hinzu, daß der Kohlenstoff der Pottasche eine schmutzbindende Wirkung hat.

Auszüge aus Seidenwurzel, Roßkastanie und anderen Pflanzen enthalten Saponine, komplizierte chemische Verbindungen, die im Wasser aufschäumen. Ihr Name kommt von dem lateinischen *sapo*, das »Seife« bedeutet und wahrscheinlich ein altgermanisches Wort oder ein Lehnwort aus einer östlichen Sprache ist. Sehr ähnlich klingt das englische Wort für Seife: *soap*.

Doch Aschenlauge und waschaktive Pflanzenextrakte lieferten nicht das einzige Reinigungsmittel früherer Zeiten. Im Römischen Reich zum Beispiel war ein Waschmittel ganz besonderer und ganz besonders undelikater Art recht populär: Urin! Während die Sumerer und Assyrer etwa 2500 v. Chr. schon Seife verwandten, die sie aus Pottasche und Fetten kochten, war bei den hochentwickelten Römern Seife bis weit nach Christus unbekannt. Hier mußte also Urin von Menschen und Tieren herhalten. Diese Methode hielt sich in

Europa bis in die heutige Zeit, denn noch 1966 verkündete die englische Regierung in einem Erlaß, daß zur Herstellung des »Harris Tweed« auf den Hebriden als Waschmittel Urin zu verwenden sei.

Harn von Mensch und Tier war im Orient und in Griechenland lange vor Roms Blüte allgemein gebräuchliches Reinigungsmittel für Gewebe und Schurwolle. Harn geht nach wenigen Tagen in Fäulnis über und bildet Ammoniak. Dieser Ammoniak verbindet sich während der Wäsche mit dem Fett der Kleidung oder Wolle zu flüssiger ammoniakalischer Seife.

Da der Urin in großen Mengen gebraucht wurde, entwickelte sich im alten Rom ein besonderer Berufsstand, der sich mit dem Einsammeln von Urin und der Wäsche beschäftigte: Die *Fuller* oder *Fullones*. Die Mitarbeiter dieses Berufszweiges stellten an allen Ecken der römischen Siedlungen und Städte irdene Töpfe auf, in die die Bürger urinierten. Diese Flüssigkeit wurde von den Fullern eingesammelt und in ihre Waschküchen außerhalb der Stadt gekarrt. Dort schütteten sie den Urin in bis zu 4 Quadratmeter große behauene Steintröge und wuschen unter ständigem Treten und Stampfen mit den Füßen die gesamte Wäsche, denn es war nicht üblich, zu Hause zu waschen. Anschließend wurde die Wäsche in klarem Wasser am Bach oder Fluß gespült und auf den Wiesen getrocknet und dann noch durch Schwefeln gebleicht. Nichts erinnerte hinterher beim Anblick einer makellos reinen, faltenreich wallenden Toga mehr an die unappetitliche Prozedur.

Die unangenehme Arbeit der Fuller wurde sehr gut bezahlt, und die Fuller oder Fullones waren reiche Leute. Also bat der römische Kaiser Titus Flavius Vespasian (69–79) die vermögenden Fullones zur Kasse und belegte sie mit hoher Steuer. Als die Fuller sich beim Kaiser beschwerten und ihre übelriechende Arbeit schilderten, bemerkte der Kaiser: »*Pecunia non olet*« – Geld stinkt nicht!

Die Römer kannten zwar von ihren germanisch-gallischen Eroberungszügen her Seife, doch weder die Germanen noch die Römer brauchten die Seife als Waschmittel, sondern nur als Kosmetikum oder Parfüm. So berichtet uns Gaius Plinius Secundus, der ältere Plinius, zu diesem Thema aus Germanien: »Von Nutzen ist hier auch die Seife, die die Gallier erfunden haben und womit sie ihren Haaren einen rötlichen Schimmer verleihen. Man bereitet sie aus Talg, am besten von Ziegen, und aus Asche. Von dieser zieht man die Buchenholzasche vor. Es gibt zwei Arten Seife, flüssige und steife; beide sind in Germanien mehr bei den Männern als bei den Weibern in Gebrauch.«

Um den rötlichen Schimmer zu erzeugen, setzte man Säfte von Brombeeren zu. Die Römer brachten den färbenden *Sapo* nach Hause und erfreuten damit ihre Damen. Als »Mattische Kugeln« erfreute sich das Kosmetikum größter Beliebtheit in der römischen Damengesellschaft. Der Begriff *Mattisch* leitet sich von dem germanisch-römischen *Mattiacum* her, womit die Stadt Wiesbaden gemeint ist. Aber wie bereits gesagt, stammt die Erfindung doch wohl von den Sumerern und kam mit den Phöniziern über das Rhône-Tal nach Germanien.

Aber als Reinigungsmittel haben eben weder Ägypter noch die Phönizier, Kelten oder Germanen die Seife benutzt. Allein die Sumerer brauchten es als Waschmittel. Die anderen Völker reinigten den Körper mit reichlich Wasser, Sand, Bimsstein, feuchtem Aschenbrei oder Aschenlauge. Selbst die kultivierten Griechen berichten uns nichts vom Gebrauch der Seife. Die oben bezeichneten Waschmittel für den Körper waren äußerst aggressiv. Daher erklärt sich der ungeheure Fett- und Ölverbrauch zur Pflege der Haut.

Aus dem zweiten nachchristlichen Jahrhundert datiert der eindeutige schriftliche Beleg, daß die Reinigungswirkung der Seife erkannt wurde: Der Grieche Galenos (129– ca. 200), Leibarzt Marc Aurels, weist neben der kosmetischen auf die reinigende Wirkung der Seife hin. Karl der Große sorgte dann für die Verbreitung der Seife als Reinigungsmittel und erließ ein Edikt, nach dem Seifesieden als Hausgewerbe und Handwerk zu fördern sei.

Urin als Hilfsmittel beim Färben

Bekannt in der Textilindustrie ist die sogenannte Küpenfärbung. Das Wort *Küpe* bedeutet Schüssel. In dem rheinischen Ausdruck *Kump* für Schüssel ist der Begriff heute noch mundartlich erhalten.

In früherer Zeit hatten die Inder schon erkannt, wie schwierig das Einfärben von Fasern war. Schließlich sollten die Farben auf Gebrauchsstoffen ja farbecht sein, das heißt, bei der Wäsche sollten sie nicht ausbleichen. Man konnte also nur wasserunlösliche – also echte – Farben verwenden. Ein unlöslicher Farbstoff war bei den Indern beliebt und bekannt: der Indigo. Nur unter größten Schwierigkeiten war allerdings dieser organische Farbstoff in Europa zu erhalten. Als Ersatz diente in Deutschland zum Beispiel *Waid*, eine Pflanze, die unlöslichen Farbstoff enthielt. Um diesen verarbeiten zu können, mußte man ihn natürlich in einen wasserlöslichen Zustand überführen. Also mußte man ein Verfahren erfinden, den Stoff zu reduzieren. Das geschah mit Hilfe der Küpe. Der aus der pflanzlichen Wurzel, dem Blatt oder dem Holz gepreßte Farbstoff wurde wasserlöslich gemacht, indem man die Farbe mit Hilfe des Urins vergärte. Das durch Vergären entstehende Ammoniak führte eine Reduktion herbei. Die Reduktion der Küpenfarbstoffe ist häufig von einem intensiven Tonumschlag begleitet. So schlagen zum Beispiel Gelbmarken nach Rot, Violett oder Blau um. Das heißt, Küpenfarbstoffe sind in Wasser unlösliche Farbstoffe, die, damit sie von der Faser aufgenommen werden können, durch chemische Reaktion (die Reduktion) so verändert werden, daß sie wasserlöslich sind. Wasser und Wärme machen dann die Fasern für die reduzierten Farbstoffe aufnahmefähig. Sind die Fasern ausreichend mit dem Küpenfarbstoff getränkt, werden sie an die »frische Luft« gehängt. Der Luftsauerstoff kehrt den Prozeß wieder um, oxydiert den Farbstoff und fixiert ihn dabei als wasserunlöslich auf der Faser. So wird zum Beispiel aus dem gelben Indigo der satte blaue Ton, der dann wasserunlöslich, also farbecht ist.

Heute wird der Küpenfarbstoff mit Natriumdithionit (Hydrosulfit) und Natronlauge reduziert. In alter Zeit war vergorener Harn als Hilfsmittel zur »echten« Färbung unerläßlich. Es ist bekannt, daß noch nach dem Zweiten Weltkrieg menschlicher Harn zur Küpenfärbung benutzt wurde, da die chemischen Hilfsmittel am Ende des Krieges und unmittelbar nach 1945 noch nicht zur Verfügung standen.

Urin als Walkmittel

Aus gewebtem Stoff wird gewalktes Tuch. Bei der Herstellung des Tuches werden Kette und Schuß so verdichtet, daß ein glattes dichtes Tuch entsteht. Diese Arbeit besorgen die Walker. Im Englischen bezeichnet man diese Facharbeiter als Fuller. Der Ausdruck geht also traditionell auf die römischen Fullones zurück, vielleicht, weil man früher als Hilfsmittel vergorenen Urin verwendete, der gleichzeitig eine Reinigungswirkung hatte.
Beim Walken werden die Wollhärchen verfilzt. Das geschieht heute auf Walkmaschinen durch langzeitiges Stoßen, Drücken und Reiben bei Wärme unter alkalischer, saurer oder neutraler Befeuchtung. Der Stoff wird dabei dichter, schmaler und kürzer.

Die Sendung

Nach den Vorbereitungen ging ich neugierig, amüsiert, aber auch mit leichtem Schudder in die Sendung. Mich interessierte sehr, wie das Publikum auf dieses Thema reagieren und was da von den Experten berichtet würde. Wie würden sie sich überhaupt verhalten?

Das Team war an diesem Morgen gut gelaunt. Wir witzelten über die Sache. Aber wir hatten keine Vorahnung, wie groß die Lawine sein würde, die wir nun lostraten.

Es war nicht sonderlich warm an diesem Morgen. Das wunderhübsche, mittelalterliche Städtchen Bad Münstereifel präsentierte sich zunächst mit grauem Himmel. Der Ü-Wagen stand gleich rechts vom Secktürmchen, von dessen Größe ich eher enttäuscht war. Als ich dann hineinging, war ich geradezu entsetzt. Ich hatte mir nicht vorstellen können, daß man tatsächlich das kreisrunde Türmchen schlicht der Gemeindebücherei zugeschlagen hatte. Nichts erinnerte, außer der äußeren Form, an den historischen Gebrauch des Gemäuers. Wie sollte ich nun einen interessanten Einstieg schaffen? In Büchern blättern? Mit Karteikästchen klappern? Da ich stets bemüht bin, die Sendung mit einem »Hörbild« anfangen zu lassen und der Ort außer Büchern nichts bot, beschloß ich, im Nachbarhaus einen Eimer und einen Topf mit Wasser auszuleihen. Der Gedanke, daß das Wassergießgeräusch in einen Eimer, nach der Ansage des Themas, die wüstesten Phantasien wecken würde, schien mir, nachdem sich kein mittelalterliches Geräusch anbot – zumindest amüsant.

Wie üblich sprach ich als nächstes Passanten und Passantinnen auf der Straße an, die eigentlich nicht zum Ü-Wagen kommen wollten. Denn ganz Unbefangene drücken stets am ehesten das aus, was die Hörerinnen und Hörer am Radio auch empfinden. Ich erinnere mich noch an die entgeisterten

Blicke, als sie erfuhren, daß wir sie zu einer Sendung über das Thema Urin mit in den Seckturm mitnehmen wollten. Aber Gott sei Dank fanden sich Leo Broslachs und Marianne Bins zu dem mutigen Schritt mitzumachen bereit. Wir bildeten einen kleinen Stuhlkreis genau im Secktürmchen. In unserer Mitte der Eimer und der Topf mit dem Wasser.

Neun Uhr zwanzig; der Vorspann; und dann ging es los.

Protokoll der Sendung

Carmen Thomas: Hallo, verehrte Hörerinnen und Hörer, hier meldet sich der Ü-Wagen, hier meldet sich Carmen Thomas.

(Plätscher-Geräusch)

Ob sich das wohl so angehört hat, wenn früher der Seck-Hannes den Inhalt seiner Fässer gemischt hat mit dem, was da sonst noch reinkam?

Robert Esser: Da kam sonst nichts hinein. Der Seck-Hannes, das ist eine historische Figur. Die war nicht nur in Bad Münstereifel. Die war in allen Orten, auch in Monschau. Da gibt es eine wunderbare Anekdote: Als der Seck-Hannes mal wieder durch Monschau gefahren war und in einem großen Kupferkessel den Menschenurin eingesammelt hatte, der auf einem zweispännigen Wagen stand, da kam er an das Tor. Dort stand der Kommerzienrat Schaibler. Er hatte seine Hände oben in der Weste: »Na, Hannes, biste do?« Dann kletterte er auf die Nabe des Wagens, hielt den Finger in den Urin, leckte daran und sagte: »Hannes, du Ferkel! Du häs ad wider Wasser rinjeschütt!«

C. T.: Ist das authentisch?

Esser: Das ist wahr. Das berichtet man aus Monschau. Und da wird auch beschrieben, was der Seck-Hannes machte. Der Seck-Hannes fuhr nicht nur hier durch die Stadt, sondern auch über die Dörfer und sammelte den Urin ein.

C. T.: Das heißt also auch, er wurde danach bezahlt, wieviel Urin er sammelte. Und deshalb hat er ein Interesse daran gehabt, den Urin zu panschen, damit es mehr war?

Esser: Ja selbstverständlich, das ging wahrscheinlich nach Litern. Es ist leider nicht überliefert, wie es bezahlt wurde und um welche Mengen es ging.

C. T.: Wie lange gab es denn einen Seck-Hannes? Und hießen die immer Seck-Hannes, auch wenn sie Kurt oder sonstwie hießen?

Esser: Den Seck-Hannes gibt es seit etwa 2500 vor Christus. Die Römer hatten sie schon. Die Römer hatten an allen Ecken Töpfe stehen, und die wurden von den Fullones eingesammelt. Man brauchte den Harn zum Waschen. Auch die normale Kleidung wurde früher mit Urin gewaschen.

C. T.: Wußten Sie das?

Besucherin: Nein, davon hab ich noch gar nicht gehört, und ich bin Münstereiflerin.

C. T.: Wissen Sie eigentlich, warum wir hier sitzen, und wo wir hier genau sitzen?

Besucherin: Weiß ich auch nicht.

C. T.: Natürlich sehen Sie, daß wir hier in der Bibliothek sind. Aber wissen Sie, was hier war, wo wir hier genau sitzen?

Besucherin: Keine Ahnung.

C. T.: Und Sie selbst, Frau Bibliothekarin?

Verwaltungsangestellte: Ich bin keine Bibliothekarin, ich bin Verwaltungsangestellte. Aber ich sitze ja immer hier, und daher weiß ich das. Dies ist der Seck-Turm, und das war die Sammelstelle für den Urin hier in Bad Münstereifel. Und der Seck-Hannes hat das durch eine Öffnung von außen, wahrscheinlich einen Trog, hierein geschüttet.

C. T.: Stimmt das so, Herr Esser?

Esser: Ja, das kam in mehrere »Kübel«. Denn der Urin mußte ja einige Tage stehen, bis er gefault war. Frischer Urin konnte nicht verwendet werden. Das war das Fürchterliche. Sehen Sie, der Urin mußte langsam in Fäulnis übergehen. Dabei bildet er Ammoniak. Ammoniak war der wichtigste Grundstoff für das Waschen, um nachher, das muß ich noch erklären, Seife zu bilden.

C. T.: Man hat also aus dem Urin Seife gemacht?

Esser: Ja, der Urin, das war das Alkali. Das Alkali kam mit dem Fett der Wolle zusammen und bildete dann ammoniakalische Seife. Sie müssen nämlich wissen, daß in der Römerzeit keine Seife bekannt war. Das können wir uns nicht vorstellen. 2000, 3000 v. Chr. kannten die Assyrer, die Babylonier schon Seife. Aber die Römer kannten keine Seife. Auch die Menschen haben sich nicht mit Seife gewaschen in der damaligen Zeit. Und da mußte also irgendein Mittel gefunden werden, um die Wäsche und auch die Wolle sauber zu kriegen.

C. T.: Haben die denn nicht infernalisch gestunken?

Esser: Ja, das war ja der ganze Witz der Geschichte. Da gibt's doch den berühmten Satz vom Titus Flavius, 66 bis 76 Kaiser in Rom. Der hat den berühmten Satz geprägt: »Pecunia non olet.« Das hängt damit zusammen, daß die Fulloner sich beschwerten …

C. T.: Das waren die Pipi-Einsammler sozusagen.

Esser: Nein, das waren die Wäscher. Im Englischen die Fuller. So heißen die Walker heute noch. Und die Fullonices waren die Betriebe. Die haben sich darüber beschwert, daß sie soviel Steuern bezahlen mußten. Und da antwortete ihnen der Kaiser: »Eure Arbeit stinkt, aber pecunia, also Geld, stinkt nicht.«

C. T.: Warum hat man den Seck-Hannes dann hier abgeschafft?

Esser: Ja, das war nicht mehr notwendig. Seit dem vorigen Jahrhundert hatte man andere chemische Mittel. Erst mal Seife zum Waschen. Die war ja schon seit dem 16./17. Jahrhundert viel mehr in Gebrauch. Und vor allen Dingen wurde ja der meiste Urin zum Färben gebraucht. Man nimmt an, daß das Verfahren schon 4000 bis 5000 Jahre alt ist. Die Perser haben es schon gebraucht. Die Inder haben es schon gemacht. Der älteste Farbstoff, den wir kennen, ist Indigo. Alle Naturfarbstoffe müssen ja irgend-

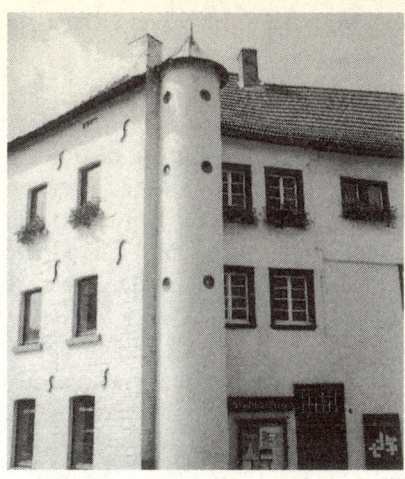

Der Seck-Turm war die Sammelstelle für den Urin, den der Seck-Hannes in einem großen Kupferkessel im ganzen Ort einsammelte (Photo: Kurverwaltung der Stadt Bad Münstereifel)

wie vergoren werden. Und als Reduktionsmittel kannte man damals nur Urin.

C. T.: Sagen Sie, die Leute, die den Urin lieferten, kriegten die auch was dafür, oder war Pinkeln umsonst?

Esser: Das ist nicht bekannt. Das einzige, was bekannt ist aus Rom, ist, daß an allen Ecken, Straßenecken und Plätzen irdene Töpfe aufgestellt waren, in denen die Menschen ihre Notdurft verrichteten. Und dann kamen die Fulloner und sammelten diese Kübel ein, brachten sie in ihre Werkstätten, die alle außerhalb – meistens in der Nähe des Flusses – waren, um dort die Wäsche zu waschen. Es ist zum Beispiel in Rom bekannt, daß die Leute nicht zu Hause wuschen, sondern ihre Wäsche und ihre Kleidung den Fullonern zum Waschen übergaben. Wenn sie mit dem Urin ausgewaschen war – es hat sich Seife gebildet – wurden die Wäschestücke dann im klaren Wasser der Flüsse ausgewaschen.

C. T.: Was sagen Sie denn dazu?

Besucher: Eigenartig! Ich hab mir gedacht, vielleicht haben die Leute umsonst trinken dürfen, wenn sie schon den Urin umsonst hergegeben haben?

41

C. T.: Könnten Sie sich denn vorstellen, Ihre Sachen in Urin zu waschen?

Besucherin: Nein, das könnte ich mir gar nicht vorstellen. Wirklich nicht.

C. T.: Komisch, nicht? Sie, Herr Esser, können uns sicher nachher noch mehr erzählen. Ich sehe schon, Sie haben noch viel auf der Pfanne. Unser Thema heißt nämlich heute: »Ein ganz besonderer Saft – Urin«, und ich möchte mich erst mal bei Ihnen bedanken und Sie fragen, wie Sie heißen.

Besucherin: Marianne Bins.

Besucher: Leo Broslachs.

Verw. Angest.: Rosemarie Mohr.

Experte: Robert Esser.

C. T.: Und wieso beschäftigen Sie sich damit?

Esser: Ich habe die Handweberei in Rupperath. Und wenn man als Lehrer so etwas anfängt, versucht man auch dahinterzukommen, wie es gewesen ist. Ich hab mich jetzt seit 30 Jahren vor allen Dingen mit der Geschichte der Weberei beschäftigt und habe auch ein Buch darüber herausgegeben.

C. T.: Toll. Und da haben Sie eben herausgekriegt, was der nächste Titel besingt: »Ja, so sans die alten Rittersleut« mit den Hot Dogs. Vielen Dank.

(Musik)

Neben mir sitzt Frau Professor Dr. Rita Falke. Die Hörerin, die uns das Thema vorgeschlagen hat – das ist in unserer Sommerzeit leider oft so –, ist in Urlaub gefahren. Aber Sie haben uns ja freundlicherweise auch geschrieben, um etwas zu berichten?

Prof. Falke: Die Frage ist ja: »Urin als ganz besonderer Saft.« Und ich erinnere mich dabei an einen Bericht meiner Großmutter, die in Schlesien aufgewachsen ist. Und ihre Mutter scheint eine sehr tüchtige Frau gewesen zu sein, die auch von den Dorfbewohnern im Krankheitsfall herangerufen wurde. Und meine Urgroßmutter hat den Kranken, den an Diphtherie Erkrankten, den eigenen Urin zu trinken gegeben. Das machte mir – ich war damals ein Kind und wuchs in Hamburg auf – natürlich einen riesigen Eindruck. Vor allem einen Ekeleindruck. Und Großmutter erzählte dann: »Ja, das wußten die Patienten ja nicht unbedingt ...«

C. T.: Da wurden die Kinder also betuppt ...

Prof. Falke: Die Kinder wurden eventuell betuppt. Die Erwachsenen vielleicht nicht. Aber man gab es ihnen halt, und jeder einzelne Heilungserfolg war natürlich einfach ein Erfolg damals. Denn es ist bis vor gar nicht langer Zeit eine eigentlich tödliche Krankheit gewesen.

C. T.: Es sind also tatsächlich durch die Behandlung mit Eigenurin Menschen *nicht* gestorben.

Prof. Falke: Ja, das muß ich den Erzählungen meiner Großmutter entnehmen. Es löste sich die Kruste, und der Kranke konnte wieder atmen. Und ich weiß nicht, was man alles noch konnte. Das war eben eine großartige Geschichte. Es gab ja wohl auch noch andere Sachen: Gurgeln mit Urin bei Mandelentzündungen oder bei sonstigen Halsentzündungen und sowas. Wie weit Großmutter das bei uns angewandt hat? Ich glaube ja nicht, daß sie uns auch unwissend dieses Heilmittel gegeben hätte.

C. T.: Also Sie haben ein bißchen den Verdacht gehabt, sie hätte es doch tun können?

Prof. Falke: Damals nicht. Aber nachträglich kommt mir der Verdacht. Früher hab ich das eigentlich wohl nicht angenommen. Denn schließlich war ja auch meine Mutter da, und wir lebten in einer zivilisierten Stadt, in der man Ärzte haben konnte.

C. T.: Und Sie haben aber nicht – neugierig gemacht – als Kind so gedacht: Na, soll ich nicht doch mal probieren?

Prof. Falke: Nein, nein, nein, so weit ging meine Neugier nicht. Neugier schon. Aber es war eigentlich ein Aspekt eines für uns fernen Gebietes. Genauso unzugänglich und verschneit und vereist und kaum rechte Straßen. Und wenn Straßen da waren, dann verunglückte man darauf. Es war eben alles weit weg.

C. T.: Und da muß man sich gar nicht wundern, wenn die solche Methoden hatten.

Prof. Falke: Ja, so ungefähr.

C. T.: Ja, schön.

Herr Becker, Sie haben mir auch geschrieben.

Becker: Ja. Und zwar kann ich einen ähnlichen Fall berichten von meiner Großmutter. Die lag als zehn- oder elfjähriges Kind mit einer schweren Diphtherie. Sie war schon ganz blau angelaufen und war am Ersticken. Und die Nachbarin sagte: Also, das Kind wird sterben. Der Arzt sagte als einzigen Rat, es könnte nur noch ein Totenhemdchen genäht werden. Und dann hat meine Urgroßmutter ihr den eigenen Urin zu trinken gegeben. In einer verdeckten Tasse und ihr dabei die Nase zugehalten. Und sofort ist dann, innerhalb einer halben bis dreiviertel Stunde das Fieber gefallen. Sie hat die Membran abgehustet, und sie war aus der tödlichen Umklammerung befreit.

Mein Schwiegervater erzählte, daß ein Dr. Krebs in Dresden – ich habe auch das Buch hier bei mir – seine Kinder mit Eigenurin bei Keuchhusten erfolgreich behandelt hat. Dann ist auch bekannt, daß die alten Ärzte, wenn sie zu Schwerkranken kamen, unterwegs Brennessel gepflückt und in den Patientenurin geworfen haben. Es stand ja meistens noch der Nachttopf neben dem Bett in früheren Zeiten. Und dann konnten sie sehen, wenn sich die Brennessel schwarz verfärbte, daß es eine sehr schwere Krankheit war. Und wenn die Brennessel grün blieb – er hat das dann ja auch meistens über mehrere Tage beobachtet –, konnte er sehen, daß dann Hoffnung bestand.

Oder aus Ägypten ist bekannt, daß man Schwangerschaftsfrüherkennung gemacht hat mit Urin. Man hat Weizen mit Urin von vermutlich Schwangeren und auch von normalen Personen übergossen. Der Weizen, der am schnellsten gekeimt hat, das war eben die Schwangere.

C. T.: Da hatte der Keimling gleich Wachstumshormone vom Embryo?

Becker: Jawoll, die hatten beschleunigtes Wachstum.

44

C. T.: Man braucht gar nicht für teures Geld einen Schwangerschaftstest zu kaufen, sondern nur ein bißchen Weizen und den Eigenurin?

Becker: Ja, selbstverständlich. Und man muß jemand haben, der normalen Urin liefert, damit man eben Vergleichsuntersuchungen machen kann.

C. T.: Das ist ja sehr interessant.

Und Sie selbst, wieso haben Sie sich mit dem Thema beschäftigt?

Becker: Ja, ich hatte ein Schlüsselerlebnis, mich für alte Volksheilmethoden zu interessieren: Das war für mich dieses Erlebnis von meiner Großmutter, daß es so ein Volksheilmittel geschafft hat, die damalige Schulmedizin zu übertrumpfen. Und ich hab Ihnen ja auch geschrieben, daß ich dieses Thema in meiner Kriegsgefangenschaft zur Debatte gestellt habe. Da waren unter 4000 Leuten zwei, die ähnliche Erlebnisse von ihren Großeltern schilderten. Und bei einem Fall ist dann der Arzt gekommen. Und als er gesehen hat, daß das Kind geheilt war, hat er gesagt: »Gell, Sie haben mit Eigenurin gearbeitet.« Dann hat die Frau gesagt: »Ja.« Und dann sagte der Arzt: »Das darf man nicht.« Und dann hat sie gesagt: »Weshalb denn? Ich hab das Kind gerettet.« »Ja, das darf nicht sein.« Die Großmutter des Mannes, der die Geschichte erzählt hat, soll dann gesagt haben: »Ja, dann sind Sie die längste Zeit unser Arzt gewesen. Ich erwarte, daß Sie mir das vorher sagen, und nicht, daß Sie das nur wegen ihrem Berufsstand ablehnen!«

C. T.: Das ist ja hochspannend. Das würde ja auch heißen, daß viele brotlos würden, wenn da so viel dran wäre. Stellen Sie sich mal vor, die Leute würden sich alle mit Eigenurin behandeln, ihre Wäsche waschen und so was. Was es für einen Wirtschaftseinbruch in unserem Lande geben könnte, bei den Massen, die wir sowohl medikamentös schlucken als auch verwaschen.

Becker: Ja. Außerdem habe ich ein Bild von Casanova. Das beschreibt: Casanova stößt auf einen reichen französischen Aristokraten, der mit Hüftgelenksbeschwerden im Bett liegt. Aus dem frischen Harn des Patienten und einigen Chemikalien stellt der charmante Schwindler eine Paste her, womit er den Oberschenkel des Leidenden einreiben läßt. Von niemand Geringerem als von Camila, einer seiner Geliebten. Während dieser Prozedur murmelt Casanova eine Zauberformel, die niemand versteht, er übrigens auch nicht. Wieder einmal betrügt er kalten Blutes und klarsten Verstandes. Um den Erwartungen des Zeitgeistes zu entsprechen, pinkelt er zum Schluß einen geheimnisumwitterten Fünfstern auf das adlige Bein. Vierundzwanzig Stunden später ist der Aristokrat geheilt und springt behend von Salon zu Salon in Paris. Casanovas Ruhm als Wunderheiler ist gemacht.

C. T.: Zeigen Sie mal, ist das dieses Buch, was Sie meinen?

Becker: Nein. Das ist von Dr. Krebs: »Menschlicher Harn als Heilmittel.« Und da sind Unmengen Tips drin bei perniziöser Anämie und bei Pylorospasmus, das ist Magenpförtnerkrampf bei Säuglingen, bei Ekzemen usw.

C. T.: Überzeugt Sie das denn so, daß Sie das schon selbst mal angewendet haben?

Becker: Ich persönlich würde keinen Eigenurin trinken. Ich würde ihn vielleicht homöopathisiert aufbereiten.

C.T.: Wie geht das?

Becker: Man nimmt einen Teil Urin und neun Teile Flüssigkeit, Wasser oder Alkohol, und schüttelt das. Und wenn einem das noch zu sauer ist, dann nimmt man davon wieder einen Teil und nimmt ein nächstes Fläschchen und schüttelt das so achtmal. Dann ist der Uringeschmack kaum noch zu spüren. Und es hat noch eine verbesserte Wirkung, als wenn man so den eigenen Urin säuft. Das ist ja keine angenehme Angelegenheit. Verschiedene Naturheilärzte machen das auch. Ein bekannter Arzt im Marburger Raum ließ sich von den Patienten den Morgenurin bringen. Er sagte, ich will den mal untersuchen. Und dann hat er den Urin auf die Spritze aufgezogen und hat's denen hinten reingejagt. Das sprach sich rum, daß er so ein Wunderheilmittel hatte. Dabei hat er im Grunde genommen nur mit Eigenurin gearbeitet.

C. T.: Mhm, obwohl ... das mit dem Trinken: Der indische Ministerpräsident soll ja – er ist kürzlich 93 geworden – der soll ja jeden Morgen ein Täßchen Eigenurin nehmen.

Becker: Ja, es ist ja so, daß im Urin eine Menge Fermente und Spurenelemente drin sind. Ich bin erstaunt, in diesem Buch von Dr. Krebs zu lesen, wieviel Zink, Eisen, Aluminium, Mangan, Kupfer und Kobalt im Urin enthalten ist.

C. T.: Also, es ist eigentlich ein hoch wirksamer chemischer Stoff, den wir da in uns brüten.

Becker: Ja, das kann man schon sagen.

C. T.: Und wir gehen so achtlos damit um.

Becker: Mir fällt gerade noch ein – wir haben uns jetzt schlau gemacht – in Hümling wird zum Beispiel noch Kindern, die Mundfäule haben, die Morgenwindel zum Saugen gegeben. Also auch da wird der eigene Urin verwendet, und anscheinend hilft's.

C. T.: Also die Vorstellung, daß der Körper was Eigenes braut, was dann bei irgendwelchen Ausfallerscheinungen auch Immunmachendes oder Heilendes produziert ...

Becker: Ja, ich glaube schon, daß es das ist. Also, daß der Körper Abwehrstoffe schon gebildet hat, und es nutzt, wenn die ihm dann noch mal in Konzentration zugeführt werden. Das ist bioenergetisch. Das ist eine Interferenzwirkung. Sie kennen ja auch die Interferenzwirkung innerhalb des Senders. Wenn zwei gleiche Frequenzen aufeinandertreffen, dann gibt es eine Löschsituation. Und das ist auch beim Urin der Fall.

C. T.: Ich freue mich, daß die Bad Münstereifeler und Münstereifelerinnen und Anlieger so zahlreich hier erschienen sind. Es ist doch sehr schön, wenn man sieht, daß Sie sich für die Sendung interessieren. Dann macht es uns hier oben noch mehr Spaß. Wissen Sie eigentlich schon, warum wir hier sind?

Besucherin: Nein.

Besucherin: Ich? Nein.

C. T.: Sie könnten sich ja vielleicht denken, was hat Bad Münstereifel mit Urin zu tun.

Besucherin: Ja, richtig.

C. T.: Den gibt's ja schließlich überall. Peter Schäfer vom Kultur- und Fremdenverkehrsamt der Stadt Bad Münstereifel hat uns auf den Seck-Turm hier nebenan aufmerksam gemacht, in dem bis 1877, wie ich inzwischen gelernt habe, der Urin der Bürger gesammelt wurde. Ich weiß gar nicht, ob auch der Bürgerinnen? Denn ich hab gelesen, daß da die Zusammensetzung unterschiedlich ist.

Esser: Der von den Damen wurde auch gebraucht. Er wurde ja hauptsächlich zum Färben gebraucht. Da müssen wir noch drüber reden.

C. T.: Bei der Vorbereitung auf diese Sendung habe ich so tolle Sachen gelesen, daß sich zum Beispiel für das Beizen von Tabak nur Frauenurin eignet. Macht Sie ganz sprachlos, nicht? Haben Sie denn irgend etwas gewußt, daß man mit Urin noch etwas anderes außer ihn lassen kann?

Besucherin: Nein.

C. T.: Auch nicht so Kriegserzählungen?

Besucher: Ja, also als kleine Kinder wurde uns schon – wie es auch eben hier schon anklang – des öfteren erzählt, daß man, um eine Halsentzündung zu kurieren, hin und wieder Urin nehmen kann. Wir haben es aber selbst nie ausprobiert. Gott sei Dank waren die Halsentzündungen nie so stark, daß es dazu kommen mußte. Aber gehört hat man das schon als Kind früher.

C. T.: Und mit welchen Gefühlen?

Besucher: Ja mit etwas unangenehmen Gefühlen.

C. T.: Weil wir gerade kurz vorher gelernt hatten, daß Sie da gefälligst nicht hin- und reinzupacken hatten?

Besucher: Ja, ich glaube eher, daß es ein ganz natürliches Ekelgefühl ist, das man dem Urin gegenüber hat.

C. T.: Sie meinen, das sei ganz angeboren?

Besucher: Das glaub ich schon, ja.

C. T.: Glauben Sie das auch?

Besucherin: Ja.

C. T.: Wenn Sie sich so überlegen, was Ihnen so zu Urin einfällt, was ist das?

Besucherin: Gar nichts.

C. T.: Gar nichts, das kann doch nicht sein.

Besucherin: Man muß Urin machen. Das ist das Wichtigste beim Mensch.

C. T.: Lebensnotwendig. Ja, das ist doch etwas ganz Tolles. Und was fällt Ihnen noch ein?

Besucher: Ach ja, ich muß zu diesem Turm hier rechts noch etwas sagen, weshalb Sie jetzt auch hier sind. Ich bin hier aus Münstereifel und auch hier geboren. Aber ich wußte das alles nicht. Unbekannt.

C. T.: Haben Sie das nicht in der Schule durchgenommen?

Besucher: Nein.

C. T.: Wäre doch spannend gewesen, oder?

Besucher: Ja, ist interessant, das alles mal zu hören.

C. T.: Sie haben auch noch nie was davon gehört? Dabei ist das erst 1877 abgeschafft, also es ist erst 110 Jahre her. Herr Dr. Mielke, als Direktor des Freilichtmuseums in Grefrath, wieso beschäftigen Sie sich mit dem Thema Urin?

Dr. Mielke: Derzeit haben wir bei uns im Hause eine Ausstellung laufen zur Kulturgeschichte der Hygiene mit sehr vielen Uringefäßen, Nachttöpfen. Und dann muß man sich halt mit diesen Dingen befassen.

C. T.: Aha, wo haben Sie denn die ganzen Nachtpötte her?

Dr. Mielke: Ja, von Schleswig-Holstein bis Österreich.

C. T.: Und wo kriegt man die her? Von Sammlern?

Dr. Mielke: Ja, es gibt schon ein Nachttopfmuseum in München – ein eigenes mit 6000 Nachttöpfen. Nachttöpfe, das ist in den USA momentan in. Darin wird zu Silvester die Bowle serviert.

C. T.: Da brauchen sie ja nur noch reinzupinkeln, dann sind sie ganz nah am Mittelalter. Zum Beispiel habe ich so eine Geschichte aus Sibirien gehört. Da trinken die Leute Alkohol und danach den Urin, weil der nachher so schön mit Alkohol versetzt sei.

Dr. Mielke: Frau Thomas, da sieht man, wohin man kommt, wenn man zuviel Alkohol trinkt.

C. T.: Kennen Sie solche Geschichten auch?

Dr. Mielke: Ja, ich kenne solche Geschichten aus der Literatur. Ich bin halt ein etwas jüngerer Jahrgang. Aber persönlich habe ich so was nicht mitbekommen. Ich kann es mir in der heutigen Zeit auch sehr schlecht vorstellen.

C. T.: Was ist denn bei Ihren Studien herausgekommen?

Dr. Mielke: Ja, ich habe mich mit der Medizin, aber in erster Linie mit dem handwerklichen Bereich, mit der Nutzung von Harn im Handwerk, im Gewerbe, bei der Käseherstellung und in anderen Bereichen auseinandergesetzt.

C. T.: Ist das des Rätsels Lösung, warum der Käse gelb ist?

Dr. Mielke: Nein, mit Sicherheit nicht. Das sind nur Zeiterscheinungen gewesen. Da bin ich sicher.

C. T.: Ich will ja hier auch keinen Protest von der Käseindustrie auf Sie ziehen. Daß das in der Vergangenheit durchaus Ausnahmen waren, ist vermutlich klar, und auch, daß der heutige Käse von Holland bis zur Schweiz wirklich ohne Urin hergestellt ist.

Dr. Mielke: Vielleicht ist das ja bedauerlich. Denn von dem Urin weiß man ja zumindestens, daß er nicht so schädlich ist. Von den Chemikalien weiß man das ja nicht so genau.

C. T.: Also, was hat man denn mit dem Urin im Käse gemacht?

Dr. Mielke: Als Geschmacksverbesserer, um die Gärung etwas zu beschleunigen und um das Endprodukt des Käses mit Urin zu versetzen, wobei sicherlich nur Spuren dazukamen. Das soll dann ein etwas kräftiger Geschmack, Richtung Harzer Roller, gewesen sein.

C. T.: Käserei ist also ein Gebiet. Und was gibt es noch?

Dr. Mielke: Ja, als Kosmetik zum Waschen und zum Färben. Das wurde ja schon genannt. Aber wenn man sich einfach mal ein paar chemische Bestandteile des Urins ansieht, dann weiß man ganz genau, was man mit diesem Zeug machen kann.

C. T.: Diesen Bereich wollte ich gleich dem Arzt überlassen. Ich wollte von Ihnen noch mehr geschichtliche Sachen hören, die Sie ja sicherlich bei Ihrer Museumsbestückung herausgefunden haben.

Dr. Mielke: Ja sicher, vielleicht die Entsorgung: Der Nachttopf wurde früher immer durchs Fenster entleert auf die Straße.

C. T.: Egal, wer da ging?

Dr. Mielke: Egal, wer da ging. Es gibt eine Reihe von Uringläsern. Die haben natürlich auch eine Funktion, was die Diagnose aus dem Harn angeht. Also weniger eine Nachttopffunktion, sondern eine Aufbewahrungsfunktion, damit der Arzt besser sehen kann. Und solche Dinge haben wir halt.

C. T.: Und haben Sie festgestellt, daß es darüber ausreichend Literatur gibt, oder ist das schlecht beforscht?

Dr. Mielke: Ja, es gibt ein Standardwerk aus dem frühen 20. Jahrhundert mit einem Vorwort von Sigmund Freud. Aber hinterher ist es ziemlich knapp mit der Literatur. Man muß an sich doch ziemlich suchen, um zu einigen Ergebnissen zu kommen. Die Aussagen sind natürlich manchmal auch widersprüchlich. Ich habe den Eindruck, daß das, was Urin als Einsatzmittel im handwerklichen Bereich angeht, möglicherweise zu hoch angesetzt wurde.

C. T.: In welchem Bereich halten Sie es denn für übertrieben?

Dr. Mielke: Ich will mal sagen, in dem Bereich der Genuß- und Nahrungsmittelindustrie. Auch die Tabakaufbereitung haben Sie schon genannt. Aber es sind viele Dinge des Aberglaubens, zum Beispiel, daß gewisse Pflanzen eine Wirkung haben, wenn man vorher darauf uriniert hat. Und daß man Eisen mit Urin besser härten kann.

C. T.: Stimmt das denn, daß die früher zum Schwertmachen auf das Schwert gepinkelt haben, damit es schöner gestählt sei?

Dr. Mielke: Das sind Dinge, die sich von der Antike bis in das Mittelalter fortgeschleppt haben. Aber was jetzt das Härten des Eisens angeht, da sehe ich also wirklich keinen Bezug zwischen der Chemie des Urins und dem Ergebnis. Das sind Dinge des Aberglaubens. Die finden Sie schon in der jüdischen Geschichte und bei den alten Griechen. Das schleppt sich weiter.

C. T.: Gibt es denn noch so ein schönes Aberglaube-Döneken? Mich hat zum Beispiel so beeindruckt – wenn ich das mal einfügen darf –, daß bei Potenzstörungen der Ehemann durch den Trauring pinkeln solle und dann alles besser würde.

Dr. Mielke: Ja, das hab ich auch gelesen. Das Problem hab ich noch nicht gehabt. Ich kann mich dazu nicht äußern.

C. T.: Das sollen Sie ja auch nicht. Sie sollen weitere Dönekes berichten, was die Leute erzählt haben, wogegen noch Urin in irgendeiner Form hilft. Fällt Ihnen noch was ein?

Dr. Mielke: Ja, auch zum Orakeln. Analog, wie der Arzt aus früherer Zeit versucht hat, aus dem Urin zu diagnostizieren, haben andere die Zukunft herauslesen wollen. Und auch, wie schon gesagt, das Geschlecht eines kommenden Kindes bestimmen. Diese Methoden sind mir im einzelnen fremd. Und ich glaube, daß letzten Endes auch das Ergebnis aus früherer Zeit denjenigen, die es praktiziert haben, fremd war. Das sind Dinge, die aus der Luft geholt sind.

Was natürlich nicht aus der Luft geholt ist, das ist wirklich die Tatsache, daß wertvolle Mineralien und andere Dinge im Urin sind. Und wenn Sie mal einfach vergleichen – ich hab es gestern getan – zwischen dem, was im Mineralwasser drinnen steckt, und dem, was im Urin ist, dann muß man sagen, daß Urin wirklich ein für die gewerbliche Nutzung im Prinzip sehr hochwertiger Stoff und von der mineralogischen Seite bald jedem Heilwasser vorzuziehen ist. Ja, wenn nicht noch andere Stoffe drin wären.

C. T.: Auf die kommen wir dann mit Sicherheit gleich mit den Medizinern. Herr Dr. Mielke, erst mal vielen Dank. Sagen Sie mir noch, wie Sie heißen?

Besucherin: Clementine Büßer.

Besucher: Wilhelm Büßer.

C. T.: Ich danke Ihnen sehr herzlich. Ist es nicht doch ganz spannend?

Besucherin: Ja, sehr interessant.

C. T.: Man merkt ja bei allen die Zwiegespaltenheit. Auch die des Experten, oder?

Besucher: Ja, das Thema scheint noch viel Wissenswertes zu bergen, worüber sich halt die Experten auch nicht einig sind.

C. T.: Sehr wahr.

Neben mir sitzt Herr Dr. Thomas Hauschild, der als Ethnologe etwas darüber sagen kann. Wir haben ja schon ein bißchen darüber gehört, was früher gemacht wurde. Was stimmt oder nicht stimmt, ist offenbar schwer auseinanderzuhalten. Sie können aber sicherlich sagen, ob in anderen Kulturen Urin auch heute noch eine andere Rolle spielt als bei uns, wo man ihn eben nur achtlos und fast angeekelt wegkippt. Was tut man in anderen Kulturen mit Urin?

Dr. Hauschild: Ich glaube, das Wichtigste bei uns ist wirklich dieser Ekel. Der besteht in anderen Kulturen zumindest auf eine andere Art. Dort wird, für uns schamlos, Urin als Gärstoff und als Reinigungsmittel verwendet. Also beispielsweise die Ureinwohner von Queensland in Australien. Die hatten die Angewohnheit, bestimmte Sorten Fichtennüsse in Urin einzulegen, so daß sie gären, sie dann zu essen, so daß sie davon einen Rausch bekommen. Das finden wir natürlich ekelhaft und eigentlich auch unvorstellbar, daß wir sowas noch machen würden.

Das Interessante dabei ist nur, daß dieser Ekel trotzdem in allen anderen Kulturen, die wir kennen, auch in den traditionellen Kulturen, besteht. Er wird nur anders verarbeitet, meiner Ansicht nach.

Da gibt es das berühmte Beispiel des Harntanzes der Soni-Indianer, die in grotesken Verkleidungen eine Art karnevalistischen Tanz aufführen und in dem Zusammenhang aus großen Schalen Urin trinken. Das betonen sie auch ganz besonders: Herzeigen, schaut mal her, ich trinke Urin. Das wird gerne als Beispiel zitiert dafür, daß Naturvölker doch irgendwie schamloser und ganz anders sind als wir. Dabei muß man aber bedenken, daß es sich dabei um ein, wie ich sagte, karnevalistisches Ritual handelt.

C. T.: Na ja, so weit geht unser Karneval ja nicht ...

Dr. Hauschild: So weit ging unser Karneval aber mal. Bei den Narrenfesten des ausgehenden Mittelalters war es durchaus üblich, sich gegenseitig mit Urin zu beschütten und mit Kot zu bewerfen ...

C. T.: Aber nicht zu trinken ...

Dr. Hauschild: Getrunken wurde nicht, nein. Aber das ist eigentlich typisch für Umkehrrituale. Es gibt beispielsweise aus Alaska Berichte über Eskimos, die ein Ritual haben, wo sie sich gegenseitig über die Schulter pinkeln und das aber auch als parodistische Umkehr des Alltagsverhaltens auffassen.

C. T.: Wieso, ist das vielleicht wie bei uns ein Bühnengruß, daß man sich dreimal über die Schulter spuckt, und dort pinkeln sie sich dreimal über die Schulter?

Dr. Hauschild: Das ist ja da das Interessante, daß sehr viele abergläubische Vorstellungen und kleine Alltagsrituale heute noch auch an diese ekelhaften Dinge appellieren. Zum Beispiel das Spucken oder diese Sprüche: »Der will mich anpinkeln« und so fort. Auf dieser Ebene sind die Dinge ja auch bei uns erhalten. Der Umgang mit dem Ekelhaften. In anderen Gesellschaften ist das zu großen sozialen Ritualen verarbeitet worden, bei denen mit dem Problem des Ekels gearbeitet wird. Man zeigt Ekel her, Ekel wird bewußt erzeugt bei den Zuschauern. Das ist genau, was wir nicht tun. Wir versuchen den Ekel eher zu verbergen und das ganze Problem ins Klo einzusperren.

C. T.: Ja, gibt es denn außer dem Ekel jetzt noch Sachen, wo man Urin wirklich sinnvoll verwendet, zum Beispiel handwerklich oder so?

Dr. Hauschild: Ja. Es gibt ganz zahlreiche reinigende und handwerkliche Verwendung von Urin. Gerade in Gesellschaften, die wenig Wasser haben, ist Urin, auch Kamelurin zum Beispiel eine der wenigen Flüssigkeiten, die so zur Verfügung stehen und zum Waschen benutzt werden. Urin wird aber auch eingesetzt, um sich einzureiben gegen Mückenbisse. Auch Koteinreibungen gibt es in dem Zusammenhang. Wobei man sagen muß, daß menschlicher Urin auch in diesen Gesellschaften oft als ekelhafte Substanz betrachtet wird, und man deswegen Kamelurin eher vorzieht.

C. T.: Und gibt es denn die Anwendung von Urin wie etwa bei den Römern, daß er richtig zum Waschen oder zum Reinigen zum Beispiel der Haare benutzt wird?

Dr. Hauschild: Ja, da gibt es zahlreiche Beispiele für. Beispielsweise die Dinka im Südsudan. Das ist eine afrikanische Gesellschaft. Die haben die Angewohnheit, sich mit Urin abzuwaschen und sich dann auch mit einer mit Kameldung versetzten Paste einzureiben gegen Mückenbisse. Oder es gibt sehr viele Indianergesellschaften – ich nehme an, daß die das heute nicht mehr machen werden –, die aber lange Zeit die Angewohnheit hatten, ein Schwitzbad zu nehmen und sich dann mit Urin abzuwaschen und danach mit Wasser. Als Reinigungsvorgang wurde das betrachtet.

C. T.: Und gibt es noch Gewerbe, die wir bisher nicht aufgezählt haben, die auch noch vom Urin leben oder Urin mit benutzen?

Dr. Hauschild: Ich glaube, da werden uns die Ärzte noch einiges dazu erzählen. Die ganze Harnschau, die Rolle des Urins in der Medizin. Aber andere Gewerbe fallen mir eigentlich nicht mehr ein. Denn es gibt in den traditionellen Kulturen, die Ethnologen bearbeiten, oft keine Gewerbe. In dem Sinne macht jeder die handwerklichen Dinge, und da gibt es, wie gesagt, zahlreiche Anwendungen. Daß man Walspeck in Urin gären läßt, damit er weicher wird. Daß man Felle mit Urin gerbt und so fort.

C. T.: Und wie ist das mit dem Goldkitt, wissen Sie da was drüber?

Dr. Hauschild: Ja, das ist ein sagenhaftes Klebemittel. Die

Wunderkleber werden uns ja heute noch versprochen. Das hat eine sehr lange Tradition in Europa, daß man behauptete, man könnte unter bestimmten Voraussetzungen und Bedingungen auch aus Urin einen speziellen Kitt, der alles kleben kann, herstellen. Dazu muß ich aber sagen, daß da meiner Ansicht nach die chemischen Eigenschaften des Urins keine große Rolle spielen, sondern eher das Ekelhafte, Absonderliche, das wir ja bei vielen Wundermitteln finden. Der Urin wird eigentlich in allen Gesellschaften – der menschliche Urin zumindest – dem Bereich des Ekelhaften, des Verbotenen zugewiesen. Und das kann man nun auf unterschiedlichste Art dann wieder nutzen. Eben zur Herstellung von Wundermitteln, zur Hexerei, um Hexerei abzuwehren und so fort.

C. T.: Und über die Verwendung von Eigenurin, wissen Sie da etwas drüber?

Dr. Hauschild: Das Trinken von Eigenurin, da haben wir ja schon viele Beispiele hier gehört, das wird aus traditionellen Kulturen der Dritten Welt seltener berichtet.

C. T.: Was ist denn mit dem indischen Ministerpräsidenten? Das ist ja durch die ganze Weltpresse gegangen. Und man kann doch sicher nicht annehmen, daß der Mann das ganz alleine gemacht hat.

Dr. Hauschild: Nein, im indischen Zusammenhang spielt das Nehmen von Eigenurin eine große Rolle. Da wird Urin generell wohl als reinigende Flüssigkeit betrachtet. Und zwar nehme ich an, daß das auch wieder nicht beim Eigenurin beginnt, sondern beim Kuh-Urin. Beim Urin der heiligen Kühe. Es werden bei sehr vielen Ritualen alle Ausscheidungsprodukte der Kuh – Milch, Butter, Quark, Urin und Kot – verwendet, fünf Elemente, um eine Reinigung und den Gedanken von Reinheit und Unreinheit zu symbolisieren. Ich nehme an, daß dieses Nehmen von Eigenurin in dem Zusammenhang auch vielleicht entstanden ist.

Und es gibt sehr viele Gesellschaften, die Drogen aus Pilzen oder Lianen nehmen. Sie nehmen die erst mal in einer in Wasser aufbereiteten Form, roh, oder getrocknet ein und sammeln dann den Urin. Denn dieser Urin, der hat wiederum eine Drogenwirkung. Also, da sind schon ziemlich ausgefeilte Kenntnisse über die ganze Chemie und Mechanik des Körpers und der Drogen erkennbar. Da wird dieser Urin gesammelt und wieder getrunken. Was aber, und das möchte ich wirklich noch mal betonen, nicht heißt, daß diese Gesellschaften nicht den Ekel vor den Körperausscheidungen kennen, wie wir ihn haben. Das ist eben eine spezielle Anwendung in dem Zusammenhang. Man möchte diese Drogenwirkung haben und trinkt deshalb in dem Zusammenhang seinen Urin.

C. T.: Aber es muß schon ein anderes Verhältnis bestehen. Wenn man sich zum Beispiel überlegt, daß die Kinder der Chinesen in solchen »Schnellfeuer-Hosen« herumlaufen, die hinten und vorne offen sind, die Kinder sich mal kurz bücken, man keine Windeln kennt und deshalb auch die Kinder überall hinmachen können – zeigt das nicht, daß da ein ganz anderes Verhältnis zu solchen Dingen besteht?

Dr. Hauschild: Da bin ich nicht so sicher. Dann fragen Sie mal einen Chinesen, was er von Kot und Urin hält. Da wird er Ihnen was erzählen. Die Frage, wie man diese ekelhaften Körperausscheidungen nun behandelt und beiseite schafft, das ist eine ganz andere Frage. Da gibt es sehr, sehr unterschiedliche Gewohnheiten. Ich würde nicht sagen, daß Chinesen in der Hinsicht lockerer sind. Die haben zum Beispiel auch mit ihren Kindern sehr strenges Toilettentraining. Die bringen ihnen genau bei, wo sie hinmachen können und wo nicht. Die Frage ist also nicht, ob man nun den ganzen Bereich Urin, Kot in die Toiletten wegsperrt oder nicht, sondern die Frage ist, wo es erlaubt ist, seinen Urin hinzumachen, und wo es nicht erlaubt ist. Und wem es erlaubt ist und wann. Und da gibt es in allen Gesellschaften sehr strenge Regulierungen. Auch in den Gesellschaften, die uns nur so locker vorkommen, weil wir das ein bißchen anders handhaben.

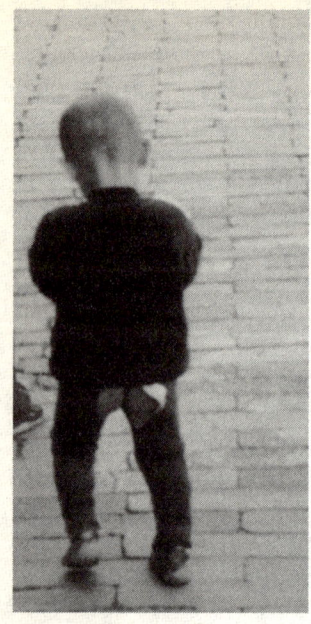

Diese wunderbare Aufnahme der typischen chinesischen »Schnellfeuer-Hosen« sandte uns ein unbekannter Hörer zu

C. T.: Haben Sie denn die Vorstellung, wir selbst könnten dieses Thema überhaupt ohne Ekel betrachten?

Dr. Hauschild: Ja, hab ich gut. Das ist doch nichts Schlimmes, es ist ein besonderer Saft. Mir ist das nicht unangenehm, meiner. Der von anderen Leuten, der schon.

C. T.: Ja, aber zum Beispiel die Vorstellung, den eigenen Urin zu trinken?

Besucherin: Ach nä, das möchte ich nicht. Nein, nein, da trinke ich Wein und Bier und Sekt lieber.

Aber ich habe eine Bekannte, die hatte Arthrose im Fingergelenk, die hat ihren eigenen Urin drübergeschüttet, und sie sagt, es wäre wunderbar geworden. Sie wäre geheilt dadurch. Ob da was dran ist – ich weiß es nicht. Ich selbst habe keine Erfahrung darin.

C. T.: Haben Sie denn jemals darüber nachgedacht, daß Urin irgendwas anderes enthalten könnte?

Besucherin: Ach sicher, sicher, da liest man genug, es gibt ja genug Broschüren darüber.

C. T.: Was, wo haben Sie die denn? Wir haben vielleicht gesucht. Und wir haben kaum etwas gefunden.

Besucherin: Beim Arzt, wenn der Urin untersucht wird. Da wissen Sie doch, was da drin ist.

C. T.: Erzählen Sie mal.

Besucherin: Ja sicher, da sind Eisen und alle anderen Dinge drin. Fragen Sie die Herren Professoren oder Ärzte. Ich kann das in Einzelheiten nicht sagen. Aber daß der Urin nicht einfach Wasser ist, das ist doch klar.

C. T.: Und wie erklären Sie sich, daß Sie ein so ungewöhnlich entspanntes Verhältnis zum Urin haben, oder denken Sie, daß das den anderen Menschen genauso geht, daß sie das so ekelfrei, wie Sie das von sich sagen, betrachten können?

Besucherin: Ich weiß nicht, was andere denken, was andere empfinden. Ich kann ja nur für mich sprechen. Aber was empfinden Sie denn für einen furchtbaren Ekel. Sicherlich, früher hat man den Kindern gesagt: »Abah.« Aber als erwachsener Mensch oder sobald man denken kann, da weiß man, daß das etwas ist, was ganz normal ist. Ich empfinde das einfach als ganz normal.

C. T.: Ja, normal ist es auch, es hat ja jeder. Aber so die Rituale, die wir haben.

Besucherin: Nein, es hat nicht jeder, es tut jeder ...

C. T.: Okay, hat und tut jeder. Aber man sieht es selten, nicht?

Besucherin: Ja, außerhalb der Familie gar nicht. Nur von Kühen und Schweinen habe ich es schon gesehen.

C. T.: Ja, so, von Schweinen?

Besucherin: Ja, möchten Sie es von anderen unbedingt sehen? Ich drängele mich nicht.

C. T.: Na ja, wenn das doch so normal ist, dann wäre das doch nichts Schlimmes?

Besucherin: Ja, wenn da alle stehen würden und würden in der Gegend rumpinkeln, wäre das so schön? Das würde mich in meinem ästhetischen Empfinden stören. Das mag ich nicht. Ich meine, da gibt es ja nun Toiletten oder andere Dinge. Und wenn wir jetzt alle da rumsitzen würden, dann wären wir ja wieder im Mittelalter. Dann könnten wir unsere Häuser, unsere ganze Hygiene, unsere ganzen Toiletten und unsere Badezimmer ja alle wieder abschaffen. Es würde mich wirklich stören. Nicht, weil mir das unangenehm ist, sondern weil es einfach ein bißchen mit in die Intimsphäre geht.

C. T.: Ja, ja, okay. Aber das war ja nicht immer so. Und in anderen Kulturen ist das eben nicht so intim – in manchen ja, in manchen nein.

Besucherin: Ja, jedenfalls wird Intimität da auch ganz anders behandelt. Und auch das, was man ekelhaft findet. Das hat sich ja bei uns in den letzten 300 bis 400 Jahren ganz extrem verändert.

C. T.: Schön, sagen Sie mir noch, wie Sie heißen?

Besucherin: Adelheid Bugert.

C. T.: Frau Bugert, ich danke Ihnen sehr herzlich.
Neben mir sitzt jetzt Professor Hans Schadewaldt, er war schon öfter da, wenn es darum ging, hier medizinhistorische Dinge aufzudecken. Und deshalb kann man bestimmt von Ihnen zu diesem Thema einiges erwarten, oder nicht?

Prof. Schadewaldt: Doch, über Urin könnte man stundenlange Kollegs halten. Und zwar, weil der Urin ja in jeder Epoche der Menschheit für die Diagnose und für die Therapie, wir haben es ja schon gehört, von immenser Bedeutung war. Das haben sowohl der Ethnologe, als auch am Anfang Herr Esser dargestellt. Aus ganz unterschiedlichen Gründen hat man dem Urin immer eine besondere Bedeutung zuerkannt.

C. T.: Zu Recht oder zu Unrecht?

Prof. Schadewaldt: Ja, mit Sicherheit zu Recht. Wenn ich nur an das Beispiel der Erkennung einer Diabetes denke. Der wird ja im Grunde bis heute noch in der Regel durch den Zucker im Urin als erstes entdeckt.

C. T.: Stimmt das eigentlich, daß die Ärzte früher in ihrer Zuwendung zu den Patienten soweit gingen, daß sie ein

Tröpfchen genommen haben, um zu probieren, ob jemand zuckerkrank war?

Prof. Schadewaldt: Genau das Beispiel wollte ich bringen. Es gab in der Antike und in der indischen Medizin einen Hinweis: Wenn Ameisen und Insekten zum gelassenen Urin strömen, dann könnte der Betreffende zuckerkrank sein. Das ist völlig vergessen worden. Und 1600 Jahre lang hat man nichts mehr davon gewußt, daß der Urin süß sein könnte. Und dann hat genau im Jahre 1672 ein Engländer mal einen Finger reingesteckt. Und der hat plötzlich gemerkt, der Urin schmeckt ja bei bestimmten Patienten wie Honig. Und das war der Beginn der modernen Urinforschung, wenn man so will.

C. T.: Also hat er probiert?

Prof. Schadewaldt: Ja, aber erst 1672. Und die Harnschau, von der ja auch schon die Rede war, ist seit dem Mittelalter die Methode der Diagnose der Ärzte gewesen. Pulsfühlen und Harnschau, das waren die beiden großen Methoden.

C. T.: Ich hatte auch wirklich an eine frühere Vergangenheit gedacht nämlich, daß so in den letzten 100 Jahren noch die Ärzte den Urin ihrer Patienten getrunken hätten.

Prof. Schadewaldt: Ja, das stimmt. Nicht in großen Schlucken, sondern so vorsichtig probiert. Seit der Zeit der Erkennung des Zuckers im Urin hat man, das ist richtig, den Finger gelegentlich mal reingesteckt, bis man endlich etwas bessere Nachweismethoden des Zuckers im Urin hatte. Das gehörte dazu. Das wurde sogar gelernt. Der Student mußte die Scheu überwinden. Genau wie in der Anatomie. Das gehörte zur Ausbildung der Studenten förmlich dazu.

C. T.: Dann lernten die Urin schmecken?

Prof. Schadewaldt: Ja, es gibt ganze Bücher darüber. Man mußte die Konsistenz, die Farbe, die Veränderung des Sediments und wohl auch den Geschmack des Urins diagnostizieren können.

C. T.: Ach so, das ist also wie bei der Weinprobe so ungefähr, ja?

Prof. Schadewaldt: Es gibt ganze Tabellen darüber, jawohl.

C. T.: Was steht denn da drin?

Prof. Schadewaldt: Da sind auch Abbildungen drin. Ich möchte daran erinnern, daß es ja eine bestimmte Krankheit, das Schwarzwasserfieber, gibt. Das erkennt man ja sofort am dunklen, am fast schwarzen Urin. Das ist eine Folge der Malaria.

C. T.: Aha, was für interessante Farben kann der Urin noch annehmen?

Prof. Schadewaldt: Ja, er kann vor allem rot werden. Als wir damals die Sulfonamide einführten, das war wunderbar für die Ärzte, die wußten ganz genau, wenn der Patient jammerte, er hätte jetzt auf einmal einen roten Urin, dann hat er sein Prontosil genommen.

C. T.: So, als Kontrollmechanismus.

Prof. Schadewaldt: Ja, das war sehr wichtig. Oder etwa die Wiedergewinnung von Penicillin aus dem Urin nach dem Zweiten Weltkrieg. Als wir noch keines hatten, haben hier in Deutschland Ärzte aus dem Urin von Patienten, die von Amerikanern behandelt worden waren, Penicillin wiedergewonnen. Und so konnten sie dieses Penicillin für ihre Patienten verwenden.

C. T.: Einfach so, oder ist das ein mühsamer Prozeß?

Prof. Schadewaldt: Es war gar kein so sehr mühsamer Prozeß. Man mußte es nur konzentrieren, und dann hat man es den schwerstkranken Patienten eingespritzt.

C. T.: Was für Sachen hat man noch früher in der Medizin mit dem Urin in der Geschichte gemacht?

Prof. Schadewaldt: Darf ich gleich hier das Beispiel Münstereifel erwähnen? Der Urin war zweifelsohne eine Zeitlang tatsächlich, das wurde auch schon erwähnt, eine Art Brunnenersatzmittel. Man konnte es also zur Prophylaxe der Gesundheit trinken.

C. T.: Zur Vorbeugung?

Prof. Schadewaldt: Zur Vorbeugung, jawohl.

C. T.: Den eigenen oder den von anderen?

Prof. Schadewaldt: Möglichst nur den eigenen. Das muß ich

sagen. Eigenurin – das ist ja eine uralte Vorstellung, daß man das, was den Körper verläßt, ihm wieder auf normale Weise einverleibt, und daß das dann eine besondere Wirkung hätte, weil der Urin ja das Konzentrat der Substanzen aller Organe des Körpers sei. Das ist die Vorstellung, die bis heute noch gültig ist.

C. T.: Aber meistens denken die Menschen doch, daß der Urin giftig sei.

Prof. Schadewaldt: Daran denkt man seit der bakteriologischen Ära. Seitdem Robert Koch im Urin die Typhusbakterien gefunden hat und damit klarmachte, daß der Urin auch Krankheiten verbreiten kann, begann eine andere Einstellung gegenüber dem Urin.

C. T.: Ach so. Und dann haben auch die Ärzte das Probieren aufgehört?

Prof. Schadewaldt: Seitdem gilt die allgemeine hygienische Vorschrift »Händewaschen« nach dem Urinieren. Das hängt zusammen mit der Entdeckung der Bakteriologie, daß der Urin ein ganz gefährlicher Überträger von Krankheiten sein kann.

C. T.: Und was ist damit, daß man sagt, Urin sei keimfrei?

Prof. Schadewaldt: Er ist praktisch nie steril, sondern er enthält immer Keime. Aber die meisten sind harmlose sogenannte Saprophyten. Nur in gelegentlichen Fällen, etwa bei einer Blasenentzündung, haben Sie massenhaft Krankheitserreger im Urin.

C. T.: Warum sind dann die Leute nicht massenweise nach der Eigenurinbehandlung gestorben?

Prof. Schadewaldt: Weil sie gegen ihre eigenen Bakterien ja immunisiert sind.

C. T.: Ach so, diese Bakterien verlassen den Menschen ja schon. Und diese Bakterien machen dann gar nichts?

Prof. Schadewaldt: Nein, die machen nichts.

C. T.: Aber wenn man Typhus hat, dann kriegt man ihn einfach noch mal wieder?

Prof. Schadewaldt: Nein, man kriegt nicht ein zweites Mal den eigenen Typhus.

C. T.: Ach so, also das heißt, man darf, wenn man Urin trinkt, nur den eigenen nehmen. Aber was ist mit diesen sibirischen Völkern, ich weiß nicht, ob Sie davon wissen, die ganze Sauforgien gefeiert haben mit alkoholversetztem Urin.

Prof. Schadewaldt: Das ist die Frage der Fermentierung. Es wurde ja heute früh schon die Frage besprochen, daß Urin eine Ammoniakgärung durchläuft. Und während dieser Gärung gehen die Bakterien kaputt.

C. T.: Ach so?

Prof. Schadewaldt: Also ein gegorener ist gesünder als ein nicht gegorener Urin.

C. T.: Also der, der ordentlich stinkt, ist gut. Oder stinkt der dann nicht?

Prof. Schadewaldt: Der stinkt natürlich nach Ammoniak. Das erleben wir ja in allen diesen Pissoirs, nicht wahr. Jedenfalls bis vor kurzem noch. Die strotzten ja vor Ammoniak.

C. T.: Na ja, jetzt stinken sie nach diesen umweltverpestenden Pinkelsteinen, von denen ja letztens noch das Bundesgesundheitsamt gesagt hat, wie schädlich die für die Umwelt sind.

Was bewirkt bei Ihnen diese Vorstellung, daß die Medizin früher so anders vorgegangen ist?

Besucherin: Da, muß ich sagen, ändern sich die Zeiten, ändern sich die Menschen, ändert sich alles. Früher hatten die Menschen ganz andere Möglichkeiten gehabt, mit ihren Krankheiten umzugehen. Heutzutage gibt es modernere Sachen. Wenn man zum Arzt geht, der verschreibt einfach ein Mittel und sagt: »Nach Hause gehen, einnehmen, und es wird besser werden.« Früher haben die Leute diese Möglichkeiten nicht gehabt. Sie mußten sich irgendwie selbst helfen mit einfachen Mitteln wie Urin, Kot, Eiter, da gibt es so viele andere Ausscheidungsmaterialien, die man als Heilmittel nehmen kann.

C. T.: Ich höre an Ihrer Sprache, daß Sie ursprünglich woanders herkommen. Wo kommen Sie her?

Besucherin: Ich bin ein bißchen international. Ich bin in Griechenland geboren, in Jugoslawien großgeworden, und jetzt bin ich hier in Deutschland.

C. T.: Wissen Sie denn aus Ihrer Heimat irgend etwas?

Besucherin: Doch, ich habe eine eigene Erfahrung vorzutragen, wenn das möglich ist. Ich war ungefähr ein siebenjähriges Kind, da bekam ich eine Augeninfektion, eine eitrige. Die Augen waren immer verklebt von Eiter. Innen rot, schmerzhaft, brennend. Man wußte nicht, wie man mir helfen sollte. Dann hat meine Mutter nach langen Überlegungen gesagt: Am besten wäre, wenn ich mir jeden Morgen mit einem Wattebäuschchen mit Urin die Augen abwasche. Und tatsächlich, in drei, vier Tagen war dieser klebrige Eiter fast verschwunden. Nur noch ein bißchen rot waren die Augen geblieben. Nach einer Woche oder etwas länger konnte ich wieder ganz normal sehen, und ich habe keine Beschwerden mehr gehabt.

C. T.: War das denn komisch für Sie?

Besucherin: Nein, überhaupt nicht.

C. T.: Als Siebenjährige haben Sie nichts dabei gefunden?

Besucherin: Nein, und heute würde ich nichts dabei empfinden, wenn ich das anwende. Ab und zu, wenn ich Pickel habe, wasche ich mich mit Urin ab, und dann ist der Pickel weg.

C. T.: Sie haben eine sehr schöne Haut, wenn ich das dem Hörfunkpublikum mal berichten darf.

Ich möchte an dieser Stelle Herrn Professor Renner noch ins Gespräch mit einbeziehen. Sie sind ja Nephrologe, also Nierenforscher, und können vielleicht noch mal genauer Auskunft geben, was denn im Urin alles drin ist und wozu man heute, also einfach konventionell, in der Medizin Urin benutzt. Ja nicht mehr als Pickelbehandlung oder so?

Prof. Renner: Nein. Das nicht mehr. Also, wenn Sie fragen, was drin ist: Das sind sicher 90 oder 95 Prozent Wasser. Dann sind die eben schon genannten Salze drin, also Kalium, Kalzium, Natrium, also Kochsalz. Dann sind Eiweißstoffe drin, sehr wenig beim gesunden Urin. Wenn viel drin ist, dann ist es schon schlechter.

C. T.: Wird der dann so milchig oder was?

Prof. Renner: Ja, dann schäumt er vor allem. Und der Schaum bleibt stehen, wie beim Bier.

Und dann sind eine ganze Menge Abfallprodukte drin, die der Körper aus dem Stoffwechsel freisetzt und die er irgendwie loswerden muß. Das ist auch das, was dann vergärt und nach Ammoniak stinkt. Und dann sind natürlich auch noch Stoffe drin, die wahrscheinlich dann auch mal helfen können. Es sind Hormone drin. Es sind sicher auch Immunglobuline, also Eiweißstoffe, die die Abwehr fördern, drin.

Aber man muß sagen, es ist so wenig im Vergleich zu manchem Heilmittel, was man heute hat, daß die Konzentration so gering ist. Aber als man früher nichts Besseres hatte, war das sicher gut.

C. T.: Denken Sie denn jetzt zum Beispiel, daß die Dame, wenn sie sagt, daß sie gegen Pickel Eigenurin auf den Wattebausch aufträgt und benutzt, daß das dann Woodoo ist, oder könnte das doch was nützen?

Prof. Renner: Ja, das kann zum Beispiel schon die Salzlösung sein. Ob es nicht eine normale Salzlösung auch tut, das ist dann hier die Frage. Und auch vorhin dieses Beispiel mit der Diphtherie. Das hat sicher seine Wirkung getan. Aber ob es nicht eine normale Salzlösung oder eine gute Knorrbrühe auch getan hätte, um diesen Belag runterzukriegen, das ist die Frage. Ob es wirklich der Urin war oder wirklich Stoffe, die in dem Urin drin sind, da steckt sicher eine ganze Portion Mystik dahinter.

C. T.: Was machen Sie denn heute mit dem Urin in der medizinischen Diagnostik und Behandlung? In der Behandlung gar nichts mehr?

Prof. Renner: Ja, das kann man so nicht sagen. Es gibt zum Beispiel, um damit einmal anzufangen, schon Stoffe, Hormone eben, die im Urin ausgeschieden werden und die dann wiedergewonnen und in der Medizin eingesetzt werden. Als Beispiel: Es gibt einen Stoff, der hilft gegen Thrombosen. Man kann Thrombosen auch auflösen: also

Urokinase. Um da einen Menschen zu behandeln, muß man eine ganze Kompanie von Soldaten pinkeln lassen, um genügend von dem Stoff zu haben.

C. T.: Na ja, da die das immer freiwillig tun, könnte man sie ja ruhig lassen.

Prof. Renner: Ja, aber ich meine, wenn Sie sich allein diesen Herstellungsprozeß vorstellen, um das alles anzureichern.

C. T.: Ich habe gelesen, daß eine amerikanische Firma das jetzt wieder macht.

Prof. Renner: Das ist jetzt schon wieder etwas anderes. Das ist nicht mehr der Gerinnungsstoff. Das hat auch mit Wachstumshormonen zu tun. Aber auch das ist eben wirklich umständlich. Wissen Sie, da braucht man so viel, und der Herstellungsprozeß ist sicher umständlicher als manches, was man heute synthetisch herstellen kann. Also zum Beispiel diesen Gerinnungsstoff kann man heute besser und billiger halt synthetisch herstellen, und der hilft genauso.

C. T.: Na ja, wenn man die Kosten der Klärwerke dazurechnet und das dann wieder gesamtvolkswirtschaftlich abzöge, dann wäre es ja vielleicht doch besser, wir würden alle in Gefäße pinkeln, die dann in der chemischen Industrie geleert würden, um daraus etwas Nützliches herzustellen.

Prof. Renner: Na, wissen Sie, er ist eben nicht steril. Es sind Bakterien drin.

C. T.: Das ist ein Gerücht, mit dem Auf-die-Wunden-Pinkeln, und dann werden sie wieder heil?

Prof. Renner: Nein, aber wissen Sie, jede Wunde wird besser, wenn Sie Salzlösung drauftun. Und der Urin ist halt eine schöne Salzlösung.

C. T.: Also stimmt das doch?

Prof. Renner: Ich könnte mir denken, daß das stimmt. Ja.

C. T.: Sie sind doch Kriegsteilnehmer, Professor Schadewaldt.

Prof. Schadewaldt: Ja, ich habe dreieinhalb Jahre Gefangenschaft erlebt. Wir haben immer den Urin benutzt für Ulcus cruris, das sind die Unterschenkelgeschwüre oder Schußverletzungen, die nicht recht heilen wollten. Wir hatten ja sonst nichts.

C. T.: Haben Sie sich dann auf die Beine gepinkelt?

Prof. Schadewaldt: Ja, jeder hat dann sozusagen auf die Beine oder auch in den Verband hineingepinkelt.

C. T.: Und dann wieder abgewaschen oder stehenlassen?

Prof. Schadewaldt: Nein, der muß natürlich draufbleiben. Aber nicht solange, bis das gegoren ist. Wenn das anfängt zu stinken, muß der Verband wieder erneuert werden. Was ja kein Problem ist, wenn man Urin zur Verfügung hat.

Prof. Renner: Da nehmen Sie doch heute gleich Kochsalz dazu.

Prof. Schadewaldt: Das war aber alles damals außerordentlich schwierig und geschah in der Gefangenschaftssituation. Aber das wollte ich noch sagen: Ich bin ja viel in den Tropen herumgekommen. Da kenne ich eine Reihe von afrikanischen Völkern, und das hat der Herr von der Ethnologie auch bestätigt, die in der Tat für ihre offenen Wunden bis heute ihren eigenen Urin verwenden. [Heute liegen wissenschaftliche Untersuchungen vor, die belegen, daß im Urin offenbar zellwachstumsbegünstigende Stoffe enthalten sind. Anm. d. Autorin.]

C. T.: Und warum macht die Medizin das heute nicht mehr?

Prof. Renner: Ach, weil man die Probleme, die man damit hat, nicht einkaufen muß. Sie wissen es ja vorher nicht. Er hat es ja vorher schon gesagt, die Bakterien können harmlos und die können schlimm sein. Und das wissen Sie vorher nicht. Das müßten Sie erst untersuchen, wenn Sie es ernst nehmen. Und man hat einfachere Lösungen, die sind unproblematischer. Urin ist keine unproblematische Lösung.

C. T.: Offenbar ist es ein chemisch hochbrisanter Stoff.

Fragestunde

Carmen Thomas: Vielleicht, wenn Sie bis jetzt zugehört haben oder noch zuhören, betrachten Sie Urin ab sofort anders, und dabei behilflich sind Ihnen die folgenden Damen und Herren:

Robert Esser: Robert Esser. Wir haben eine Handweberei in Rupperath.

C. T.: Und deshalb haben Sie sich viel mit diesem Thema beschäftigt.

Hermann Becker: Hermann Becker. Ich bin wissenschaftlicher Zeichner an der Marburger Universität.

C. T.: Und Sie beschäftigen sich mit diesem Thema privat.

Prof. Rita Falke: Ich bin Rita Falke. Ich habe überhaupt keine berufliche oder sonstige Beziehung zum Urin. Es ist eine Erinnerung an etwas Erzähltes, was mich hierher brachte.

C. T.: Deshalb haben Sie mir einen Brief geschrieben. Und was für eine Professorin sind Sie?

Prof. Falke: Für Philologie, da ist Urin nie vorgekommen.

Heinz-Peter Mielke: Heinz-Peter Mielke, Direktor des Niederrheinischen Freilichtmuseums Grefrath bei Mönchengladbach.

Dr. Hauschild: Thomas Hauschild vom Institut für Völkerkunde der Uni Köln.

Prof. Schadewaldt: Hans Schadewaldt, Professor für Medizingeschichte in Düsseldorf.

Prof. Renner: Eckehard Renner, Internist. Ich beschäftige mich mit Nierenkrankheiten. Also meistens damit, wenn der Urin nicht mehr fließt.

C. T.: Und Sie habe ich vorhin nicht mehr vorgestellt. Sie haben gesagt, daß Sie griechischer Abstammung sind.

Besucherin: Klara Herb. Ich habe einen Deutschen geheiratet, und so heiße ich jetzt Herb.

C. T.: Sie haben vor den Nachrichten erzählt, daß Sie Eigenurin, zum Beispiel zur Pickelbehandlung, benutzen. Und wie machen Sie das?

Besucherin: Ich nehme besonders den ersten Urin in der Früh, wenn man aufsteht. Der ist meistens reich an Stoffen. Man sollte ein bißchen Mittelstrahlurin, so heißt das im Fachjargon, nehmen. Damit keine Bakterien reinkommen. Und dann einfach das Gesicht damit ein bißchen abwaschen, abtrocknen lassen und ein paar Minuten später Creme drauf tun. Dann ist alles vorbei.

C. T.: Nicht Wasser noch hinterher?

Besucherin: Nein, nein. Besonders beim heutigen Wasser ist das nicht so gut.

C. T.: Ich vermute mal, daß die Menschen am Radio denken, das müffelt?

Besucherin: Nein, überhaupt nicht. Das ist nur Einbildung. Die Menschen heute ekeln sich vor allem. Das ist sehr falsch. Man muß sich doch mit sich selbst mehr beschäftigen. Mit allen diesen Ausscheidungen.

C. T.: Also Sie haben eine Haut wie Milch und Honig. Wie alt sind Sie?

Besucherin: Neunundvierzig.

C. T.: Sie sind neunundvierzig! Also wenn man Ihre Haut dazu sieht – das ist ja toll. Und wie lange machen Sie das schon?

Besucherin: Urin zur Kosmetik? Na, sehr selten, denn ich kriege sehr selten Pickel, weil durch den Urin, nehme ich an, die Haut längere Zeit so robust bleibt und so widerstandsfähig.

C. T.: Darf ich denn mal sofort das, was Sie sagen, in eine Frage ummünzen. Denn bei den Ärzten wird auch immer Morgenurin bestellt. Was ist denn das Besondere am Morgenurin, Herr Professor Renner?

Prof. Renner: Wie die Dame schon sagte: Da ist am meisten drin. Und man kann am ehesten etwas finden. Man kann auch am ehesten was Krankhaftes finden, was über die Nacht angereichert ist. Deshalb ist der Morgenurin der wichtigste. Und was sie medizinisch noch ganz richtig macht, ist, diesen Mittelstrahlurin zu nehmen, denn dann ist die erste Portion, die gefährlichste, was die Bakterien anbelangt, schon weg. Und der mittlere ist der beste.

C. T.: Und wie ist das mit der Gefährlichkeit? Das betonen Sie jetzt so. Wie gefährlich ist das denn? Wundern Sie sich, daß die Frau so einen schönen Teint hat und überhaupt noch am Leben ist?

Prof. Renner: Nein. So gefährlich ist der Urin wieder nicht. Aber man muß eben immer sagen, es sind Bakterien drin, und es werden auch Bakterien beim Wasserlassen beigemischt, und davon ist in der allerersten Portion am meisten.

C. T.: Und wie ist das, was Professor Schadewaldt sagt, daß es die eigenen sind, die, weil sie den Körper verlassen, schon nachgewiesen haben, daß sie Schlappis waren.

Prof. Schadewaldt: Ja, da sind wir, glaube ich, etwas unterschiedlicher Meinung. Ich bestehe nach wie vor auf dieser These. Aber ich glaube, die modernen Nephrologen sind der Auffassung, daß die Bakterien sich ändern können, sobald sie den Körper verlassen, und dann nachher anders wirken könnten als im Körper selbst.

C. T.: Ach so, Sie selbst glauben gar nicht an die Gefährlichkeit in dem Ausmaß?

Prof. Schadewaldt: Ich glaube an die Gefährlichkeit von Urin für andere.

C. T.: Aber nicht für einen selbst?

Prof. Schadewaldt: Ja, nicht so sehr. Obwohl es Fälle von sogenannter Urosepsis gibt, wo man sich am eigenen Urin vergiften kann. Das gibt es auch.

C. T.: Wann passiert das?

Prof. Schadewaldt: Das sind extreme Fälle. Das passiert immer dann, wenn der Urin nicht abfließt, wenn die Niere gestaut ist und dann Bakterien vom Nierenbecken ins Blut kommen.

C. T.: Ach so. Aber nicht dann, wenn die Leute ihren Urin getrunken haben.

Prof. Schadewaldt: Nein, ich kenne keinen Fall davon. Wenn Sie trinken, ist es sowieso ganz unproblematisch, solange Sie genügend Salzsäure haben. Denn da gehen die Bakterien alle kaputt.

C. T.: Ach so, das führt dazu, daß das Trinken auf jeden Fall nicht gefährlich ist?

Prof. Schadewaldt: Nein, wahrscheinlich nicht, also ziemlich sicher nicht.

C. T.: Sie, Professor Renner, haben das auch noch nie ausprobiert. Und deshalb wissen Sie das nicht?

Prof. Renner: Ich sehe da auch keinen Grund dazu.

C. T.: Na ja, wenn Sie einen schönen Teint davon kriegen – aber das ist ja nur eine äußere Behandlung, nicht im Inneren.

Besucherin: Also, wenn jemand mit den Mandeln Probleme hat, besser ein paarmal mit Urin gurgeln, bis die Beschwerden abklingen, als teure Medikamente oder starke chemische Mittel dafür nehmen.

C. T.: Was halten Sie denn davon, mit Urin gegen Mandelentzündungen zu gurgeln? Weiß der Nephrologe da weniger drüber?

Prof. Renner: Ja, aber wenn schon gurgeln, dann würde ich etwas anderes nehmen, muß ja nicht sein.

C. T.: Sie ekeln sich jetzt schon wieder? Aber wenn Sie sich jetzt für zwei Minuten mal nicht ekeln, was würde das nützen?

Prof. Renner: Also aus meiner Sicht würde es genausoviel nützen wie eine Salzlösung.

C. T.: Es ist ja mehr drin als in einer Salzlösung. In einer Salzlösung ist ja nur Salz drin.

Prof. Renner: Schauen Sie, wenn Sie entzündete Mandeln haben, dann sind die geschwollen, und Sie müssen sehen, daß die abschwellen. Das ganze Wasser muß raus – das Ödem muß raus. Das kriegen Sie mit einer Salzlösung hin. Das muß nicht unbedingt Urin sein. Sicher geht's auch mit Urin, natürlich. Aber es muß ja nicht sein.

C. T.: Vielleicht ist der Urin ja auch zu billig? Daß die Leute auch Hemmungen haben, etwas zu nehmen, was sie einfach umsonst haben können? »Was nix is, kost nix«, oder wie heißt dieser Spruch?

Besucherin: Ich wollte dazu sagen, der Gesundheitsminister

würde sich freuen über dieses ganz billige und problemlose Arzneimittel, das Sie jetzt hier auftun. Jeder sollte davon Gebrauch machen.

C. T.: Herr Professor Schadewaldt?

Prof. Schadewaldt: Darf ich noch was dazu sagen: Es gibt eine homöopathische Richtung, die mit Nosoden – so nennen die das – arbeiten. Und die werden zum Teil aus dem Urin gewonnen, in der Vorstellung, daß da besondere – nur in ganz kleinen Mengen vorhandene – Schutzstoffe existieren sollen. Sie sind aber wissenschaftlich bisher, wahrscheinlich wegen der geringen Zahl oder der Kleinheit, noch nicht nachgewiesen. Aber diese These steht im Raum, und es gibt regelrechte Arzneimittel-Nosoden, die man dann verwenden kann.

C. T.: Da weiß, glaube ich, Herr Becker mehr zu.

Becker: Ja, Nosoden, das hat eine Frequenzwirkung. Das ist eine Information nach Dr. Tropp, der hat das für die Homöopathie besonders dargestellt.

C. T.: Wogegen hat er es denn angewandt?

Becker: Beispielsweise gegen Nierenerkrankungen.

C. T.: Was heißt denn Nosoden?

Becker: Das ist ein Wort, das heißt »Krankheitsstoffe« auf Deutsch übertragen. Und es ist so: Ein Krankheitsstoff wird, vereinfacht ausgedrückt, auf eine höhere Oktave gedreht und hat dann eine Umkehrwirkung. Also ich habe schon Nosoden an mir selber ausprobiert. Mit verblüffendem Erfolg.

C. T.: Wie machen Sie das denn?

Becker: Das habe ich eingenommen und auch mir selber unter die Haut gespritzt. Eine Grippe zum Beispiel, eine V-2-Grippe, habe ich mal gehabt. Das ging im Tempo von anderthalb Stunden. Dann war ich wieder vollkommen klar. Kopfschmerzen und alles war beseitigt. Das ist es eben: Urin hat eine Nosodenwirkung.

C. T.: Und wie haben Sie das dann angewandt?

Becker: Diese Nosoden bekommt man von diesem Arzneimittelhersteller.

C. T.: Also dafür muß man gar nicht Eigenurin benutzen?

Becker: Nein. Die kann man schon so kaufen. Da kann man alle Krankheitsstoffe, die bekannt sind, alle Viren und alle Bakterien als Nosoden erwerben.

C. T.: Da schüttelt der Schulmediziner sein Haupt?

Prof. Renner: Nee, nee, schüttelt nicht. Nein, nein, ich glaube schon, daß es da Wirkstoffe gibt. Die Frage ist ja immer nur, wann wenden Sie was an. Und wenn Sie eine ganz akute Erkrankung haben, die schlimm lebensbedrohlich ist, dann ist wahrscheinlich das Wirkprinzip der Nosoden zu langsam, weil es einfach mehr Zeit braucht. Ich meine, wenn Sie eine Krankheit haben, mit der Sie eigentlich sowieso nicht ganz fertig werden und wo Sie dem Körper helfen müssen, das irgendwie zu überwinden, dann gibt es da sicher in der ganzen Homöopathie und nach dem Prinzip der Homöopathie Wirkstoffe, die schon effektiv sind. Da schüttele ich nicht mein Haupt, nein.

C. T.: Aha. Da haben Sie, Frau Herb, uns ja interessante Anregungen gegeben. Ich bin mal gespannt, wieviel Leute jetzt ab sofort Mittelstrahl statt Soundso-Pads nehmen. Jetzt wende ich mich mal dem Nachbarn zu.

Besucher: Ja, mein Name ist Freddy Kirchner. Ich habe eine ganz spezielle Frage. Wie Sie sehen, habe ich etwas lichtes Haar, und mich würde mal interessieren, ob es da eine Möglichkeit gibt. Ob ich noch die Hoffnung haben kann, wenn ich mein Haupt mit Urin einreibe, ob dann noch etwas sprießt?

C. T.: Was können der Ethnologe und der Mediziner sagen?

Prof. Schadewaldt: Also ich kann nur eins sagen. Die Römerinnen haben versucht, mit Urin ihre Haare zu blonden, also hell zu machen. Denn blonde Haare galten in Rom als eine besondere Raffinesse.

C. T.: Gelang das denn wenigstens?

Prof. Schadewaldt: Ja, das kann ich nicht so genau sagen. Ich habe es nicht nachvollziehen lassen können. Aber ich glaube, bestimmt ist was dran. Die Prostituierten in Rom, die hatten ja blonde Haare.

C. T.: Durch Urin?

Prof. Schadewaldt: Ja, durch Urin oder zum Teil von Natur, zum Teil durch Henna gefärbt.

Prof. Hauschild: Das waren eingeführte, zur Prostitution zwangsverpflichtete Frauen und nicht mit Urin behandelte Römerinnen.

Prof. Schadewaldt: Nein, ich glaube, die Römerinnen, die Urin benutzten, waren in der Regel freie Römerinnen. Aber ich darf noch mal zurückkommen, ich habe nirgendwo gelesen oder gehört, daß Herren wieder Haar wuchs durch Einreiben von Urin. Ich muß davon abraten. [Inzwischen liegen zahlreiche Berichte über Haarwuchs- und -beschaffenheitsverbesserung durch Urinwaschungen und -packungen vor. Anm. d. Autorin.]

Dr. Hauschild: Ja, ich finde in dem Zusammenhang ganz interessant, daß in den traditionellen Kulturen der Dritten Welt Haarbehandlungen überhaupt gar nicht vorkommen, denn Kahlköpfigkeit wird als ehrwürdiges Zeichen des Alters betrachtet. So daß sich das Problem überhaupt nicht stellt.

C. T.: Aber die Eskimos waschen doch ihre Haare in Urin?

Dr. Hauschild: Ja, das ist dann wieder die Rolle des Urins als Reinigungsmittel.

C. T.: Also keine Seife, sondern nur Urin. Lassen die das dann einwirken oder wie?

Dr. Hauschild: Nee, das wird meistens hinterher dann ausgewaschen.

C. T.: Herr Esser?

Esser: Ja, das sehen wir alles ein bißchen verkehrt. Es ist doch so: Es bildet sich Ammoniak. Und Ammoniak mit dem Fett der Haare bildet Seife, ammoniakalische Seife. Das ist schon im Altertum angewendet worden. Zum Beispiel die Araber haben ihre fettigen Haare eingefettet. Um das Fett wieder herauszunehmen, nahmen sie Kamelharn. Und dieser Kamelharn hat sich verseift in den Haaren durch das Ammoniak. Und dadurch wurde das Haar gewaschen.

Aber wir sind noch nicht zum Wesentlichen gekommen, zu dem Seck-Turm. Warum der überhaupt gebraucht wurde. Nämlich zum Färben. Also eine Färbung war bis Mitte des vorigen Jahrhunderts ohne Urin unmöglich. Erst als das Natriumhydrosulfit gefunden wurde, war ein Mittel da, um Urin zu ersetzen. Es ist so. Denn man muß beim Färben die Oxidation verhindern.

C. T.: Heißt das, daß das dunkel wird?

Esser: Die Küpenfärbung wurde schon seit 6000 oder 7000 Jahren bei den Persern und Indern angewendet. Zuerst beim Indigo. Da wurde aus dem Indigo der Saft gepreßt.

C. T.: Indigo ist eine Pflanze.

Esser: Ja. Und dieser Pflanzensaft wurde mit Urin vergoren, und dadurch entstand eine gelbe Küpe.

C. T.: Was ist denn Küpe?

Esser: Küpe ist der Ausdruck – im Platten sagt man Kumpen – für eine Schüssel. Eine Schüssel, in der erst vergoren wurde. Dann wurde dahinein der Stoff oder die Wolle getaucht. Der Urin verhinderte, daß die Farbe oxidierte. Wenn dann diese Wolle oder dieser Stoff eingetaucht war, wurde er anschließend an die Luft gehängt. Die gelbe Farbe, die gelbe Flüssigkeit der Küpe, oxidierte dann zum blauen Farbstoff, nämlich zum Indigo. Denn Indigo ist von Natur aus gelb.

C. T.: Und über den Urin wird das erst blau?

Esser: Nein, erst wenn der Urin heraus ist. Der Urin verhinderte das zu frühe Festigen der Farbe. Also die Oxidation bringt erst den Farbstoff. Dasselbe machte man in Europa mit der Waidpflanze. Die war in Europa bekannt. Das Indigo ist ja hier in Europa erst im 16. Jahrhundert importiert worden als feste Ware. Die Küpenfärbung war auch hier in Bad Münstereifel als Tuchmacherstadt unumgänglich.

C. T.: Und was war in dem Seck-Turm, nachdem der Seck-Hannes den Urin der Nachbarn hier gesammelt hatte?

Esser: Dann nahmen die Färber sich den Urin und schütteten den zu den Küpern. Und dann ließ man es gären. Das ganz

Interessante: 1966 gab die englische Regierung eine Anweisung heraus, und zwar ein Lehrbuch für die Hebriden: Der sogenannte Harris-Tweed, der heute noch sehr teuer verkauft wird, das ist der Original-Tweed von den Hebriden, der wird heute noch nach dem Verfahren bearbeitet.

C. T.: Der wird noch mit Menschenurin gemacht?

Esser: Selbstverständlich, der wird nur mit Menschenurin gefärbt und auch gewaschen.

C. T.: Da sind wir platt, was?

Besucher: Das hilft meinen Haaren aber nicht weiter.

C. T.: Nein. Das hilft Ihren Haaren nicht weiter. Oder doch: Sie wissen jetzt, daß Sie es mit Würde tragen können.

Besucher: Gut. Ich werde es weiterhin mit Würde tragen. Vielen Dank.

C. T.: Ach so, zu Herrn Esser wollte Herr Dr. Mielke noch sagen:

Dr. Mielke: Es ist wohl auch so, daß durchaus andere Mittel als Urin in der Gerberei verwendet werden. Nämlich ich denke da in erster Linie an Alaun. Und mir scheint es so zu sein, daß in etwas rückständigen Gebieten lange Zeit sich halt die Urinverwendung gehalten hat, während in anderen Bereichen halt andere Chemikalien verwandt wurden.

C. T.: Herr Esser?

Esser: Nein, das ist einwandfrei erwiesen, daß man erst seit 1860 chemische Mittel verwenden kann. Vor allen Dingen, als die Indanthrenfarbstoffe und die Anilinfarbstoffe erfunden wurden. Das einzige, womit man Urin ersetzen konnte Ende des vorigen Jahrhunderts, war Natriumhydrosulfit. Das ersetzte Urin. Das verhinderte die Oxidation. Ein anderes Mittel gab es nicht.

C. T.: Sie sind die Nächste.

Besucherin: Ja, ich bin Ingrid Sena, und mich würde mal interessieren, nachdem wir soviel gehört haben, was man alles mit Urin anfangen kann, wie Urin eigentlich entsteht. Vielleicht können mir die Fachleute dazu etwas erzählen.

C. T.: Um diese Frage bin ich Ihnen schier dankbar.

Prof. Renner: Ja, das ist 'ne ganz komplizierte Geschichte.

Also, die Niere hat so Filtrationskörperchen, das sind ganz kleine Gefäße.

C. T.: Filtrationskörperchen – also Filterchen?

Prof. Renner: Ja, das sind die Blutgefäße. Und damit filtriert die Niere aus dem Blut eine Flüssigkeit ab, zu der dann der Urin wird, und zwar macht sie da am Tage 180 Liter.

C. T.: 180 Liter! Wo lassen wir die denn?

Prof. Renner: Die könnten Sie gar nicht hier auf die Bühne raufstellen. Da müßten Sie nämlich 18 Eimer à 10 Liter hier hinstellen. 180 Liter – und holt eben 178,5 wieder zurück, das heißt, es entstehen nur 1,5 Liter Urin.

C. T.: Also das läuft immer wieder durch? Wieviel Flüssigkeit haben wir denn überhaupt im Körper?

Prof. Renner: Ja, Blut haben wir 5 Liter, und ungefähr 40 Prozent sind sowieso Wasser oder noch mehr, glaube ich sogar. Die Niere holt das immer wieder ins Blut zurück; und es wird immer wieder filtriert. Also wenn Sie sich das jetzt in die Industrie übertragen würden, wenn die also mit 1 Prozent Abwasser auskämen beziehungsweise weniger als 1 Prozent, dann hätten wir keine Abwasserprobleme und könnten in der Nordsee ruhig baden.

C. T.: Also genialisch.

Prof. Renner: Das ist wirklich sehr schön, ja. Und da gibt es eben verschiedene Stellen in der Niere, da werden auch noch Salze dazugetan oder zurückgeholt, je nachdem, wie der Körper das gerade braucht.

C. T.: Moment, ich hab das jetzt noch nicht ganz verstanden. Also, das Blut fließt an der Niere vorbei und dann richtig ganz durch, und dann gibt es aber Kanälchen, wo irgendwie doch etwas in das Abwassersystem geraten muß?

Prof. Renner: Richtig, ja. Also Sie müssen sich das so vorstellen: Ein großes Blutgefäß führt zur Niere hin. Das teilt sich immer weiter in immer kleinere Äste. Und am Ende sitzen diese Filtrationskörperchen. Die können Sie unter dem Mikroskop sehen. Da gibt es eine Million in jeder Niere. Das sind einfach Gefäßaufsplitterungen. Das ist nur dazu da, damit die Oberfläche, die ja filtrieren muß, sehr groß wird. Und in diesen Filtrationskörperchen wird aus dem Blut die Flüssigkeit abgefiltert durch den Blutdruck. Es wird einfach durchgedrückt. Aber das sind erst diese 180 Liter, also der Primärharn. Der wird dann noch weiter bearbeitet. Der allergrößte Teil wird wieder zurückgeholt ins Blut – gereinigt ist er dann ja schon –, und dann wird das alles x-mal am Tage filtriert.

C. T.: Also zum Beispiel der Sprudel, den ich jetzt trinke, der ist nicht direkt nach einer Stunde durchgelaufen, sondern das ist ein langes System, wie die Flüssigkeit vom Körper benutzt wird. Wie lange dauert das denn, bis so ein Original durchläuft?

Prof. Renner: Das merken Sie am besten, wenn Sie zum Beispiel Spargel gegessen haben, denn beim nächsten Urin riechen Sie das. Das geht innerhalb von Stunden. Dann ist das alles rausfiltriert. Und ob der Sprudel, den Sie trinken, wirklich als Urin rauskommt, das hängt davon ab, ob Ihr Körper gerade Flüssigkeit braucht. Wenn Sie zuwenig Flüssigkeit haben, bleibt das alles drin, da kommt nichts. Wenn Sie zuviel haben, ist das in der nächsten halben Stunde schon wieder draußen. Das macht die Niere.

C. T.: Aha, und warum wird Urin gelb?

Prof. Renner: Ja, der ist ja sehr konzentriert. Man kann sehen, wenn man sehr viel trinkt, ist der Urin sehr hell. Wenn Sie fast nichts trinken oder wenn es sehr heiß ist, und Sie schwitzen und verlieren sehr viel Flüssigkeit durch die Haut, dann ist der Urin sehr hoch konzentriert, und dadurch ist er dann dunkel. Der kann ja bis braun werden. Und die Stoffe, die da gelöst sind, die lassen den Urin halt gelb erscheinen.

C. T.: Weiß man denn, woher die Farbe kommt?

Prof. Renner: Ach ja, das sind sogenannte Urochrome, das sind organische Stoffe, die eigentlich Abfallprodukte aus dem Eiweißstoffwechsel sind. Also wenn Sie Eiweiß abbauen, entsteht das zum Schluß.

C. T.: Und wenn die Niere dann tatsächlich erklärt hat, daß die Flüssigkeit nun Abfall sei, was tut sie dann?

Prof. Renner: Dann läuft der Urin aus der Niere in das Nierenbecken. Das Nierenbecken ist einfach so ein Sack, der einen Teil der Niere umfaßt. Da läuft das rein. Und dann läuft das in den Harnleiter zur Blase. Da ist erst mal zu. Ein Reservoir, damit es nicht dauernd rausläuft. Wenn die Blase voll ist, dann wird sie eben entleert. Dann läuft die Flüssigkeit durch die Harnröhre heraus.

C. T.: Ach so, das könnte doch eigentlich alles solange in den Nierenbecken bleiben. Hat die Blase nur die Funktion, daß sie nett zu uns ist, daß wir nicht dauernd laufen müssen?

Prof. Renner: Richtig, genau. Sonst hätten wir auf beiden Seiten einen großen Sack sitzen. Das Nierenbecken ist sehr klein. Umfaßt vielleicht 20 Kubikzentimeter Urin. Und dann läuft es in die Blase. Und die kann bis zu 300 fassen. Eine ganze Menge. Sonst müßten wir ja alle nasenlang rausrennen.

C. T.: Ja, sind wir jetzt beide fürs Leben schlauer?

Besucher: Ich habe noch eine Frage dazu. Es wird ja speziell alten Menschen oft empfohlen, sehr viel zu trinken. Frage: Erhöht sich – Sie sagten etwa 2 Liter täglich an Urin – das durch vieles Trinken wesentlich? Und weshalb soll der alte Mensch besonders viel trinken?

Prof. Renner: Ja, wenn Sie mehr trinken, kommt mehr raus. Der Körper oder die Niere mit Nebenniere und allen möglichen anderen Organen regulieren den Wasserbestand. Alle Überschüsse werden – solange der Mensch gesund ist – ausgeschieden. Und die Niere altert ja auch, wie alle anderen Organe, und kann dann nicht mehr so arbeiten. Sie kann den Urin nicht mehr so konzentrieren. Das heißt, sie braucht mehr Flüssigkeit, um das gleiche Quantum an Stoffen auszuscheiden. Denn die eigentliche Arbeit der Niere ist nicht die Flüssigkeitsausscheidung, sondern die Stoffausscheidung. Und das kann die alte Niere nicht mehr so, deswegen braucht sie ein bißchen mehr Volumen, um die gleiche Menge gut rauszubringen.

C. T.: Also auch eine chemische Fabrik, unsere Niere?

Prof. Renner: Ja, das kann man so sagen.

C. T.: Spannend. Ich danke Ihnen.

Besucherin: Mein Name ist Adelheid Bugert. Eigentlich erübrigt sich jetzt meine Frage schon. Ich sitze hier für meine Schwiegermutter, die 87 Jahre ist, die sitzt seit 9 Uhr 20 vor dem Radio. Sie hat eine Frage: Heute nacht ist sie alle 2 Stunden zur Toilette gegangen. Ich soll unbedingt fragen, warum das so ist, weil sie mit 87 Jahren nur 4 Tassen Kaffee am Tag trinkt. Und daß sie da alle zwei Stunden in der Nacht zur Toilette muß.

C. T.: Schon seit Jahren oder erst jetzt?

Besucherin: Ja, seit 10 Jahren schon. Sie ist 87.

Prof. Renner: Das kann man so nicht sagen. Jetzt könnte ich eine halbe Stunde reden, was da alles möglich sein kann. Es könnte zum Beispiel sein, daß sie eine Entzündung in der Blase hat. Dann toleriert die Blase überhaupt nicht viel Flüssigkeit. Sie muß dauernd leer werden, weil sie schon bei geringer Füllung das Gefühl hat, sie wäre ganz voll. Das kann aber auch überhaupt nichts mit der Niere zu tun haben. Zum Beispiel wenn das Herz schwach ist, sammelt sich tagsüber Wasser im Körper an. Dann wird nachts, dadurch daß die Beine hochkommen, der Niere mehr Flüssigkeit angeboten. Das muß dann raus; dann müssen Sie auch alle Augenblicke ausscheiden. Also, da gibt es eine ganze Reihe von Ursachen, die auch gar nichts mit der Niere zu tun haben müssen. Diese Frage kann man so ohne weiteres nicht beantworten.

C. T.: Kostenlose Einzelberatungen auf dem Ü-Wagen gibt es sowieso nicht. Der Gang zum Arzt muß sein oder zu sonst jemand. Aber ich finde die Frage trotzdem sehr wichtig. Zeigt sie uns doch allen, was für wichtige Hinweise der Urin uns nicht nur durch die Zusammensetzung, sondern auch mit seiner Häufigkeit gibt. Was ist denn überhaupt normal?

Prof. Renner: Wenn man jünger und gesund ist, dann reicht die Kapazität der Blase für den normalen Schlaf. Das heißt, wenn Sie abends vor dem Schlafengehen Wasser lassen, dann brauchen Sie erst nach dem Aufstehen wieder. Das ändert sich im Laufe des Lebens, weil die Blase dann nicht mehr so viel faßt. Ober auch, weil der Körper im Laufe des Lebens später mehr Flüssigkeit speichert. Die wird nachts mehr ausgeschieden, so daß Sie nachts zwischendrin rausmüssen. Und wenn man krank ist, am Herzen oder so, dann muß man sogar öfters, weil dieser Mechanismus – tagsüber speichern, nachts ausscheiden – noch viel mehr zum Tragen kommt.

C. T.: Ja, danke schön.

Sie wollten auch was wissen.

Besucher: Ja, ich habe eine Frage. Urin ist ja bekanntlich als eine Art Geheimtinte verwendbar und wurde von Kindern, als es noch eine Briefzensur gab, meinetwegen bei der Kinderverschickung, manchmal verwendet. Worauf beruht das eigentlich, daß man die sieht? Ist das der Salzgehalt, oder hat das andere Gründe?

Esser: Ja, wahrscheinlich die Oxidation.

C. T.: Wie geht das denn?

Prof. Schadewaldt: Dasselbe Prinzip wie bei Zitronensaft. Man muß das beschriebene Papier vor eine Kerze halten, und dann gibt es eine ganz feine Kristallisation auf dem Papier. Die Kristalle färben sich, und dann kann man die Urintinte lesen.

C. T.: Also, man nehme einen Füller, fülle ihn mit Urin, schreibe dann seinen geheimen Brief darauf und halte ihn abends oder auch tagsüber gegen eine Kerze, ohne ihn zu verbrennen.

Prof. Schadewaldt: Oder mit dem Bügeleisen ein bißchen bügeln, bis halt diese Schrift lesbar wird.

C. T.: Welche Farbe kriegt sie denn dann, Herr Professor?

Prof. Schadewaldt: Braune Farbe. Es ist also ein ganz leichter Braunton. Den muß man aber ein bißchen erwärmen. Es ist ein uraltes Rezept, auch bei Naturvölkern gebraucht, um Botschaften chiffriert weiterzugeben. Ein sehr probates Mittel. Ich bin ganz überrascht, Frau Thomas, daß Sie das nicht kennen.

C. T.: Das ist wirklich an mir vorbeigegangen.

Prof. Schadewaldt: Aber ich sollte noch einen anderen Fall erzählen. Ich habe einmal in dem Kolleg gehört, wenn ein Herr zu Ihnen kommt, sehen Sie immer auf seine Schuhe. Wenn er da kleine weiße Stippchen hat, dann hat er eine Zuckerkrankheit.

Besucherin: Ich wollte eigentlich keine Frage stellen, sondern nur eine ganz kleine Feststellung machen. Unsere Mutter hat von uns Kindern öfter mal den Urin berochen und hat gesagt, wenn er nach frischem Heu riecht, dann bist du gesund. Und das mache ich nebenbei auch ab und zu. Und das ist eine Feststellung, von der man wohl über Jahre sagen kann, daß es eine gute Sache vom Urin ist.

C. T.: Aha, das heißt, wenn der Urin nicht nach frischem Heu riecht, dann kann man daran Krankheiten feststellen? Wahrscheinlich machen Sie das ja nicht mehr, Herr Professor Renner. Ihre Nase ist vermutlich nicht in dieser Weise geschult? Oder riechen Sie manchmal noch am Urin Ihrer Patienten?

Prof. Renner: Meine Nase ist zwar groß genug. Aber sie riecht nicht alles. Nein, man riecht dem Urin schon an, ob der Mensch gesund ist oder nicht. Es gibt eine ganze Reihe Ursachen, warum der Urin anders riechen kann. Es können zum Beispiel Bakterien drin sein. Kinder haben ja leicht eine Blasenentzündung. Wenn Bakterien drin sind, vergären sie den Urin. Oder irgendwelche Stoffe, die da drin sein können. Dann riecht der Urin eben anders. Ob das nun frisches Heu ist – da gibt es eine ganze Menge Beschreibungen, wie der gesunde Urin riecht.

C. T.: Der stinkt nicht?

Prof. Renner: Nein, der stinkt nicht. Und wenn er unangenehm riecht, also stinkt, dann ist eben irgend etwas los. Meistens sind es Bakterien, oder aber es wird irgend etwas ausgeschieden aus der Nahrung, was auch den Urin natürlich unangenehm riechen lassen kann.

C. T.: Wenn ich Sie richtig verstehe, verschenken wir wichtige Informationen, zum Beispiel mit unseren Tiefspülklos, bei denen wir ja nicht mal mehr gucken können, was der Urin für eine Farbe hat, geschweige denn, daß wir noch daran riechen könnten, ob er nach frischem Heu oder nach schrecklichen Dingen riecht. Damit entgeht uns doch offenbar eine große Möglichkeit, über uns, unseren Körper und unsere Gesundheit erst mal selbst mehr zu wissen? Oder ist das falsch?

Prof. Renner: Wissen Sie, ich glaube, wenn der Urin wirklich krankhaft riecht, dann riechen Sie es auch auf einem modernen Klo.

C. T.: Sie meinen, dann stinkt er so infernalisch, daß er jedes Klo durchduftet?

Prof. Renner: Ja, würde ich so sagen.

C. T.: Na ja, aber zum Beispiel das mit der Farbe ist ja eine wichtige Information. Wenn der Urin von fast nicht gelb bis zu dunkelbraun, schwarz, grün und blau werden kann und damit Auskünfte über Krankheiten gibt, dann verschenken wir ja die Möglichkeit, rasch etwas darüber zu wissen.

Prof. Renner: Nein, die verschenken wir nicht.

C. T.: Im Tiefspülklo, in lila Farbe?

Prof. Renner: Ja, die Farben werden wahrscheinlich stören. Aber auf einem weißen Porzellan sehen Sie das sicher. Und als Mann sehen Sie das sowieso. Da brauchen Sie nur hinzugucken. Und wenn der Urin immer hell bleibt, immer wasserklar ist, dann ist irgend etwas mit der Niere nicht in Ordnung, denn dann kann sie nicht konzentrieren. Und das wäre zum Beispiel schon mal ein Warnzeichen. Oder wenn der Urin richtig dunkel wird, dann kann zum Beispiel was mit der Leber sein. Dann werden Leberfarbstoffe im Urin ausgeschieden. Dann sieht der Urin richtig dunkelgelb bis braun aus. Wenn er rot aussieht, kann Blut drin sein. Wenn er schwarz aussieht, dann kann eben auch Blut drin sein, was länger gestanden hat, oder es gibt Knochenkrankheiten oder Knorpelkrankheiten, die den gestandenen Urin dann richtig schwarz werden lassen. Also man kann dem Urin eine Menge ansehen.

C. T.: Ja, das ist ja toll. Wenn wir uns dann mit der Keramik-schickeria dieser Möglichkeit berauben, Herr Dr. Mielke?

Dr. Mielke: Ja, aber der Geruch des Urins ist zum Teil auch abhängig von der Art der Nahrung. Also nach Spargel bei-spielsweise gibt es ganz extreme Gerüche. Da kann man, glaube ich, nicht unbedingt sagen, daß der Mensch dann krank ist.

Prof. Renner: Aber dann weiß man, daß man vorher Spargel gegessen hat.

Esser: Es wird so viel von Geruch gesprochen. Aber keiner denkt an die armen Menschen, die früher nun mit dem Zeug, mit diesem Harn arbeiten mußten. Zum Beispiel die römischen Fuller oder Fullones, das wissen wir ganz ge-nau, weil der Vesuv uns etwas erhalten hat in Pompeji. Und zwar eine Fullerwerkstatt. Da standen Steintröge, etwa zwei mal zwei Meter groß, aus gehauenen Steinen, darein wurde der faule Urin geschüttet, der so bestialisch nach Ammoniak stank – denn er mußte ja faulig sein. Da kam die Wäsche, auch die Leibwäsche, hinein. Dann stie-gen mindestens drei, vier von den Fullonern in diesen Kü-bel und haben dann diese Wäsche getreten. Und die Dämpfe stiegen dann auf in die Nase.

C. T.: Dann fielen die um und kriegten vielleicht noch ein Bad dazu?

Esser: Nein. Das war ein sehr einträglicher Beruf. Das waren damals sehr reiche Leute. Das sollen in Rom mit die reich-sten gewesen sein. Um zum Anfang zu kommen, daher auch der Ausdruck »Pecunia non olet – Geld stinkt nicht«, weil die Leute sich beim Kaiser beschwert hatten, daß sie zuviel Steuern bezahlen mußten. Sie bekamen damals noch keine Schmutzzulage, wie das heute üblich ist. Und die standen also den ganzen Tag in dem Gestank und ver-langten vom Kaiser deshalb, weniger Steuern zu zahlen.

Besucher: Ich habe den Eindruck, daß Professor Renner über diese Therapie mit Urin etwas lästert. Aber in der Schul-medizin wird doch beispielsweise auch mit Eigenblut be-handelt.

Prof. Renner: Ja, ich weiß nicht, ob ich lästere. Ich bin nur der Meinung, wenn man für irgendeine Notwendigkeit wirksamere und unkompliziertere Methoden hat, auch vielleicht schneller wirkende, dann soll man die einsetzen. Deswegen meine ich, daß man in die Urintherapie schon sehr viel reinbauen muß an Dran-Glauben an Möglichkeiten, die einfach nicht belegbar sind. Wissen Sie, ich würde eben zum Beispiel Diphtherie heute nicht mehr damit behandeln wollen, wenn ich Serum und Penicillin hab. Und das Eigenblut ist jetzt wieder eine andere Geschichte. Das gleiche Prinzip zwar. Aber das wird eben gespritzt, intramuskulär, um den Körper zu einer Reaktion anzuregen, die gleichzeitig heilt. Und das hat ja der schon heute früh zitierte Doktor wohl auch gemacht. Aber wissen Sie, da hätte ich Probleme. Denn den Urin gespritzt, wenn der dann Bakterien hat, das ist problematisch. Wenn Sie es in den Magen tun, macht das gar nichts. Aber wenn Sie es in den Muskel spritzen, dann könnten die Bakterien einen Abszeß verursachen, und da wäre ich dagegen.

C. T.: Herr Professor Schadewaldt?

Prof. Schadewaldt: Ich sollte vielleicht noch sagen, der Unterschied zwischen Blut und Urin ist doch der: Im normalen Urin ist fast kein Eiweiß, sollte jedenfalls nicht sein. Im Blut sind aber ganz besonders wichtige, zahlreiche Eiweißkörper, die ja die Träger der Immunisierungsvorgänge sind. Und ich glaube, das ist der Unterschied zwischen der Eigenbluttherapie und einer Eigenurintherapie, die man etwa durch Spritzen appliziert. Das andere Problem der Nosoden ist ja homöopathisch: das heißt, Ähnliches wird durch Ähnliches geheilt. Das ist ein völlig anderes Prinzip.

Becker: Jawohl, nicht nur Ähnliches, sondern das ist schon Isopathie.

C. T.: Machen Sie hier keinen Fachstreit. Sonst verstehen wir hier gar nichts mehr. Letztens habe ich gelesen, daß Leute dachten, daß Applizieren bedeutet: »Etwas mit einem Apfel einnehmen.« Dabei heißt es nur anwenden oder auftragen.

Prof. Schadewaldt: In puncto Isopathie bin ich nicht ganz Ihrer Auffassung. Sie sind wahrscheinlich etwas stärker in der Richtung orientiert. Ich bin ja als Wissenschaftler doch etwas skeptisch bezüglich der Akzeptanz von homöopathischen Gedankengängen. Obwohl ich die Homöopathie als Historiker durchaus schätze.

Becker: Nein, das ist sogenannte Isopathie. Bei der Homöopathie ist der Vorgang »Ähnliches heilt Ähnliches«, und bei der Isopathie heißt es »Gleiches heilt Gleiches«. Also wenn man aus dem gleichen Körper einen Stoff entnimmt ...

C. T.: Das heißt auf Urin angewendet?

Becker: Daß es eben gleich, das heißt aus dem eigenen Körper ist. Das hat zwar eine Nosodenwirkung, aber es ist Isopathie, keine Homöopathie in diesem Fall.

C. T.: Okay, wir wollen jetzt nicht ein homöopathisches Thema daraus machen, weil ich ja ganz nah am Urin bleiben möchte.

Prof. Renner: Die Pillen sind ja wahrscheinlich auch angenehmer zu schlucken.

C. T.: Na ja, es gilt außerdem als mittelalterlich. Und zusätzlich, wir haben ja die Skepsis, weil wir gar keinen Respekt mehr vor unserem Körper haben und davor, daß wir selbst etwas können.

Besucher: Mein Name ist Johannes Persy aus Willich. Ich habe eine Frage. Die Niere ist also sozusagen das Klärwerk des Körpers. Jetzt scheidet sie aber Sachen aus, die offensichtlich wichtig sind für den Körper, also auch heilen können im Prinzip. Warum macht der Körper so einen Blödsinn?

Prof. Renner: Na ja, sicherlich aus zwei Gründen. Einmal, wenn Sie zum Beispiel an die Abwehrstoffe denken, die auch mit ausgeschieden werden, dann tut der Körper das auch zur Heilung oder zur Behandlung der ableitenden Harnwege. Die sind ja ständig mit Bakterien konfrontiert. Und deswegen ist es auch gut, wenn da auch Abwehrkörper mit durch den Urin schwimmen und das sozusagen gleich wieder unter Kontrolle bekommen. Und dann ist es auch so, wenn Sie an die Hormone denken, die man jetzt aus großen Mengen Urin wiedergewinnen kann, dann sind das einfach Überschußabfälle, die da ausgeschieden werden. Die braucht der Körper momentan nicht. Und hergestellt werden die ja in ganz anderen Organen. Und das ist nicht immer so ganz gekoppelt. Deswegen geht dann ein bißchen verloren, was der Körper nicht braucht. Aber dieses Heilungsprinzip ist sicherlich ganz wichtig für die ableitenden Harnwege.

C. T.: Der Körper ist eben reich. Und wie ist das mit dieser Firma, die jetzt in Amerika wieder Urin benutzt, haben Sie das gelesen?

Prof. Renner: Ja, die probieren, wieder Hormone daraus zu gewinnen.

C. T.: Auch Insulin? Urokinase wollen sie doch auf diesem Wege herstellen?

Prof. Renner: Ja, Urokinase ist ja dieser Gerinnungsstoff, von dem wir heute früh gesprochen haben. Und Insulin, wissen Sie, das kann man heute natürlich besser aus Bakterien machen, da braucht man den Urin nicht mehr. Also es ist einfach eine Frage der Fertigungstechnik.

C. T.: Ja, aber ist da nicht der Grundstoff völlig umsonst? Und die Kloaken noch zusätzliche Umweltverschmutzung?

Prof. Renner: Na umsonst! Wissen Sie, wenn Sie die ganzen Hygienevorschriften einhalten, was dann zur Herstellung aus großen Mengen Urin die ganzen Ämter für Auflagen machen, da ist das auch nicht mehr umsonst.

Becker: Ich wollte noch etwas dazu sagen, zu der Eigenblutbehandlung und -urinbehandlung. In Bayern, in Dachau, war in den fünfziger Jahren ein Dr. Koschade, dessen Sohn jetzt die väterliche Entbindungsanstalt weiterführt. Der hat damals auch schon Eigenblut und Urin vermischt und gespritzt. Ich habe selber mal was bekommen. Und im Ersten Weltkrieg hat Dr. Koschade Kinder in Frankreich geheilt von Scharlach.

Besucher: Ich wollte noch auf ein Problem hinweisen. Es gibt Berufe, wo auf die Toilette zu gehen ein Problem ist. Da fallen mir zwei Sachen ein: einmal die Taxifahrer und zum anderen, wenn in einem Betrieb jetzt mit einem Male Mädchen Lehrlinge werden, wo nur Männer waren, dann reden sich die Arbeitgeber damit raus und sagen, wir können ja keine Mädchen nehmen, wir haben die sanitären Anlagen nicht.

C. T.: Das sind die beiden Probleme, die Ihnen zum Urin auch noch eingefallen sind. Vielen Dank. Aber wir sind jetzt leider in der Schlußminute.

Als letztes: Mir ist bei der Beschäftigung mit dem Thema eingefallen: Meine Güte, was sind wir uns selbst entfremdet. Selbst beim Lesen habe ich oft gedacht: »Baah.« Dann wieder dachte ich, na ja, wenn die anderen Völker oder Menschen sich so verhalten haben, könnte man doch wenigstens mal neugierig und offen sein. Mein Schlüsselerlebnis war wirklich die Sendung über die Windeln, die wir gemacht haben. Diese nichtbehandelten Wollfettwindeln, die, wenn sie mit Urin in Berührung kommen, wirklich anfangen zu duften. Ich hätte es nicht geglaubt, wenn ich es nicht selbst gerochen hätte. Das kann ja auch erklären, wieso Menschen nicht stinken, wenn sie ihre Sachen in Urin waschen. Denn wenn das Naturstoffe sind und keine pflanzlichen Fasern, sondern Wolle und Seide, dann duftet das hinterher richtig. Die Erfahrung hat mich selbst ein Stückchen offener werden lassen für ein Thema, das doch noch mit sehr viel »igitt« belegt ist. Das haben Sie vielleicht auch an sich bemerkt, wie sich Ihnen heute morgen das eine oder andere Mal die Augen oder noch anderes mit verdreht haben. Ich hoffe, Sie fanden es trotzdem anregend, sich einmal damit zu beschäftigen. Denn es ist ein Thema, was fast totgeschwiegen ist.

Nach der Sendung

Alle Beteiligten waren aufgekratzt und animiert nach dieser Sendung. Wir hatten das Gefühl, etwas neues Altes und Hochspannendes berührt zu haben. Überall, wo ich hinkam, wurde ich in der Folgezeit auf die Sendung angesprochen. Zunächst nur mit Erstaunen, mit Überraschung und Schauder. Das Publikum reagierte in verschiedenen Stufen. Die am folgenden Donnerstag vorgelesenen Zitate aus der Post vermitteln einen guten Eindruck über die Stimmung, die zunächst herrschte.

Spontanreaktionen

Einschätzung der Sendung

Marga T. aus Essen: Eine ganze Hallo-Ü-Wagen-Sendung mit Pinkeln zu verpinkeln, das war Scheibenkleister. Ich war jedenfalls die ganze Zeit gegen den Strich gebürstet.

Lissy F. aus Düsseldorf: Das Thema Urin sollte weiterdiskutiert werden. Es wäre lohnend für Mensch und Krankenkasse. Hoch, heilig lebe die Natur, und wir sind ein Teil davon.

Dagmar K. Aus Herford: Ich fand Ihre Sendung durchaus nicht ekelerregend, sondern sehr informativ und unterhaltsam.

Werner D. aus Kurtscheid: Über die »ekelhafte« Uringeschichte wüßte ich gerne mehr, gibt's eine Zusammenfassung oder ein »Protokoll«, und kann man das kriegen?

Dr. Bernhard K. (Tropenarzt) aus Düsseldorf: Der Ethnologe Thomas Hauschild sprach in der Sendung von Mückenbissen. Das ist falsch. Die Mücke heißt ja auch Stech- und nicht Beißmücke! Das in Ihrer Sendung erwähnte Schwarzwasserfieber kommt nur bei einer der drei Malariaformen, nämlich der Malariatropica, vor und ist meistens tödlich. Zum Schluß: Die heutige Sendung fanden meine Frau und ich hervorragend.

Eugen B. aus Andernach: Habe Ihre schöne Sendung über Urin mit Vergnügen gehört. Sie war auch sehr nützlich. Die Apotheke in der Blase. Gott sei Dank haben wir seit Hippokrates nicht alles angewendet, was uns die Chemisten anbieten, sonst wäre die Menschheit schon ausgestorben.

Wolfgang K. vom Gesundheitsamt Bielefeld: Durch Zufall erfuhr ich heute das Thema Ihrer Sendung. Dabei erinnerte ich mich an einen Artikel im »Spiegel« mit dem Titel »Schöne Kur«. Besonders interessant und eine wirksame Therapie versprechend ist meines Erachtens der Ratschlag des indischen Gelehrten Raodschi-bhai Manibhai Patel, nämlich frühmorgens aufzustehen, gegen Osten gerichtet zu urinieren und anschließend den Urinrest in einem Behälter zu sammeln und zu trinken (siehe Seite 204). Sicherlich würde eine praktische Vorführung zur Bereicherung der Sendung beigetragen haben.

Susanne D. aus Alfeld: Das war für mich die interessanteste Sendung der letzten Zeit, und mir ging es wie wahrscheinlich den meisten Zuhörern: Ich habe über den Urin viele faszinierende Dinge erfahren, die mir sogar einige Hochachtung abgenötigt haben. Wenn es auch sicher nicht jedermanns Sache ist, ein Täßchen dieses besonderen Saftes zu sich zu nehmen oder ihn als Gesichtswasser zu benutzen, so sind doch die Eigenschaften als Heilmittel für mich sehr eindrucksvoll dargestellt worden. Die Experten haben dieses Mal, ob ethnologisch, chemisch oder medizinisch, viel Wissenswertes beigetragen, ohne nur zu dozieren, und auch der Humor kam nicht zu kurz. Das hatte ich, ehrlich gesagt, von diesem Thema nicht erwartet.

Urin als Allzweckmittel

Diethelm B. aus Mettmann: Daß Sie nicht wußten, daß Urin auch eine *Geheimtinte* sein kann, läßt sich nur damit erklären, daß Sie keinen Karl May gelesen haben.
»... Wir kennen viele Arten von geheimen Schriften, die sehr schwer zu entdecken sind; die euren aber sind so einfach, daß keine große Klugheit dazu gehört, ihre unsichtbaren Wörter sichtbar zu machen. Rate einmal, womit diese Worte geschrieben sind.« »Sag es!« – »Mit Harn.« – »Unmöglich!« – »Doch. Wenn du mit dem Harn eines Tieres oder eines Menschen schreibst, so verschwindet die Schrift, sobald sie eingetrocknet ist. Hältst du das Papier dann über das Feuer, so werden die Züge schwarz, und du kannst sie lesen! ...«

Detlef B. aus Borchen-Alfen: In Ihrer Sendung zum Thema Urin taucht die Frage auf, ob in der *Stahlverarbeitung* Urin verwendet wurde, zum Beispiel bei der Herstellung von Schwertern. Bei der Wärmebehandlung des Stahls gibt es das Nitrieren. Beim Nitrieren braucht der Stahl nicht abgeschreckt werden. Vorteil: geringer Verzug beziehungsweise geringe Nacharbeit. Es ist also möglich, daß bei der Behandlung von z. B. Schwertern mit Urin ein Prozeß ähnlich dem des Nitrierens vollzogen wurde, um Gegenstände mit einer höheren Festigkeit beziehungsweise Härte zu erhalten.

Marijke K. aus Remscheid (7 Jahre alt): Mein Opa hat meiner Mama erzählt, daß früher im Krieg, wenn es kein *Desinfektionsmittel* gab, die Soldaten über die Spritzen pinkeln mußten, wenn sie eine Spritze brauchten. Mein Opa lebte damals in Südostasien. Ich fand Ihre Sendung sehr schön.

Remscheid den 21.7.88

Thomas
Liebe Frau ~~Thomas~~!

Mein Opa hat meiner Mama erzählt, das früher im Krieg, wenn es kein Desinfectionsmittel gab, mußten die Soldaten über die Spritze pinkeln mußten, wenn sie eine Spritze brauchten. Mein Opa lebte damals in Süd – Ost Asien. Ihr fand die Sendung sehr schön.
mit freundlichem & Gruß

Ihre Marijke

Herbert M. aus Düsseldorf: Mir fiel eine Geschichte ein, die mir meine Großmutter, die als Kauffrau einen Stand in der Markthalle Hannover hatte, erzählte: Es war in der Zeit des Ersten Weltkrieges und kurz danach. Da stand in der Markthalle eine Frau mit ihrem Käsestand, die für ausgezeichneten *Harzer Käse* bekannt war und dementsprechend auch tolle Umsätze machte. Eines Tages beobachtete meine Großmutter, wie diese Frau den so gepriesenen Harzer mit ihrem Urin bepinkelte. Anscheinend bekam er dadurch sein besonderes Aroma.

Malinda S. aus Leverkusen: In Berlin fand von 1908 bis 1910 ein Lebensmittelskandal statt. Ein Käsegroßhändler hatte zum Ausreifen einer *Harzer-Käse-Sorte* Urin benutzt. Die Sache flog durch eine Eifersuchtsszene auf. Dem Händler wurde die Konzession entzogen. Das Strafmaß blieb unbekannt. Noch in den Jahren 1916 bis 1918 wurde ein Gassenhauer gesungen: »Oh, du böser Valentin, begießt den Käse mit Urin!«

Eigenurin als Arznei

Christel K. aus Gelsenkirchen: Da sieht man ja wieder, wie weit wir heute schon von natürlichen Heilmethoden entfernt sind. Auch ich habe mal mit Urin gurgeln müssen, weil ich *Scharlach* hatte, habe es aber erst nach meiner Genesung erfahren. Ob ich dies so einfach runtergekriegt hätte, wenn ich es vorher gewußt hätte, weiß ich allerdings auch nicht.

Ella B. aus Paderborn: Ich wollte Ihnen nur mal schreiben, daß mein Mann als Kind eine sehr starke *Diphtherie* hatte. Damals hat ihm ein jüdischer Arzt das Leben gerettet, indem er ihm sagte, er solle seinen Urin trinken. Das hat er befolgt, und es ging wieder bergauf mit ihm.

R. B. aus Duisburg-Laar: Im Ersten Weltkrieg war die *Diphtherie* eine verbreitete Seuche, und besonders Kinder sind daran gestorben. Mancher wurde durch Gurgeln und Trinken von Urin gerettet. Ich habe Bekannte, die das als Kinder erlebt haben und auch heute darauf schwören. Das Zeug hat nach ihren Aussagen allerdings scheußlich geschmeckt.

Für Haut und Haare

Renate K. aus Hilden: Schon oft wollte ich Ihnen schreiben, war immer zu faul. Jetzt treibt mich die Urinsendung spontan an. Tatsächlich sind im Urin ja alle im Körper befindlichen Kräfte, positive und negative, in optimaler Zusammensetzung enthalten. Ich praktiziere das seit 15 Jahren, habe ein Vermögen dabei gespart, und Nebenwirkungen gibt es bei mir nicht. Zum Beispiel Kosmetik: Packungen mit Eigenurin, eine dreiviertel Stunde auf das Gesicht gelegt, Waschlappen mit Loch für die Nase wirken Wunder: Die Haut erhält Feuchtigkeit, *Unreinheiten* und *Warzen* verschwinden. Ich muß erwähnen, daß ich mich natürlich sehr vernünftig ernähre, nicht mehr rauche und wenig Alkohol trinke.

Margot G. aus Balduinstein: Worüber man nicht alles sprechen kann. Nun möchte ich zu dem Thema eine Erfahrung beitragen, um damit sicher manchem Betroffenen zu helfen. Ich hatte *harte* und oft *kalte Hände.* Eine alte Dame gab mir den Rat, die Hände abends mit Urin zu benetzen und an der Luft trocknen zu lassen. Ich befolgte ihren Rat, wenn auch anfänglich mit Unbehagen. Seit der Zeit habe ich heile und warme Hände. Ich suchte mir die Erfahrung zu erklären. Mehrfach hatte ich von Ärzten den Satz gehört: »Nicht soviel Seife.« Man weiß allgemein, daß die Haut einen natürlichen Säureschutzmantel hat. Dieser wird vom häufigen Waschen zerstört. So glaube ich, daß die Säure meinen Händen gut bekommt.

Maria S. aus Koblenz: Ihre »Seck-Türmchen-Pipi-Sendung« war so amüsant und vermittelte so viele Erfahrungen, es war eine reine Freude. Schade, daß man die schöne Griechin nicht per Bild erleben konnte. Ihre Verblüffung bei der Angabe des Alters der Dame kam voll rüber. Meine Mutter, Jahrgang 1893, hat mir erzählt, daß es zur Behandlung *aufgesprungener Haut* den Tip gab, die Hände mit Pipi zu befeuchten, Lappen drumherum zu wickeln, bevor man dann in dem Kämmerchen unter dem Dach friedlich in die Heia kroch. Das waren doch herrliche Zeiten; so ganz ohne »Das-Mittel-das-die-Hände-gleich-beim-Spülen-pflegt«.

Ein Hörer aus Wuppertal, der gerne ungenannt sein möchte: Wenn wir uns früher als Kinder an *Brennesseln* verbrannt hatten, *Mückenstiche, Wespenstiche* und so weiter, dann hieß es ganz einfach: Pinkel da mal drauf. Und das half den Schmerz, den Juckreiz zu mildern.

Margret B. aus Heiligenhausen: Mir fiel auch noch ein Urintip ein: Meine Tante goß Urin in neue Lederschuhe, die beim ersten Tragen brannten und *Blasen* produzierten. Das Brennen ließ nach beziehungsweise verschwand nach der Urinbehandlung.

Ilka S. aus Köln: Zu obigem Thema kann ich aus eigener Erfahrung noch folgendes mitteilen: Als alle ärztlichen Versuche, die so leidige *Pubertätsakne* zu bekämpfen, vergeblich waren, folgte ich dem Rat meiner Großmutter (Jahrgang 1866) und wusch mein Gesicht über einige Tage hinweg mit Eigenurin – die Akne war für immer und alle Zeiten verschwunden.

Karl Heinz B. aus Dortmund: Vor über 30 Jahren habe ich in einer mechanischen Werkstatt Kontakt mit Bohröl gehabt. Bei mir bildeten sich auf beiden Handrücken *Warzen.* Es war grausam. Handgeben ging nicht mehr, Essen nur noch allein am Tisch. Ärzte wollten mir den Kram wegfräsen, was Narben bedeutet hätte. Ein älterer Bruder von mir riet mir: Pinkel vor dem Schlafengehen regelmäßig auf deine Hände. Schön war es nicht. Ich habe es getan. Nach dem Schlaf sollte ich mir die Hände mit Kernseife waschen. Habe ich auch getan. Erfolg: Nach vier Wochen waren meine Handrücken so sauber wie ein blankgeputzter Kinderpopo.

Dorothea W. aus Köln: Ihre Sendung hat mir meinen kostbaren Saft nähergebracht. Ganz schön merkwürdig: Da fließt etwas Tag für Tag aus uns heraus, und wir schenken ihm keine Beachtung. Doch schon einen Tag später hat sich mein Bewußtsein etwas geändert. Ich habe im Gesicht kleine *Unreinheiten, Mitesser* oder so ähnliche. Bisher war ich bereit, ziemlich viel auszuprobieren, um eine schöne glatte Haut zu haben. Aber Morgenurin? Zuerst gehörte eine Portion Überwindung dazu, doch dann dachte ich immer an diese nette, lebenssprühende griechisch-deutsche Frau. Wie natürlich – und das ist es ja eigentlich auch – sie davon sprach. Es hat mir sehr geholfen. Vielen Dank Ihnen, die Sie noch mal nachgefragt haben, und Dank an diese Frau. Ob's hilft, werde ich ja sehen. Ich halte Sie auf dem laufenden!

Inge D. aus Köln: Ich war lange Zeit auf einem Bauernhof beschäftigt. Die Bäuerin hatte, sicher schon 5 Jahre, ein *offenes Bein* und dokterte mit Salben und Tinkturen daran herum. Nun hörte ich, daß der von der Nacht aufgefangene Urin Hilfe bringt. Also habe ich alle Sälbchen und andere Ablagerungen vorsichtig von der Wunde entfernt, ein saubere res Stück Leinen in den Urin der Patientin getaucht, auf die Wunde gelegt und verbunden. Das habe ich ca. 14 Tage jeden Morgen wiederholt. Sie werden es nicht glauben, die Wunde war völlig verheilt.

Grete H. aus Krefeld: Zu diesem Thema kann ich Ihnen mitteilen, daß dieser »besondere Saft« gegen Frostbeulen wirksam sein soll. Vor vielen Jahren wurde einmal im Familienkreis über Mittel gegen dieses schmerzhafte Leiden geredet. Eine Verwandte hat es auf Rat eines Arztes angewandt und mit Erfolg.

Else W. aus Kassel: Meine Tante, die mit 99 Jahren starb, klagte, als sie mich 1939 in München besuchte, über eine beginnende *Glatzbildung*. Meine damalige Nachbarin machte ihr einen Vorschlag aus der »Dreckküche«, wie sie sagte: Den Morgenurin in einem Gefäß auffangen und abends mit einem Wattestäbchen auf die Kopfhaut auftragen. Kopftuch umbinden und einmal in der Woche Haare waschen. Die Tante hat das getan und mit sagenhaftem Erfolg, denn sie konnte sich zu ihrem 99. Geburtstag im Februar 1978 noch immer eine Dauerwelle machen lassen!
Ich habe oft versucht, das Rezept weiterzugeben, aber wir haben zu unseren Ausscheidungen ein äußerst gestörtes Verhältnis. Ich selbst jedoch nicht! Wenn ich im Winter aufgesprungene Hände habe, pinkle ich abends drüber, lasse sie trocknen und erspare mir teure Salben.

Den folgenden Vorschlag für ein Deckblatt zu einem »Pipi-Heft« sandte uns Doris Schärli aus Dormagen zu:

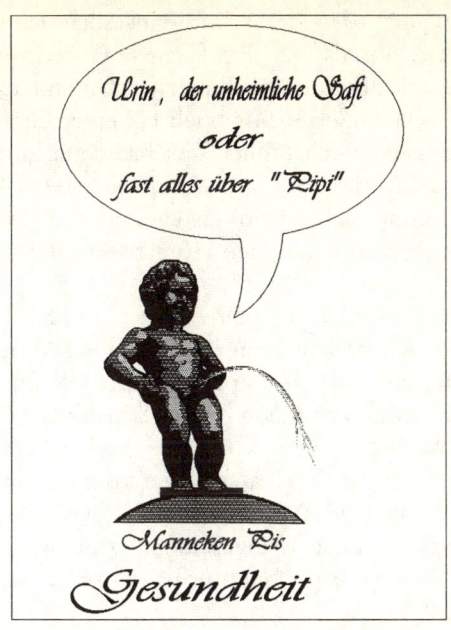

Urin, der unheimliche Saft
oder
fast alles über "Pipi"

Manneken Pis

Gesundheit

Soweit zu den Spontanreaktionen. In den folgenden Wochen und Monaten setzte eine wahre Brief- und Kartenflut ein. Einen Teil der Zuschriften – nach Einsatzbereichen geordnet – drucken wir für Sie ab.

Langzeitreaktionen

Kritik und Ekel

Elke S. aus Paderborn: Eigentlich gehöre ich zu den Menschen, die sich Ihre Sendung »Hallo Ü-Wagen« gern anhören. Ich finde es auch richtig, daß Hörerreaktionen aus vorangegangenen Sendungen verlesen werden. Vielleicht könnte man aber endlich das Verlesen der Briefe zum Thema

»Urin – ein ganz besonderer Saft« einstellen. Ich saß gerade beim Frühstück, als der Brief einer Hörerin vorgelesen wurde, die sich über die verschiedenen Geschmacksrichtungen ihres Urins äußerte. Mir blieb bei einer derartigen Geschmacklosigkeit buchstäblich das Brötchen im Hals stecken, und mein Frühstück war damit beendet. Daß ich mit meiner Meinung nicht allein dastehe, konnte ich schon vor einigen Wochen einer anderen Hörerreaktion entnehmen.

Hildegard S. aus Mülheim an der Ruhr: Die Heilung fast jeglichen Leidens durch Eigenurinbehandlung kommt gerade zur rechten Zeit; sollen uns doch die Apotheker und Ärzte in Zukunft drastisch zur Kasse bitten. Warum ist man so spät auf diese Wunderdroge gekommen? Vielen Versuchstieren hätte man da große Qualen ersparen können, sind doch im Augenblick nur 70 000 Präparate auf dem Markt. Jeden Donnerstag eine neue Uringeschichte zum Frühstück, das beste Mittel zum Abspecken, nur weiter so!

Franz W. aus Münster: Daß Urin ein ganz besonderer Saft ist, war den meisten Hörern sicherlich bekannt, gibt es doch manche Überlieferung, egal ob Wahrheit oder Dichtung. Denkt man etwas tiefer, dann kann man mit Recht behaupten: Der Körper des Menschen, der eh eine erstaunliche Schöpfung ist, ist gleichzeitig Pharma- und Chemiefabrik. Es ist schon ein Wunder, wenn man diesen Kreislauf einmal genauer beleuchtet. Urin als Ankündiger von Krankheiten, wie zum Beispiel Diabetes, Nierenleiden, aber auch als Heilmittel, und das kenne ich aus dem Krieg bei wundgelaufenen Füßen. Bei dem Gedanken allerdings, Urin zu trinken, überkommt auch mich der Ekel. Ich habe mich aber gleichzeitig fragen müssen, was ich und auch andere Menschen tun würden, wäre Urin bei einer tödlichen Krankheit das einzig mögliche Heilmittel. Ich glaube, daß bei diesem Gedanken klarer wird, warum Urin früher als Heilmittel getrunken wurde oder teils heimlich verabreicht wurde. Wenn auch mit einem grummeligen Gefühl im Magen, aber warum soll Urin nicht auch eine gewisse Heilkraft haben. Urin ist ein Produkt unseres Körpers, ebenso wie auch unser Blut, und das wurde – ich weiß nicht, ob es heute noch gemacht wird – zur Eigenblutspritzung benutzt, gegen Geschwüre, die sich hartnäckig in manchen Körper gefressen hatten. Dieses habe ich selber an mir erlebt, es hat geholfen. Jedenfalls, Frau Thomas, Ihre Sendung war sehr lehrreich für uns alle und gleichzeitig eine gute und wichtige Feriensendung.

Klaus H. aus Münster: Es war wirklich überraschend und interessant zu erfahren, zu was dieser Abfall unseres Körpers alles nutze ist. Allerdings messen Sie diesem Thema meiner Ansicht nach eine zu große Bedeutung zu. Fast wöchentlich verlesen Sie Spätreaktionen der Sendung: Der eine schmiert sich mit Urin seine Glatze ein, um den Haarwuchs wieder zu beleben, der andere weicht seine Kürbiskerne darin ein, damit sie besser keimen. Eine Zuhörerin gurgelt mit Urin, um die Angina zu bekämpfen, die andere hat erkannt, daß sie viel Geld sparen kann, wenn ihr Urin die Gesichtscreme ersetzt. Ehrlich gesagt – jedesmal, wenn ich wieder eine Spätreaktion höre, beiße ich fast ins Lenkrad. Es scheint mir, als ob einige Hörer auf diesen Zug aufspringen, um sich mit Hilfe Ihrer Sendung in Szene zu setzen. Es fehlt nur noch das Vollbad im wohltuenden eigenen Saft. Ich fürchte, daß Sie auch in Zukunft ein Sprachrohr dieser Hörerschaft bleiben.

Eine Hörerin aus Melle, die gerne ungenannt sein möchte: Schon in vorgeburtlicher Zeit trinkt der werdende Mensch mit dem Fruchtwasser Anteile von Eigenurin. (Das Neugeborene kann trinken, also hat es auch vor der Geburt schon diese Fähigkeit ausgeübt.) In dieser Zeit ist der Mensch mit sich eins (es gibt nicht gut und schlecht, ich und du), alles ist seins. Dann kommt die Trennung von der Gebärmutter. Der Abschied wird sehr schmerzlich erlebt. Der Säugling trinkt, aber scheidet auch aus, er gibt etwas ab, er trennt sich von etwas. Im Mutterleib war das Gefühlserlebnis der Aufnahme und der Ausscheidung noch ungeschieden. Der junge Säugling kennt noch keinen Ekel vor seinen Ausscheidungen. Auch ganz junge Völker (Primitivvölker) kennen nachweislich keine Ekelerlebnisse.

Urin in der Naturheilkunde und Kosmetik

Klara Herb aus Bornheim: Die gute Resonanz auf das Thema »Urin« und der Zeitmangel, alle Briefe persönlich zu beantworten, gaben mir den Anlaß, mich hinzusetzen und einiges darüber zu schreiben. Bei der Sendung habe ich selbst mitgewirkt und einige eigene Erfahrungen über die Anwendung von Urin als Heilmittel und Kosmetik vorgetragen.

Als erstes möchte ich klarstellen, daß die Anwendung von Harn als Heilmittel und Kosmetik seit langem bekannt ist und für die Naturheilkunde nichts Neues darstellt. In vielen Bereichen, ja sogar bei Krebs, wird der Urin als Heilmittel eingesetzt. Zu diesem Thema komme ich später zurück, zunächst möchte ich mit einem geschichtlichen Rückblick über den Harn als Heilmittel beginnen. Niemand kann sagen, wann genau die Menschen angefangen haben, den Urin als Heilmittel oder Kosmetik zu benutzen. Wenn man die Geschichte der Medizin zurückverfolgt, kann man feststellen, daß dieses Heilmittel seit über 3000 Jahren angewendet wird. Mit der Industrierevolution und der Revolution in der Gesellschaft revolutionierten sich auch die Wissenschaften, und der große Boom in der Forschung setzte ein. Von diesem Moment an begann der Mensch, sich von der Natur abzunabeln, und ließ sich zielstrebig in den Gewässern der Ungewißheit treiben. So begann allmählich alles, worin Mensch und Natur Jahrtausende miteinander harmonisiert hatten, sich in eine Disharmonie zu verwandeln. Vieles, was der Mensch erfand, führte ihn nun in die Richtung der Zerstörung der Umwelt und Selbstzerstörung.

Der Herausforderung des technischen Fortschritts konnte der Mensch nicht widerstehen, was zur Folge hatte, daß der Mensch zwar die Natur bezwang, aber selbst zugleich zum Sklaven des Fortschritts wurde. So veränderte sich die Welt in rasender Geschwindigkeit, und alte Überlieferungen wurden erbarmungslos verdrängt. Die Heilkunde, die sich zur Wissenschaft bekannte, entwickelte sich zur Schulmedizin. Auf diese Weise entstanden zwei Heilkunden: Eine, die auf biologischer Heilweise und auf überlieferten Erfahrungen basiert, die sogenannte Außenseitermedizin oder Naturheilkunde, und die andere, die auf der Basis der Exploration und des technischen Fortschritts beruht, die Schulmedizin. Die Schulmedizin begann mehr und mehr, sich auf der Grundlage der Retorte und der Herstellung synthetischer Arzneien zu profilieren und die wenigen noch vorhandenen Naturheilmittel aus der Anwendung zu streichen, bis sie eines Tages ganz verschwanden. Dem gleichen Säuberungsprozeß fiel auch der Harn zum Opfer, er blieb allerdings immer noch als diagnostischer Wert erhalten. Der Urin, der über 3000 Jahre als gutes Heilmittel gedient hatte, verschwand klanglos über Nacht als »Unreinheit« und »stinkende« Ausscheidung des menschlichen Körpers.

Liebe Leser, lassen Sie uns bitte einen Augenblick eine »Studienreise« in die ferne Vergangenheit machen. »Besuchen« wir die Menschen im Niltal, die vor 3000 Jahren gelebt haben, und erfahren wir, wie die altägyptischen Augenärzte Augenkrankheiten behandelt haben. Als Reiseführer nehmen wir uns das Buch »Geheimnis und Macht der frühen Ärzte« von Jürgen Thorwald und lassen uns durch einige archäologische Papyri führen.

Nehmen Sie es mir bitte nicht übel, liebe Leser, wenn ich aus technisch-praktischen Gründen nicht sofort mit der Geschichte des Urins beginne, sondern mit ein paar anderen Fakten, die dem besseren Verständnis der Rolle des Harns dienen sollen.

»Der Papyrus Ebers [etwa 1600 v. Chr, benannt nach dem deutschen Ägyptologen Georg Ebers], der sich mit inneren Krankheiten und chirurgischen Krankheiten beschäftigt, enthält auch ein Lehrbuch für Augenleiden. Es lehrt, daß die ägyptischen Augenspezialitäten eine ganze Anzahl von Augenkrankheiten kannten und mehr oder weniger deutlich unterschieden: die Bindehautentzündung, das Leukom (eine weiße Narbe in der Hornhaut), das Schielen, das Einwachsen von Wimpern nach innen, krankhaften Tränenfluß, das Hornhautgeschwür, die Nachtblindheit, die Regenbogenhautentzündung, das Gerstenkorn, wahrscheinlich grünen und auch den grauen Star, vor allem aber die gefürchtete, ansteckende und in 50 Prozent aller Fälle zur Erblindung führende Körnerkrankheit, die in späteren Jahrhunderten sogar den Namen ›Ägyptische Augenkrankheit‹ erhielt.«

Die Kenntnisse über Krankheiten der altägyptischen Augenärzte ist nicht gering, wenn man bedenkt, daß diese Kenntnisse über 3000 Jahre alt sind. So liegt es nahe, daß auch die Behandlungen der Augenkrankheiten nicht unbegründet sein konnten, was im folgenden zu erfahren ist.

»Wenn die Ärzte schwarze und grüne Augensalben und Pasten aus Bleiglanz, Kohle, Salz und Kupferlösungen, Myrrhe und anderen Harzen auf entzündete Augen auftrugen, so hatten diese Mittel ohne jeden Zweifel entzündungswidrige Wirkung. Honigsalben mit Rizinus waren in späteren Zeiten im Gebrauch, da der Rizinus nicht nur eine abführende, sondern auch eine wundheilende Wirkung besitzt. Puder aus Ebereschenholz und ähnliche Mittel saugen entzündliche Exsudate auf.«

Die genannten Mittel sind zwar eigentlich hier nicht unser Thema, ich habe sie aber angegeben, um eine bessere Kontinuität und einen besseren Vergleich mit den Heilmitteln, die sofort folgen, zu erreichen.

»Weniger ehrfürchtig allerdings lasen die Erforscher der ägyptischen Augenrezepte jene Stellen, an denen folgende Ingredienzien angegeben waren: Kot der Pferde, Kot des Pelikans, Harn des Menschen, Mist der Eidechse, Kot eines Kindes, Mist der Gazelle, am häufigsten aber Kot des Krokodils.«

Es ist selbstverständlich, daß beim Lesen dieses Rezeptes eine große Portion Überwindung notwendig ist. Zu einem späteren Zeitpunkt, wenn die Rede von der Analyse der Wirkstoffe des Kots und des Urins sein wird, hoffe ich, daß eine Überwindung nicht notwendig sein wird. Der nächste Abschnitt handelt von ähnlichen und genauso merkwürdigen Rezeptingredienzen der Augenheilkunde im alten Ägypten.

»Auch für die Anwendung von Fischgalle und zerdrückter Kuhleber gegen Augenentzündungen hatten sich in der Neuzeit rationale Erklärungen gefunden – sind es doch infektionsfeindliche Abwehrstoffe, welche sich in Leber und Galle befinden. Die Anwendung von Schmutz und Exkrementen dagegen erschien als ein eindeutiges Zeichen abstoßender Barbarei.«

Die Medizinhistoriker der neuen Zeit haben in dem Wort »Dreck-Apotheke« eine umfassende Bezeichnung für derartige Medikamente gefunden, die auch im Mittelalter noch hochgeschätzt worden waren. »Schlamm des Nils«, »Schlamm des Sumpfes« und Erde, darunter eine besondere Erde, die ebenfalls in den Rezepten genannt wurde, riefen zwar nicht das gleiche Maß an Verachtung hervor, doch immerhin fielen auch sie im 19. Jahrhundert noch weiterhin unter den Begriff »Dreck-Apotheke«. Die ägyptischen Augenärzte hatten Kot, in getrockneter und zerriebener Form, mit Augensalben oder Honig, und zwar besonders gern mit »gärendem« Honig, vermischt. Die Anwendung dieser Mixturen erfolgte hauptsächlich bei Augenkrankheiten und Augenentzündungen, die anderen Behandlungen trotzten. Urin diente zu Waschungen, Schlamm und Erde aber wurden zu Verbänden benutzt.

Als im Jahre 1948 die Nachricht über die Entdeckung des neuen Wundermittels Aureomycin durch die ganze Welt ging, ahnte der Entdecker Dr. Benjamin M. Duggar, Professor für Pflanzenphysiologie an der Universität von Wisconsin (USA), gewiß nicht, welche Wirkungen seine Entdeckung auf die Einschätzung der altägyptischen Medizin haben könnte. Aureomycin ist nämlich ein Spezifikum beziehungsweise Antibiotikum gegen Trachom, und es war Professor Duggar und seinen Mitarbeitern gelungen, es aus einer Erdsorte, die in der Nähe von Friedhöfen vorkommt, zu isolieren. Es ist eine Erdsorte, welche Pilze hervorbringt, die dann auf krankheitserzeugende Mikroorganismen genauso vernichtend wirken wie die antibiotischen Stoffwechselprodukte anderer Schimmelpilze, aus denen Penicillin entstanden war, und die für eine Revolution der Medizin des 20. Jahrhunderts gesorgt hatten. Bald darauf ergab die Forschung, daß auch Kot und Urin infolge der Ausscheidungsprodukte der in Menschen lebenden Bakterien antibiotische Wirkstoffe enthalten. Sicherlich konnten nur Enthusiasten da erklären, die Ägypter seien die Entdecker der Antibiotika gewesen. Dennoch führte die Forschung zu einer deutlichen Wandlung in der Beurteilung der »Dreck-Apotheke«.

»Allein der Papyrus Ebers enthält nicht weniger als 55 äußerlich und innerlich anzuwendende Rezepte, in denen Kot und Harn wichtige Bestandteile bilden. Die Erkenntnis, daß die ägyptischen Augenspezialisten unbewußt und oft in roher Form in so früher Zeit mit Stoffen gearbeitet haben, die in der Mitte des 20. Jahrhunderts als neuester Triumph wissenschaftlicher Erkenntnisse galten, bildete indessen nur den Anfang für eine ganze Reihe weiterer Einsichten.«

Liebe Leser, wir sind am Ende unserer Studienreise angelangt. Verlassen wir das alte Ägypten, und kehren wir wieder in unser Zeitalter zurück.

Ich möchte einen kleinen Kommentar aus meiner Sicht geben: Wenn die Menschen im Niltal vor 3000 Jahren nicht die moderne Technologie unserer Zeit besaßen und es nicht möglich war, so zu forschen, wie wir es heute tun, bedeutet dies aber nicht, daß diese Menschen kein Beobachtungstalent und keine Fülle von Erfahrungen gehabt hätten. Auch heute noch richtet man sich nach der Erfahrung, bevor die Ergebnisse einer Forschung zur Verfügung stehen, und dies kann unter Umständen jahrelang dauern. Wie oft ist es der Wissenschaft ganz zufällig gelungen, etwas zu entdecken, wenn sie auch nicht danach geforscht hat. Heutzutage bietet der Fortschritt viel einfachere und viel schnellere Möglichkeiten, zu Ergebnissen zu kommen, als die Menschen vor 3000 Jahren sie hatten.

Nachdem wir von den alten Ägyptern soviel Unalltägliches erfahren haben und vielleicht über manche Sachen auch etwas nachdenklich geworden sind, bleiben noch die Fragen: Was ist mit der »Dreck-Apotheke« weiter passiert – wird sie heute vielleicht noch angewendet? Wie steht die Naturheilkunde zur »Dreck-Apotheke«, die ja eine rein biologische Sache ist? Die erste und zweite Frage werde ich mit einem glatten Ja beantworten. Man höre und staune, die sogenannte »Dreck-Apotheke« existiert auch heute noch. Die Buschmenschen und die Menschen, die am Rande der Zivilisation und von Überresten und Abfällen leben oder sich eine moderne Medizin nicht leisten können, sind auf die »Dreck-Apotheke« angewiesen. Wie die Naturheilkunde zur »Dreck-Apotheke« steht, ist eine besondere Frage für sich. Aus der Perspektive der biologischen Medizin ist die »Dreck-Apotheke« immer auf ihrem Platz gewesen und an den heutigen Standard der Naturheilkunde angepaßt. In diesem Zusammenhang hat sich ihr Anwendungsspektrum im Gegensatz zu dem 3000 Jahre zurückliegenden erweitert. Auch der Name und die Verpackung haben sich geändert. In der Naturheilkunde wurde der Name »Dreck-Apotheke« nie benutzt, aber die Stoffe, die als »Nosoden« bezeichnet werden, haben die gleiche Funktion. Unter den Begriff »Nosoden« fallen alle Ausscheidungsprodukte und dazu krankhaftes Gewebe, Blut und Mikroorganismen.

Um Mißverständnisse auszuräumen und vielen Protesten vorzubeugen, will ich schon an dieser Stelle sagen, daß dank der modernen Technologie die Zubereitung der »Nosoden«-Rohstoffe hundertprozentig dem Gesetz der Arzneimittelbestimmungen entspricht, und die Arzneimittel sind in jeder Form erhältlich.

Der Name Nosode(n) kommt von einem altgriechischen Wort, welches »krankhaft, schädlich« bedeutet. Nosoden sind nach einer homöopathischen Verfahrenstechnik hergestellt aus Körperbestandteilen und Stoffwechselprodukten, welche nicht mehr infektiös beziehungsweise virulent sind (AMG vom 24. 8. 46).

Die Anwendung eines solchen krankheitseigenen/patienten-eigenen Materials, das apathogen (nicht krankheitsverursachend) sein muß, wie zum Beispiel aus dem Blut des Patienten selbst, trägt den Namen Autonosode beziehungsweise Isopathie. Die älteste Autonosode ist der Harn beziehungsweise die Anwendung des Eigenharns als Heilmittel. Wird fremdes Material zur Nosodentherapie angewendet, dann handelt es sich um eine Heteronosode. Die Anwendung des Urins als Nosode bei Behandlung von Krebs ist nur möglich im Gefüge eines individuell abgestimmten Therapiekomplexes und nur unter Betreuung von Fachleuten.

Mit ein paar praktischen Rezepten über die äußerliche Behandlung mit Urin möchte ich meinen Aufsatz zum Thema Urin beenden.

• Wenn es sich um eine *Unreinheit der Haut* durch äußere Einflüsse handelt, kann man diese mit einer einfachen Anwendung von Mittelstrahlurin beheben: Man nimmt morgens die erste Harnausscheidung, und zwar den Mittelstrahl, in ein Gefäß oder direkt auf einen Wattebausch aus 100 Prozent reiner Baumwolle und wäscht die Haut gründlich. 20 bis 30 Minuten ziehen lassen und dann eine dünne Schicht Naturtagescreme auftragen. Am Abend vor dem Schlafengehen mit frischem Urin wiederholen, aber keine Creme auftragen. Wenn innerhalb von zwei Wochen diese Art von Anwendung nicht geholfen hat, handelt es sich um eine Störung im Körperinneren, und am besten wäre es, nach dem Grund zu suchen.

• Leidet man an einem *Hautekzem*, kann eine Urinanwendung zu sehr guten Ergebnissen führen. Mein Vater, der seit vielen Jahren an einem Hautekzem leidet, hat mit Urinanwendung in Form von Waschungen zweimal am Tag (vom 12. 9. bis 15. 9. 1988) sehr gute Ergebnisse erreicht. Der Juckreiz ist verschwunden, und die Haut gesundet, bekommt Spannkraft und fühlt sich glatter an. Die Behandlung wurde am 26. 9. 88 abgeschlossen.

• Jede leichte beziehungsweise oberflächliche *Hautverletzung* wird viel besser und schneller heilen, wenn man sie mit Urin abwäscht. Neben der desinfizierenden Wirkung bildet der Urin auch einen Schutzfilm und schützt vor Entzündungen und Infektionen.

- Bei *rauher Haut*, die von Zeit zu Zeit problematisch wird, kann man mit Urin in Form von Waschungen viel erreichen.

- Bei *Pickeln* im Pubertätsalter holt man sich am besten einen frischen kleinen Kürbis. Man nimmt ein würfelförmiges Stück von 5 mal 5 Zentimetern und holt mit einem Löffel die Körner, aber nicht das Fleisch heraus. Am Abend eine Handvoll Körner essen und vor dem Schlafengehen in den Kürbis urinieren. Mit dem Würfelstück zudecken und die ganze Nacht stehenlassen. Am Morgen auf nüchternen Magen ein Stück aus dem Kürbisfleisch in den Mund stecken und lutschen, bis das Stückchen nicht mehr saftig ist, dann ausspucken. Wichtig ist, ein Kürbisfleischstückchen aus dem Boden des Kürbis zu entnehmen, da der Harn an dieser Stelle die ganze Nacht gewirkt hat. Den Kürbis leicht schütteln und etwas von dem Urin in ein Gefäß schütten. Mit einem Wattebausch aus 100 Prozent reiner Baumwolle das Gesicht abwaschen, 30 Minuten einwirken lassen und eine neutrale Tagescreme dünn auf das Gesicht auftragen. Den restlichen Urin auf keinen Fall wieder benutzen, sondern immer frischen Urin. Denselben Kürbis maximal drei Abende benutzen. Wenn die Körner nur für einmal gereicht haben, dann muß ein neuer Kürbis geholt werden. Nach einer Anwendung von ein bis zwei Wochen müßten die Pickel verschwunden sein.

- Hat man unerträgliche *Schweißfüße* und nichts hat geholfen, am besten abends die Füße nicht waschen. Dann legt man die Socken in die Schuhe und pinkelt darauf. Eine halbe Stunde später nimmt man die Socken heraus, wringt sie gut aus und schüttet den restlichen Urin aus den Schuhen. Die Socken leicht in die Schuhe schieben und über Nacht stehenlassen. Am nächsten Morgen die Füße wieder nicht waschen und die Socken und die

Schuhe anziehen. Ein- bis dreimalige Anwendung sollte Erfolg bringen.

- Hat man eine *Halsentzündung* oder eine Angina, wendet man den Harn als Gurgelmittel an. Er heilt wunderbar.
- Auch bei *Gelenkschmerzen*, bei denen keine Salben geholfen haben, können Urinumschläge eine gute Linderung bringen.

Ich möchte aber darauf hinweisen, daß Allergiker und Asthmatiker zunächst einen Behandler konsultieren sollten, bevor sie Urin anwenden. Wichtig ist auch, immer den frischen Mittelstrahlurin zu verwenden.

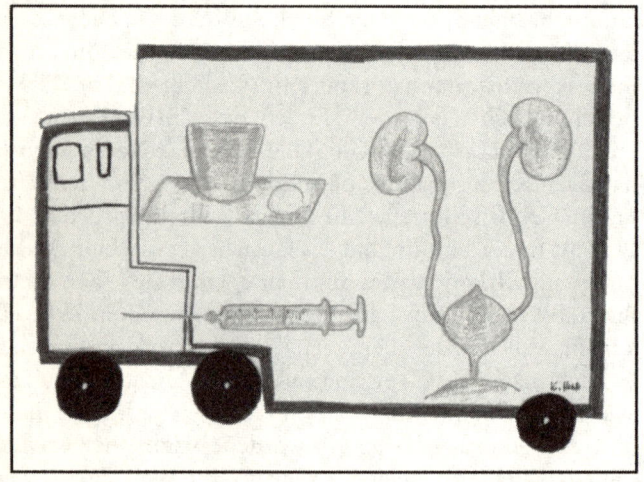

Der Ü-Wagen in einer Interpretation von Klara Herb

Zum Schluß möchte ich noch die Inhaltsstoffe des Harns angeben:

1. Hormone
2. Mineralstoffe
3. Vitamine
4. Aminosäuren

5. Zucker
6. Antikörper und Antigene
7. Enzyme
8. Antibiotische Stoffe

Hiermit beende ich den Artikel über »Urin als Heilmittel und Kosmetik« und wünsche viel Erfolg für die Urinanwendung.

Eine Hörerin aus Melle, die gerne ungenannt sein möchte: So wie die wissenschaftliche Medizin auf den Versuch angewiesen ist, so ist es auch die Volksmedizin, die im übrigen wertvolle Erfahrungen in sich birgt, die jedoch nicht mehr bewußt sind. Das Endergebnis zählt: Wer heilt, hat recht.

Hals und Lunge

Eine Hörerin aus Moers, die gerne ungenannt sein möchte: Mein Sohn hatte vor zwei Monaten sehr schlimm *Keuchhusten*. Nach den Briefen habe ich dann gedacht: Ich werde es ausprobieren. Es hat mich viel Überredung gekostet, den Kleinen dazu zu bringen, in ein Glas zu pinkeln und dann mit seinem Urin zu gurgeln. Aber da gleich nach dem ersten Mal die Hustenanfälle schon weniger bedrohlich verliefen, machte er weiter. Die Krankheit nahm eine dramatische Wende: Der Husten ging rapide zurück. Nach einer Woche verlor er seine schlimmen Ängste, die vorher jeden Anfall begleitet hatten, und nach weiteren zwei Tagen blieb nur noch fünfmal kurzes Hundegebell vor dem Schlafen übrig.

Dr. med. Katharina F. aus Köln: Als Ärztin begeistern mich simple, wirksame und billige Krankheitsbehandlungsmethoden als Gegengewicht zum ausufernden Arzneimittelkonsum. In erster Linie denke ich da an die Therapie mit Eigenurin, die ich vor Jahren durch Ihre Sendung kennenlernte und seitdem erfolgreich als »Hausmittel« praktiziere und propagiere (leider sind ausschließlich Frauen dafür zu gewinnen). Während ich vorher mehrmals jährlich wegen *eit-*

riger Bronchitis Antibiotika schlucken mußte und dennoch wochenlang von Husten geplagt wurde, hatte ich, seitdem ich regelmäßig mit besagtem Hustenmittel gurgele, keinen nennenswerten Infekt mehr. Mich begeistert die Unabhängigkeit, die man mit dieser überall, auch im Urlaub, verfügbaren Methode gewinnt (die übrigens bei entsprechender Verbreitung die Kosten des Gesundheitswesens erheblich verringern könnte). Das Mittel hilft auch gegen *Hautkrankheiten* aller Art oft ganz erstaunlich.

Eine Hörerin aus Gefrath, die gerne ungenannt sein möchte: Nach langem Überlegen schreibe ich Ihnen nun doch einige Zeilen zum Thema Urin. Schon seit meiner Kindheit kenne ich Urin als Medizin, zum Beispiel zur Behandlung von *Frostbeulen*. Im Laufe der Jahre ist dieses Wissen in Vergessenheit geraten, wurde aber durch Ihre Sendung wieder in Erinnerung gerufen. Einige Wochen nach der »Urin«-Sendung hatte ich eine starke *Erkältung*. Mein Rachen brannte wie Feuer, nichts hat geholfen. Vor lauter Elend überwand ich mich, mit meinem Urin zu gurgeln. Erst beim zweiten Anlauf klappte es. Es war eine große Überwindung, aber es lohnte sich – nach etwa 3 Stunden merkte ich Linderung. Ich konnte schon wieder schlucken ohne Schmerzen. Nach einigen weiteren Behandlungen war alles wieder gut.

Ein Hörer aus Düsseldorf, der gerne ungenannt sein möchte: Wie Sie bin ich Journalist. Ein besonders skeptischer. Amüsiert und verwundert habe ich Ihrem Urinschwall lange unangefochten gelauscht. Kürzlich, bei der *Grippewelle*, hatte ich einen sehr wichtigen Termin und einen anginamäßig zuschwellenden Hals und keine Zeit, zum Arzt zu gehen. Ungläubig, aber in Not gurgelte ich, angewidert. Wegen des hinzukommenden Schüttelfrostes sogar ausdauernd. Nach drei Stunden war der Halsschmerz weg. Ich wiederholte das Gurgeln bei jeder vom Körper angebotenen Gelegenheit. Schnupfen kam, blieb jedoch, anders als sonst, nur zwei Tage. Angebahnter Husten fand gar nicht statt. Nach einer

Woche leichter Symptomatik alles okay. Ich kenne mich schon lange: Dazu hätte ich früher eine Woche Bett plus eine Woche Erkältung plus zahlreiche Medikamente inklusive »Hämmer« gebraucht. Danke.

Helga R. aus Bochum: Noch einmal von dem ungewöhnlichen Saft. Die Äußerung von der Dame in der vorletzten Sendung (25. 6. 1992), der die Mitteilungen diesbezüglich schon auf den Geist gehen, hat mich sehr verärgert. So kann nur ein Mensch sprechen, der bisher alle Beschwerden und Krankheiten mit einer Tablette oder Injektionen beseitigen konnte. Ich wartete schon lange auf eine Erfahrung, daß man Urin auch trinken kann, was in jener Sendung zum Ausdruck kam. Wenn nämlich nichts mehr hilft, sucht man in der Humanmedizin. Aber auch da fand ich bisher keine Hilfe. Ich habe seit vielen Jahren eine *Nahrungsmittel-* und, was noch schlimmer ist, eine *Medikamentenintoleranz.* Was mir früher Linderung brachte, greift mich seit vielen Jahren an. In der Ernährung ist meine Palette so klein, daß ich oft nicht weiß, was ich kochen soll. Eine zu frühe Wiederholung ist auch unbekömmlich. Nun starte ich den letzten Versuch mit dem berühmten Saft. Wenn ich Erfolg habe, lasse ich es Sie wissen. Noch etwas Positives: Mein Mann hatte als junger Flieger im letzten Krieg eine *Diphtherie*. Es gab nur noch wenige Medikamente. Weil sich keine Besserung zeigte, empfahl ihm der Stabsarzt, mit dem eigenen Urin zu gurgeln. Mein Mann nahm diesen Rat an und wurde von seiner Diphtherie befreit.

Eine Hörerin aus Detmold, die gerne ungenannt sein möchte: Ich entschloß mich zum Schreiben, weil ich Ihr unerschöpfliches Thema »Urin« bereichern möchte. Während einer *Diphtherie-Epidemie* (1931 oder 1932) in Detmold erkrankte auch eine Mitschülerin, etwa 12 Jahre alt. Von den Ärzten aufgegeben (Antibiotika gab es ja noch nicht!) befolgte die verzweifelte Mutter den Rat einer Bäuerin und zwang das Kind zum Trinken des eigenen Urins. Nach 12

Stunden war das Kind »über den Berg« und gesundete bald.

Elfi T. aus Köln: Ich kann hier eine klare Erfahrung beisteuern: Als ich ca. 7 bis 10 Jahre alt war, war ich sehr schlimm an *Diphtherie* erkrankt und lag tagelang mit erschreckend hohem Fieber zu Bett, sodass die Kinderärztin völlig entnervt entschied, wenn das Fieber nicht in den nächsten 2 bis 3 Tagen heruntergeht, muß das Kind ins Krankenhaus. Meine Mutter wollte in keinem Falle, daß ich ins Krankenhaus muß, und entschied sich zu einem Besuch bei einem Homöopathen, der ihr riet, mir (das weiß ich jetzt nicht mehr, einmal oder mehrmals) eigenen Urin zu trinken zu geben. Diesen Urin trank ich verlängert mit Zitronensaft, um den Uringeschmack zu überdecken. Dies ist meiner Mutter natürlich nicht gelungen, ich jammerte, daß ich keinen Urin trinken wolle, aber meine Mutter bestand darauf und versicherte mir immer wieder, daran erinnere ich mich genau, daß es Zitronensaft sei, der vielleicht etwas komisch schmecke. Bereits nach dem ersten Tag sank das Fieber rapide, so daß die Kinderärztin völlig erstaunt war ob meiner Besserung. In meinem Beisein, daran erinnere ich mich auch noch, erzählte meine Mutter dann von der Eigenurinbehandlung.

Brunhilde S. aus Essen: Als Kind mußte ich bei *Angina* immer den eigenen Urin schlucken, der wurde mir als Tee gereicht. War es doch im Krieg für die Mutter das einzige helfende Medikament! Erst viel später habe ich es erfahren.

Dieter H. aus Bad Salzuflen: Ich erinnere mich genau an meine Kindheit, als meine Geschwister und ich in den Jahren von 1944 bis 1948 – in einer Zeit, wo Medikamente nicht immer zu bekommen waren – durch eine »Eigenurinbehandlung« unsere *chronischen Erkältungen* mit schweren *Halsinfektionen* überstanden haben.
Ich habe später mit meinen Eltern über diese Methode und

114

Durchführung ausführlich gesprochen. Durch den frühen Tod meines Bruders im Kindesalter (Stickhusten/Keuchhusten) haben meine Eltern in der »Eigenurinbehandlung« durch Gurgeln die letzte Möglichkeit gesehen. Die Erfolge waren verblüffend und nachhaltig wirkungsvoll.

Ein hochangesehener ehemaliger Bergmann aus Gelsenkirchen – namens »Onkel Wilhelm« (vollständiger Name bekannt) – war Anfang des Krieges in meine westlippische Heimat gezogen und hier als Heilpraktiker und Augendiagnostiker sehr bekannt. Durch seine initiierte »Eigenurinbehandlung« hat er vielen Menschen in den schweren Kriegsjahren und danach geholfen.

Viele Jahre später habe ich als einer der ersten Wehrpflichtigen mit US-Soldaten in der Nähe von Hammelburg ein besonderes Trainingsprogramm absolviert. Unter Punkt 3 einer 10-Punkte-Medizin-Hilfe wurde für bestimmte Situationen die »Eigenurinbehandlung« empfohlen. Das »Uringurgeln« und Einreiben am Oberkörper in »Gruppenstärke« vergesse ich nie. Angeblich wurde diese Selbsthilfe von Indianerstämmen übernommen. 1963 habe ich bei einer Reportage über deutsche Fremdenlegionäre während des Algerienkrieges festgestellt, daß auch bei dieser Truppe die »Eigenurinbehandlung« für Notsituationen bekannt war. Ich bin immer wieder verblüfft über die Heilerfolge, die dieser Methode zugeschrieben werden.

Horst S. Kaarst: Nach anfänglicher Verhaltenheit, den eigenen Urin zu verwenden, habe ich mich überwunden und bei meinen häufigen *Halsschmerzen* morgens mit dem ersten Urin gegurgelt. Ich bin extra nicht zum Arzt gegangen, um der Behandlung mit dem Urin eine volle Chance zu geben. Siehe da: Nach drei Tagen war die Entzündung gänzlich abgeklungen. Besonders im Urlaub hat sich diese Behandlungsmethode sehr erfolgreich bewährt, da dann keine Medikamente erforderlich sind. Meine Frau konnte sich bei einem *Juckreiz* (Katzenpilz) an der Hand in gleicher Weise helfen.

Mund

Ein Hörer aus Erftstadt, der gerne ungenannt sein möchte:
Ich überwinde Schreibfaulheit nur ungerne. Aber nachdem
ich – bevor mir der Weisheitszahn dann auch noch gezogen
werden mußte – meine nächtlichen *Zahnschmerzen* zwei
Wochen lang vorher so erfolgreich mit Eigenuringurgeln jeweils nach ca. einer viertel bis halben Stunde habe vertreiben
können, bin ich doch zu dieser Rückmeldung verpflichtet.
Nie wäre ich sonst auf so eine Idee gekommen. Und wenn
die Schmerzen nicht so unangenehm und meine Angst vor
dem Zahnarzt nicht so groß gewesen wäre, hätte ich meinen
Ekel sicher nicht so rasch überwunden. Vielen Dank.

Annette S. aus Geseke-Langeneicke: Ich hoffe, daß ich Ihrer
Bitte nach Beweisen über Selbstheilung mit Urin mit meinem
Bericht helfen kann. Eines Nachts begann meine kleine
Schwester Silvia zu schreien. Als wir sie ansahen, wußten
wir warum. Sie hatte einen dick geschwollenen Mund, alles
war voller Bläschen und Eiterstippen. Abwechselnd trugen
die Eltern das schreiende Kind auf dem Arm herum. Am anderen Morgen kam dann die Oma dazu. Sie nahm Silvias
naßgemachte Windel, damals gab es ja noch keine Pampers,
und rieb damit durch den Mund der Kleinen. Die schrie natürlich wie verrückt. Aber am Mittag sah die Schnute schon
sehr viel besser aus. Am anderen Morgen machte Oma das
noch einmal, und Silvias *Mundfäule* war weg.

Thekla S. aus Uedem: Schon meine Mutter hat in den Nach-
kriegsjahren meinem Bruder, der *Mundfäule* hatte, mit seinem eigenen Urin den Mund ausgepinselt. Alle ärztlichen
Versorgungen hatten nicht geholfen, aber mit Urin kam
schnelle Heilung.

Mechthild S. aus Erftstadt: Ich leide seit über 30 Jahren immer wieder an schmerzhaften *Aphthen* (Schleimhautentzün-
dungen) im Mund. Nun habe ich die letzten Male die Stellen

mit »uringetränkten« Wattestäbchen betupft, und nach zwei Tagen war der Spuk vorbei, während ich mich sonst eine Woche herumquälen mußte.

Haut

Eine Hörerin aus Köln, die gerne ungenannt sein möchte: Seit gestern denkt meine Tochter anders über ihr Pipi. Und das kam so: Zweimal war sie am Vortag auf ihr linkes Knie gefallen. Eine häßlich rotgrau entzündete *Schürfwunde* über die ganze Kniescheibe. Einmal vorher hatte ich sie schon bereden können, eine Wunde mit Pipi abzutupfen. Aber sie wußte noch: Es hatte gebrannt. Deshalb meinte sie auf den neuen Vorschlag: Gut, dann mach du es, wenn ich schlafe. Sie dachte wirklich allein daran, abends in einem Glas ihren Urin zu sammeln, und als sie schlief, tauchte ich einen Wattebausch hinein und beträufelte vorsichtig die Wunde. Es brannte offenbar dennoch, denn sie öffnete kurz die Augen. Am nächsten Morgen hat die ganze Familie gestaunt: kleiner als eine Briefmarke war eine dunkelbraun verkrustete Stelle, so wie eine alte Wunde, übriggeblieben. Der Rest, der Riesenplacken, von dem war nichts, aber auch nicht mal mehr eine Linie oder eine Verfärbung zu sehen. Ungläubig starrten wir das Knie an, so erstaunlich war das Ergebnis. Das ist auch der Grund, warum ich mir die Mühe mache und den ersten Leserbrief meines Lebens schreibe.

Iris B. aus Essen: Eine Erfolgsmeldung: Mein Mann litt seit geraumer Zeit an einer *Schuppenflechte* auf dem Kopf. Der sofort aufgesuchte Arzt verschrieb ihm einige Mittelchen, die aber weder Heilung noch Linderung verschafften. Nach langem Zögern entschloß sich mein Mann, seine Haare ganz kurz zu schneiden und sie jeden Morgen mit Urin zu waschen. Und siehe da, nach bereits einer Woche ließ der quälende Juckreiz erheblich nach. Alle 3 bis 4 Tage wusch er die Haare abends nur mit klarem, warmem Wasser ab und rieb sich die Kopfhaut gegen die starke Schuppenbildung mit

Babyöl ein. Nach ganzen drei Monaten hat er die Therapie probeweise abgesetzt, und bis jetzt (einen Monat später) hat er keine Schuppenflechte mehr. Gelobt sei der morgendliche Eigenurin.

Eine Hörerin aus Düsseldorf, die gerne ungenannt sein möchte: Selten kann ich mich erinnern, von einer Sendung so fasziniert gewesen zu sein, wie von der Urinsendung. Aber erst der Brief der Hörerin, die Ihnen trotz Widerwillens gegen den eigenen Körpersaft versprach, von ihrem Selbstversuch »Morgenurin als Gesichtswasser« zu berichten, gab den letzten Anstoß. Die Schilderung des CDU-Ratsherren, daß Urin immer schon als Fettlöser benutzt worden sei, trug dazu bei: Ich überwand meinen anfänglichen Ekel, dachte an die tolle Griechin in Ihrer Sendung, die berichtet hatte, daß Urin auf der Haut ausschließlich nach Heu röche (es stimmt!), und benutzte, wie Sie sagen, den »Morgen-Mittelstrahlurin« als Gesichtswasser. Und ganz recht – jetzt nach fast vier Wochen: Meine zahllosen *Mitesser* auf Nase und Kinn sind fast total eingeschmolzen. Ich habe eine Haut wie in den letzten 30 Jahren nicht mehr. Wirklich überzeugend. Nur traue ich mich nicht, es anderen Menschen einfach zu berichten. O Gott, wie sind wir uns fremd geworden. Einschließlich ich mir selber. Bitte sagen Sie es unbedingt Ihren Hörern weiter.

Renate R. aus Frechen: Ich habe Ihnen Abbitte zu leisten. Denn als ich zu Beginn der Sendung über deren Inhalt erfuhr, habe ich gedanklich gewettert: »Was soll der Quatsch?« Bildungslücke hoch 5 meinerseits! Am Ende der Sendung war ich betroffen über mein unqualifiziertes und voreiliges Urteil. Mich hat diese ganz besonders in Notzeiten, wo es kaum Medikamente gab, angewandte Therapie sehr nachdenklich gemacht. Warum soll eine Heilmethode, die bei Naturvölkern mit anderer Selbstverständlichkeit eingesetzt wird, nicht auch heute noch bei uns Gültigkeit haben, wenn man den »chemischen Keulen« der Pharma-Industrie ausweichen will? In die Startlöcher hat mich der Nachtrag von Frau Herb aus Bornheim gesetzt, der ich sehr dankbar dafür bin, daß sie Ihnen ihre Erfahrungen zum Vorlesen mitgeteilt hat. Ich werde Frau Herb eine Kopie dieses Briefes schicken. Als großartig empfinde ich es, daß sie ihre Anonymität doch gelüftet hat. Die von Frau Herb angewandte Methode »Wattebausch und Morgen-Mittelstrahlurin« habe ich schnurstracks auf mich angesetzt und bin, nachdem etliche Wochen vergangen sind, erstaunt darüber, wie prächtig sich meine Gesichtshaut verändert hat. Gute Durchblutung, *Pickel* sind weg, Hautporen werden kleiner. Ich mache weiter!

Bärbel S. aus Düsseldorf: In den ersten Monaten meiner Schwangerschaft begann ich im Gesicht zu blühen. Ich, die nie *Pickel* kannte, wurde allmählich zum »Streuselkuchen« – und mein Frauenarzt bedachte mich auf meine Klage hin nur mit dem lapidaren Satz: »Ach, das wird noch schlimmer.« – Nun gut, dachte ich, ich habe ja nichts zu verlieren, und probierte es mit Morgenurin. Wenn ich gegen Morgen aufwachte, um Wasser zu lassen, rieb ich mir den besonderen Saft ins Gesicht, ging wieder schlafen, um ihn 1 bis 2 Stunden später nach dem Aufstehen abzuwaschen. Siehe da, meine Pickel verschwanden – und der Frauenarzt, auf meine Erfahrung angesprochen, meinte, daß der Urin ja gerade in der Schwangerschaft wichtige »Stoffe« enthalte, die das durchaus ermöglichen könnten. Die Pickel kamen auch nach Unterlassen meiner Morgenkur nicht wieder, und ich kam pickelfrei durch die Schwangerschaft. Glücklich – daß ich Ihre Sendung gehört hatte.

Elvira B. aus Kamen: Seit der Urin-Sendung verwende ich also besagten Mittelstrahl als Gesichtswasser. Anfängliches Igitt war schnell überwunden, aber der Erfolg läßt immer noch auf sich warten. Vielleicht mache ich etwas falsch? Allerdings meine ich doch, meine Haut ist nicht mehr so großporig, die *Mitesser* sind weniger zahlreich, und *Pickel* tauchen nur noch sporadisch auf. Das überhaupt ist mir bei meinem Alter (33) eh unerklärlich. Nach Ihrer Sendung hatte ich natürlich auf einen blütenreinen, rosigen und faltenfreien Samtteint spekuliert, bei dem Einsatz! Immerhin kostenlos.

Monika L. aus Hiddenhausen: Mein Pflegevater litt in seiner Jugend ganz schrecklich unter *Akne.* Sein gesamtes Gesicht war überall voller Pickel und Pusteln. Nachdem die Mittel des Dorfarztes überhaupt nichts halfen, gab ihm die Hebamme den Rat, er solle sein Gesicht mit Morgenurin waschen, einige Minuten einziehen lassen und mit Klarwasser abspülen. Nachdem sich mein Pflegevater überwunden hatte und den Rat befolgte, war er nach einer Woche völlig von dieser schweren Akne befreit. Mein Ehemann konnte auf die gleiche Weise seine allergiebedingten Pickelchen im Brust- und Bauchbereich erfolgreich bekämpfen.
Bei an *Neurodermitis* erkrankten Säuglingen und Kleinkindern, die schwer darunter leiden, fiel mir auf, daß diese im Bereich der »nassen« Windel überhaupt keine Neurodermitis haben. Da muß doch ein Zusammenhang bestehen. Ich kann nur sagen: »Leute, traut euch, dieses Naturmittel zu benutzen!«

Ingrid L. aus Kerken: Meine kleine Tochter Charlotte hatte eine starke *Neurodermitis.* Sie hatte sich einen Streifen an Hals, Kniekehlen und Ellbogen fast blutig gekratzt. Die Behandlung mit Urin und anschließendes Auftragen einer lebertranhaltigen Salbe brachten Heilung, die offenen Stellen heilten zu. Ich hatte gerade erst Propolis entdeckt (von Bienen), das aber den Nachteil hat, daß es brennt, da es in alkoholhaltiger Lösung ist. Der Urin brennt nur manchmal ein bißchen, nimmt aber den Juckreiz.

Heinke-Gesa M. aus Dortmund: Ich habe schon immer *Neurodermitis* gehabt und bin von unzähligen Ärzten behandelt worden. Statt Medikamente benutze ich jetzt das alte Hausmittel »Eigenurin«. Morgens nehme ich etwas von dem ersten Urin und betupfe die erkrankten Stellen damit. Je nach »Hautzustand« brennt es mal mehr, mal weniger. Meistens lege ich mich noch fünf Minuten ins Bett und vermeide, mich zu bewegen, weil es sonst noch mehr brennt. Nach wiederholter Anwendung heilt meine Haut innerhalb von 10 Tagen total ab! Natürlich kommen noch andere Faktoren zur Heilung hinzu. Viel Streß, wenig Schlaf und ungesunde Ernährung beschleunigen nicht gerade die Heilung, sondern erschweren sie. Aber Urin ist eine gute Sache. Man läßt ihn den ganzen Tag auf der Haut. Nicht abwaschen! Es riecht nicht, man merkt es nicht, und der Kleidung schadet es auch nicht! Also, Cortison ist nicht nötig!

Eine Hörerin aus Bochum, die gerne ungenannt sein möchte: Bevor mich Ihre Hinweise zum Thema »Urin – ein ganz besonderer Saft« im Januar erreichten, war ich ziemlich verzweifelt. Trotz der Behandlung mit wechselweise stärkeren und schwächeren Cortison-Salben (ich hatte verschiedene Hautärzte konsultiert!) wurde meine *Neurodermitis* nicht erträglicher. Im Gegenteil: Die Haut an Armen und Beinen war wie Pergament, juckte entsetzlich und blutete heftig bei jedem Kratzer. Da ich wegen des Geruchs große Scheu vor einer Behandlung mit Urin hatte, begann ich zunächst damit, die Beine mit meinem Morgenurin einzureiben: Es brannte ein wenig. Der Juckreiz ließ bald nach. Über offenen Stellen bildeten sich Krusten. Meine Beine wurden heil und gleichzeitig auch meine Arme, obgleich ich sie nur wenige Male behandelt hatte. Seit Mitte Mai juckt es wieder unterhalb eines Fußknöchels, in den Kniekehlen und Armbeugen. Ich wende wieder Morgenurin an und halte bis jetzt die Erkrankung in Grenzen. Ihnen sei Dank! Ein Problem habe ich allerdings: Seit dem Monat Juni brennt meine Gesichtshaut, und zwar besonders die Augenlider und die Augenbindehaut. Ich hoffe, daß ich mich bald dazu überwinden kann, den »ganz besonderen Saft« auch »oberhalb der Halskrause« anzuwenden.

Barbara J. aus Dortmund: Eigenurin nimmt auf Anhieb den schrecklichen Juckreiz bei *Neurodermitis*. Ich habe es sofort ausprobiert, nachdem mir von Ihrer Sendung berichtet wurde.

Elisabeth N. aus Hattingen: Ich habe ca. 7 Jahre an einer *Neurodermitis* in beiden äußeren Gehörgängen gelitten, die sehr quälend war. Außer ständigen Cortisongaben in einer Salbe gab es keine Hilfe. Als ich im Radio von der Therapie mit Eigenurin erfuhr, wandte ich sie an. Erfolg: nach zwei Tagen Besserung, nach fünf Tagen Heilung. Jetzt bin ich schon zwei Jahre beschwerdefrei.

Renate K. aus Hilden: Zum Thema *Nagelpilz* möchte ich von einer relativ jungen Erfahrung berichten. Vor zwei Jahren hatte sich der Nagel eines Zehs fast völlig abgelöst. Der Hautarzt wollte den Nagel auf- bzw. ablösen, es sei die einzige Chance, den Pilz loszuwerden. Ich habe 4 Wochen lang den Zeh mit einem im Eigenurin getränkten Wattebausch eingebunden über Nacht. Der Nagel ist in jungfräulicher Schönheit angewachsen und bis heute intakt.

Emmi B. aus Vlotho: Der Hausarzt wollte den *Nagel* abnehmen. Doch Ihre Zusendung der praktischen Hinweise hat mich darin bestärkt, einen sehr *entzündeten Zehnagel* täglich mit Eigenurin und mit einem Kernseifenfußbad zu behandeln. Nach ca. 4 Wochen war alles abgeheilt, und ich bin sehr glücklich darüber.

Eine Hörerin aus Würselen, die gerne ungenannt sein möchte: Ich möchte Ihnen meine eigene – sehr positive – Erfahrung mit der Urinbehandlung mitteilen. Nachdem ich rund zehn Jahre, ohne Erfolg, von Fachärzten wegen eines *Ekzems* an der Hand behandelt wurde, ist dieses nach meinen Anwendungen mit Eigenurin innerhalb von neun Wochen total verschwunden.

Helga S. aus Lindlar: Ich hatte mich in den Finger geschnitten, aber gründlich. Da ich an einer Kasse arbeite, machte ich mir aus Angst vor Infektionen immer neue Pflaster auf die *Wunde.* Natürlich auch nachts, denn ich hatte panische Angst, mich an dem Finger zu stoßen. Das Ganze dauerte einige Wochen. Mittlerweile hatte sich ein *Ekzem* gebildet. Salben wollte ich keine nehmen, da hörte ich von Ihrer Sendung. Das Ekzem wurde nicht besser, und nach einer Woche heftigen innerlichen Sträubens habe ich mich endlich überwunden und den Finger unter den besonderen Saft gehalten. Es brannte teuflisch, aber ich brauchte das Ganze nur 3 Tage jeweils dreimal durchzuhalten, und das Ekzem verschwand ohne weitere Behandlung.

Anton R. aus Recklinghausen: Meine (Kindheits-)Erfahrung: ein großflächiges *Ekzem* an der Hand (rundum ein pickliger Bratzen) verschwand sofort, als meine Mutter mir riet, die Hand in den Urinstrahl zu halten. Ein Versuch – sofortiger Erfolg. Kein anderer erfuhr von dieser Pinkelei ... Erst durch Ihre Beiträge habe ich mich erinnert!

Hannelore S. aus Düsseldorf: Seit Jahren springen meine *Hände* im Winter auf der Handfläche auf. Es hilft nicht die beste Creme! 2 Tage lang zweimal täglich die Hände mit Urin einreiben, trocknen lassen. So spät wie möglich spülen, und die Hände sind (lange Zeit) seidenweich und glatt.

Peter N. aus Eitorf: Auch ich habe ein Urin-Rezept. Wenn wir als Kinder »*Frostentzündungen*« an den Füßen hatten – Boots gab es im Krieg nicht –, mußten wir abends mit Urinumschlägen an den Füßen ins Bett. Nach drei bis fünf Minuten waren die Füße in Ordnung.

Ein Hörer aus Wuppertal, der gerne ungenannt sein möchte: Wenn wir als Kinder im Winter mit *Frostbeulen* an den Füßen nach Hause kamen, holte mein Vater für jeden von uns einen Eimer mit Schnee herein. Jeder mußte dann in seinen

Eimer pinkeln und dann die Füße hereinstellen. Wichtig war, daß jeder in seinem eigenen Urin die Füße badete. Daran erinnerte ich mich während des Rußlandfeldzuges, als ich Erfrierungen an den Füßen hatte. Ich glaube, daß ich durch diese Prozedur meine Füße gesund erhalten konnte.

Dr. med. Regina D. aus Bochum: Während des Krieges hatte ich mir *Erfrierungen* an beiden Füßen zugezogen. Die Frostbeulen plagten mich erheblich während meines ersten Semesters 1946/1947 in Rostock, in einem Winter, der unerhört kalt war, so daß die Universitäten schließen mußten. Ich war so unglücklich und konnte kaum schlafen wegen des fürchterlichen Juckreizes in beiden Füßen. Da empfahl mir eine sehr distinguierte alte Dame, die Füße in eben gelassenem, noch warmem Urin zu baden. Das habe ich befolgt und war sofort und für immer die lästigen Beschwerden los! Dieses Rezept habe ich später in meiner Allgemeinpraxis mit Erfolg weiterempfohlen.

Holger G. aus Solingen: Seit meiner Kindheit, etwa mit 4 bis 5 Jahren, litt ich bis zum 18. oder 19. Lebensjahr unter stark juckenden und schmerzenden *Frostbeulen* an den Füßen. Das begann schon im Oktober/November, sobald es kälter wurde, auch ohne Minustemperaturen. Während der Schulzeit hatte ich einen Winter sogar offene Fersen. Mein Vater, damals als Sanitäter an der Front, brachte mir, wenn er auf Urlaub kam, immer Salben mit, die aber kaum halfen. Zu Hause wurden alle möglichen Hilfsmittel ausprobiert, zum Beispiel: Abgekochte-Eichenrinde-Fußbäder, Schweinsgalle, Schneeabreibungen, Petroleumwickel und so weiter. Nichts hat geholfen. Eines Tages riet mir eine alte Großtante: »Versuche es einmal mit deinem eigenen, aber noch warmen Urin«, und siehe da, sobald die ersten juckenden roten Flecken sich zeigten, habe ich den Rat befolgt, und es hat geholfen. Nach etwa 14 Tagen bis 3 Wochen kamen die Frostbeulen dann wieder, die Abstände wurden dann immer größer, und mit einem Mal hatte ich dann keine Probleme mehr. Bin inzwischen schon 58 Jahre alt. Keine Frostbeulen mehr.

Marianne P. aus Bielefeld: Ich wurde 1948 in Berlin geboren. Geld war äußerst knapp in den fünfziger Jahren, und wie viele Kinder hatte auch ich über die Wintermonate nur ein Paar Handschuhe, und die sollten pfleglich behandelt werden. Das hieß, zum Spielen draußen (Schneeballschlacht, Schneemannbauen, Schlittenfahren etc.) wurden sie nicht angezogen. Wegen nasser, kalter *Hände* brach man das Spiel andererseits aber auch nicht ab. Das hatte zur Folge, daß abends die »Pfoten« aufgesprungen und höchst empfindlich waren. Einmal war es so schlimm, daß der Handrücken nur noch aus blutigen Rissen bestand, und ich weinte, das Händewaschen und Greifen waren eine Qual. Von meinem Vater kam, sehr bestimmt, eine Anordnung: Ich, damals 5 oder 6 Jahre alt, sollte in einen Nachttopf pinkeln. Das fand ich unerhört, war mir peinlich. Aber es kam noch schlimmer. Mit meinem Urin sollte ich meine Hände einreiben! Unter Tränen versuchte ich, gegen diese Prozedur zu protestieren. Daraufhin erzählte mir mein Vater vom Krieg und von den Soldaten, die das vor langer Zeit auch getan hätten. Ich ergab mich also in mein Schicksal. Fürchterlich gebrannt hat's, und ich heulte erneut los. Auf das Deckbett kam ein altes Handtuch, und ich mußte die feuchten, nach Urin riechenden Hände darauflegen und sollte so einschlafen. Wie widerlich war mir das! Am nächsten Morgen aber waren meine Hände wunderbar weich und glatt.

Erika G. aus Köln: Schon nach Ihrer ersten Sendung vor 2 oder 3 Jahren zum Thema »Ein ganz besonderer Saft« wollte ich Ihnen meine Heilerfolge vermitteln, ließ es dann aber aus Schamgefühl. Aber da in Ihren Sendungen zu diesem selben Thema immer wieder noch Briefe mit Erfahrungen und verblüffenden Erfolgen zu hören sind, will ich Ihnen meine Heilerfolge nun doch nicht vorenthalten.
Also: Als Kind (und ich stehe kurz vor meinem Achtzigsten)

hatte ich diese schmerzenden *Frostbeulen* an Zehen und Fingern, und meine Mutter – nun wieder von ihrer Mutter im Gedächtnis – machte nun folgendes. Ich mußte abends vor dem Zubettgehen die besagten Gliedmaßen in meinem noch warmen, eigenen Saft baden, und über Nacht wurden sie mit Mullbinden verbunden. Ich sträubte mich jeden Abend – vergebens –, aber es half. Nach kurzer Zeit, Sie werden's nicht glauben, liebe Frau Thomas, ließen die Schmerzen nach, blieben ganz weg bis zum heutigen Tag. Das gleiche Rezept wandte ich viele Jahre später bei den angefrorenen, fast doppelt so groß geschwollenen Ohren meines kleinen Sohnes an. Die altbewährte Heilmethode half auch ihm mit Erfolg.

Eine Hörerin aus Herne, die gerne ungenannt sein möchte: Obwohl ich erst 44 Jahre bin, habe ich schon *Altersflecken* auf den Händen. Das fuchste mich schon lange. Nach den Urinbriefen habe ich mich daran gemacht, den Flecken zu Leibe zu rücken. Ich war sehr enttäuscht, daß meine Hände zwar glatter und weicher wurden, die Flecken aber blieben. Irgendwann fiel dann mal eine Äußerung, daß Naturheilmittel manchmal eben viel länger brauchen. So, und nun, nach einem halben Jahr, sind die Flecken tatsächlich – bis auf den größten und hartnäckigsten – weg. Ich bin begeistert.

Elisabeth und Gerd v. E. aus Wuppertal: In nachhaltiger Erinnerung ist uns die Sendung aus dem Vorjahr geblieben, die sich mit der heilenden Wirkung des Urins befaßte. Im »Selbstversuch« haben wir renitente *Hautflecken* zum Verschwinden gebracht.

Eine Hörerin aus Dinslaken, die gerne ungenannt sein möchte: Es ist wie ein Wunder. Viele Wochen quälte ich mich mit *aufgerissenen Fußsohlen* herum. Die Hautärztin verschrieb mir verschiedene Salben. Morgens nach dem ersten Schritt hatte ich wieder große Schmerzen. Nichts half. Da fiel mir Ihre Sendung über den besonderen Saft ein.

Abends »badete« ich meine Füße darin. Und siehe da, schon nach dem ersten Bad hatte ich beim Gehen keine Schmerzen mehr. Nun ist das bis heute, nach 14 Tagen, noch immer so. Ich kann wieder gut laufen.

Eine Hörerin, die gerne ungenannt sein möchte: Zum Thema Urin fällt mir eine Situation ein, die mich mein Leben lang begleitet hat. Als siebenjähriges Mädchen – Stadtkind – kam ich zur Kinderlandverschickung. Während ich durch die Wälder stöberte, geriet ich in Brombeergestrüpp. In meiner Angst und meinem Schmerz lief ich immer weiter und *zerkratzte* mir ganz erbärmlich die nackten *Beine.* Eine Oma, welche in der Nähe war, eilte hinzu und forderte mich auf, das Höschen auszuziehen und in ihre Hände Pipi zu machen. Vor lauter Schmerz habe ich es dann auch geschafft. Sie rieb damit meine ganzen Beine ab, und siehe da, der Schmerz ließ nach, und es heilte alles sehr schnell ab.

Eine Hörerin, die gerne ungenannt sein möchte: Als junges Mädchen nahm ich mit einer Freundin Reitstunden. Unser Lehrer war ein zäher alter Haudegen aus dem deutschen Osten, für den Zimperlichkeit keinen Platz in der Reiterei hatte. So ließ er uns gleich in der zweiten oder dritten Unterrichtsstunde so lange traben, bis uns im wahrsten Sinne des Wortes die Reithose am Hintern klebte. Das heißt, wir hatten uns einen »*Wolf*« geritten. Sitzfläche und Innenseite der Oberschenkel waren blutverkrustet und schmerzten bei jedem Schritt. Als wir steifbeinig durch den Pferdestall schlichen und nicht gewillt waren, uns auf einen Stuhl, geschweige denn auf einen Pferderücken zu setzen, grinste unser Reitlehrer verwegen und meinte vor versammelter Mannschaft: »Da hilft nur eines, Kinder, draufpinkeln – das wußten schon die preußischen Rittmeister.« Peinlich berührt – das Ganze ist immerhin schon über 30 Jahre her – nahmen wir diesen Rat zunächst nicht an. Aber als sich nach 2 Tagen die Wundflächen entzündeten und näßten, tupfte ich doch abends vorsichtig Urin drauf. Es brannte höllisch – aber tatsächlich, bereits am nächsten Morgen waren die Wunden trocken, verschorften nach weiterer Behandlung, und es dauerte nur ein paar Tage, bis alles abgeheilt war. Bei meiner Freundin, die sich weigerte, die »Sauerei« mitzumachen, dauerte der Heilungsprozeß erheblich länger. Seitdem weiß ich, daß Urin wirklich ein ganz besonderer Saft ist!

Eine Hörerin, die gerne ungenannt sein möchte: Etwa vor vier Monaten bekam ich aufgrund einer Venenschwäche ein sogenanntes *Offenes Bein.* Mein Hausarzt verschrieb mir eine jodhaltige Salbe, da sich die Stelle bereits entzündet hatte. Als nach ca. sechs Wochen noch keine sichtbare Besserung auftrat, probierte ich ein altes Hausmittel. Ich betupfte die offene und entzündete Stelle morgens und abends mit meinem eigenen Urin. Nach kurzer Zeit war die Wunde zugeheilt. Da die Wunde jedoch noch schmerzte, ging ich erneut zum Arzt. Dieser öffnete die zugeheilte Wunde mit der Begründung, die Entzündung (Eiter) müsse erst raus. Also begann ich wieder mit neuen Tinkturen und Salben herumzudoktern. Ohne Erfolg. Ich erzählte dann einem Stellvertreter meines Hausarztes von meinem anfänglichen Erfolg durch die Eigenurinbehandlung. Er ließ daraufhin meinen Urin im Labor untersuchen und sagte, dieser sei ohne Befund. Ich solle doch die Therapie wieder aufnehmen, aber bitte meinem Hausarzt nicht erzählen, daß er mir dazu geraten habe. Innerhalb kürzester Zeit war die Stelle wieder zu. Inzwischen (drei Wochen später) löst sich bereits die Verkrustung, und darunter bildet sich gesunde Haut.

Hans Joachim J. aus Hagen: Ich erinnere mich, daß die neue Lederhose in meiner Kindheit (1946 bis 1950) die Oberschenkel innen im Bereich der Steppnaht *wundscheuerte.* Das wurde von meiner Mutter, Jahrgang 1902, mit meinem Morgenurin behandelt. Erfolgreich.

Hans Jörg K. aus Düsseldorf: Bereits seit Kindertagen ist mir die heilende Wirkung von Urin bei *Sportverletzungen* bekannt: Vor allem beim Geräteturnen an Ringen, dem Barren oder dem Kletterseil wurden die Handinnenflächen trotz Einreiben mit Magnesium überstrapaziert – oft blieben gar ganze Hautschichten auf der Strecke, wenn wir zu schnell die Hanfseile runterrutschten. Unser Sportlehrer riet uns, um Anfeindungen von Eltern und Kollegen zu entgehen, höchst vertraulich, die abgeschabten Hände mit unserem eigenen Urin einzureiben. Die nach erstem Brennen rasch einsetzende Schmerzlinderung und die rasche Heilung über Nacht machten uns fit für den Wettkampf am nächsten Tag.

Doris V. aus Kevelaer-Kervenheim: Zuallererst: Ich habe (hatte) *Fußpilz* – nur, wenn ich im Urlaub nach Italien fuhr (Ischia/Sizilien), hatte ich keine Probleme. Das endgültige »Aha-Erlebnis« hatte ich auf Sizilien; dort sind die Liparischen Inseln mit ihren Schwefelquellen. Es ging mir glänzend. Zu Hause grübelte ich: Wie mach ich es hier zu Hause? Dann hörte ich zufällig Ihre Sendung, und da fiel mir auf, daß Urin ja auch nach meinem Wissen schwefelhaltig ist. Nun war kein Halten mehr. Ich badete jeden Tag einmal – wenn ich Zeit hatte, auch zweimal – meine Füße in Urin (eigenem). Meine Füße wurden mein Schmuckstück. Der Pilz ging weg, der Fußgeruch (penetrant) ging weg, die schuppige Hornhaut ging weg … Wenn wir lange reisen, dann bekomme ich immer so dicke *Ringe unter den Augen*, oder wenn ich mal lange in die Nacht gefeiert habe (ein Altersproblem). Nun kein Problem – eine Morgenwaschung, und sie sind weg …

Warzen habe ich auch damit behandelt. Im Gesicht hatte ich so eine kleine, direkt am Auge, und auf den Händen habe ich Streuwarzen. Die am Auge ging nach einer Woche weg, und die an den Händen sind auch soweit weg, bis auf einige Reste …

Ich wurde operiert. Als ich an die *Wunde* (Schnitt) rankonnte, wurde auch diese von mir behandelt, und der Doktor sagte: »Wunderschön verheilter Schnitt.«

Meine *Hände*, wenn sie von der Arbeit im Garten oder der Fabrik schmutzig sind – eine Waschung, und sie sind sauber. Und auch meine *Zähne*, zwar mit noch einigem Ekel, ab und zu gurgele ich, damit der *Zahnstein* weggeht und auch *Zahnentzündungen* ...

Im Sommer der *Sonnenbrand*. Keine Sorge, die Medizin hat man ja dabei. *Bienenstiche, Brennesseln, Quallen, Brandwunden* von Herd und Kerzen – Urin hilft sofort, das ist das Erstaunlichste daran. Anfang des Jahres war ich in Kur im Schwarzwald, und auch dort habe ich für diesen Saft geworben und geprahlt. Mein *Hautekzem* habe ich auch damit besiegt.

Wenn meine Haare ausfielen, würde ich es auch da versuchen. Also, ich versuche sogar in dieser Sache ein Missionar zu sein.

Barbara H. aus Bonn: Nach anfänglicher Scheu habe ich begonnen, mein Gesicht morgendlich mit Urin zu waschen. Die Haut fühlt sich danach viel weicher an, sehr angenehm. Grund dieses Briefes ist allerdings ein viel erstaunlicheres Geschehen. Vor Jahren hatte ich an den Fingern einen *Pilz*, der oft ohne Erfolg ausgekratzt wurde, schließlich durch Bestrahlung (lange jeden Morgen in die Uni-Klinik!) endlich verschwand. Vor kurzem nun trat der Pilz wieder auf. Ich hatte keine Lust, mich wieder so einer Behandlung zu unterziehen und beschloß: Selbstheilung! Hab also jeden Morgen über meine Hände gepinkelt. Schon nach einer Woche war ein Teil des Pilzes weg; nach einer weiteren Woche hatte sich der größte Teil des Pilzes abgelöst. Faszinierend! Mittlerweile ist es noch keinen ganzen Monat her, daß ich die Behandlung anfing. Erfreulicherweise sind nur noch winzige hartnäckige Stellen zu erahnen, aber die schaff ich auch noch!

Ich bin ganz begeistert, mit welch einfachen Mitteln und ohne Zeitaufwand ich ganz alleine – und dazu noch erfolgreich! – den Pilz gelöst habe. Wow! Ich möchte gerne noch viel mehr Wissen sammeln. Mehr Bezug zum eigenen Körper! Vielen Dank für Ihre Sendung – weiter so!

Hannelore P. aus Leverkusen: Als Dreizehnjährige habe ich auf allen zehn Fingerkuppen ganz abscheuliche *Warzen* gehabt. Alle Salben und Cremes halfen nichts. Selbst Löwenzahnmilch, die man mir riet draufzuschmieren, tat keine Wirkung. In meiner Verzweiflung (schließlich war ich Teenager und ziemlich eitel) ging ich zum Arzt. Der riet mir, jeden Morgen die Finger im ersten Urin zu baden. Das tat ich dann auch, und schon nach 14 Tagen waren alle Warzen verschwunden. Knapp zehn Jahre später bekam meine fast fünfjährige Tochter eine dicke Warze unter dem Fuß. Da sie Beschwerden beim Laufen hatte, ging ich mit ihr zum Arzt. Der sah sich das an und meinte, man müsse die Warze operativ entfernen. Er gab mir einen Termin für eine Woche später. Mir war natürlich klar, daß die Kleine dann mindestens ein paar Tage hätte das Bein hochlegen müssen, aber solch ein Wirbelwind stilliegen? Ich besann mich auf die Methode, die ich zehn Jahre zuvor angewandt hatte, und badete den Fuß jeden Morgen im ersten Urin. Das gab natürlich zuerst Protestgeschrei, aber nach gutem Zureden klappte es schließlich. Nach fünf Tagen war die Warze weg. Ich rief in der Praxis an und sagte den Termin ab. Seine Reaktion auf die Erklärung mit der »Urinbehandlung«: Er legte einfach auf! Meine Tochter ist inzwischen 22 Jahre. Die Warze ist nie wiedergekommen.

Cordula P. aus Köln: Erst letzten September, als ich mit meinem Freund Urlaub machte und er auf mein Anraten hin eine entstehende *Warze* nach zwei Tagen durch Morgenurin hat beseitigen können, probierte ich es selber auch an einer riesigen Warze, die ich am Oberschenkel hatte. Es war unglaublich zu sehen, wie sie sich von Tag zu Tag mehr in die Haut zurückzog und nach zwei Wochen komplett verschwunden war. Sie hat übrigens nicht die kleinste Spur hinterlassen, wie es womöglich beim Wegschneiden passiert wäre.

Seitdem benutze ich den Urin als eine Art *Gesichtswasser* mit gutem Erfolg. Meine Mutter ist schon lange auf dem Urin-Heil-Trip. Sie hat damit unter anderem einen *Fußpilz* unter einem Zehnagel kuriert, an dem Ärzte aufgrund des abdeckenden Nagels mit schulmedizinischen Mitteln gescheitert waren.

Mein Hausarzt, der homöopathisch arbeitet, erzählte mir fernerhin, daß Morgenurin bei ca. 80 Prozent aller Fälle von morgendlicher *Schwangerschaftsübelkeit* gut helfen würde. Er wird dafür wohl aufgekocht, und ein Mittel wird zugesetzt, das dem Urin die Bitterstoffe entzieht und ihn somit zum Trinken geeigneter macht. Und bei all den heilenden Eigenschaften ist das »Mittel« Urin so überaus praktisch, weil jeder es immer dabei hat.

Eine Hörerin aus Bornheim, die gerne ungenannt sein möchte: Es kommt ja etwas verspätet, aber ich muß Ihnen sagen, daß Ihre Sendung über den »besonderen Saft« einfach umwerfend war! Mein Sohn hatte nämlich eine *Warze* zwischen den Pobacken. Ich gab ihm nun den Rat, den Urin zu nehmen – und siehe da: Nach 14 Tagen war die Warze weg! Ist das nicht toll?

Simone W. aus Köln: Im Spätsommer 1990 bekam ich flache *Warzen* im Gesicht, die sich immer mehr ausbreiteten. Vom Hausarzt bekam ich eine Vitamin-A-Säure-Salbe, die eine Schälung der Haut und damit Ablösung der Warzen bewirken sollte. Fortan hatte ich ständig ein hochrotes Gesicht, abgelöste Haut rieselte vom Gesicht, und meine Augen tränten durch die scharfe Salbe, doch die Warzen blieben und vermehrten sich. Daraufhin wurde zweimal eine Kürettierung durchgeführt, das heißt, die Warzen wurden mit einem kleinen, scharfen Löffel abgeschabt. Nach den Behandlungen sah ich jeweils aus, als sei ich mit dem Gesicht über den Asphalt gerutscht. Die Warzen kehrten jedesmal wieder zurück. Das Ganze zog sich über Wochen hin und belastete mich psychisch sehr stark. Ich zog verschiedene medizinische Fachbücher zu Rate und wurde nur noch deprimierter: Eine sichere Heilmethode gab es nicht, es konnte Jahre dauern, bis die Warzen wieder verschwanden.

In dieser Situation hörte ich immer wieder Hörerreaktionen auf die »Hallo-Ü-Wagen«-Sendung »Urin – ein ganz besonderer Saft«. Schließlich hatte ich einmal Glück: Eine Frau beschrieb in ihrer Zuschrift, wie sie den besonderen Saft angewendet hatte. Zwar ekelte ich mich vor der Prozedur, doch ich wußte mir anders nicht mehr zu helfen und betupfte also die betroffenen Stellen in meinem Gesicht mit Morgenurin. Das Ergebnis: Innerhalb von 4 bis 5 Tagen waren die Warzen alle verschwunden und sind bis heute nicht wieder aufgetreten.

Frau Ingeborg K. aus Hameln: Vor einiger Zeit hatte ich am Fuß zwischen Nagel und Nagelbett ein *Hühnerauge*. Schmerzhaft und unangenehm. Ich behandelte es erfolgreich mit einer dementsprechenden Flüssigkeit. Aber die Freude war kurz. Wieder meldete sich die Stelle mit Druckempfindlichkeit. Aber diesmal war von außen nichts zu sehen, die Schwellung entwickelte sich von innen. Die Schmerzen nahmen zu, ich versuchte mich mit dem Gedanken eines Eingriffs vertraut zu machen. Aber plötzlich, wie der Blitz aus heiterem Himmel, fiel mir Ihre »Saft«-Sendung ein. Gedacht – getan. Dreimal am Tage Watte mit Urin zwischen Nagel und Nagelbett. In verhältnismäßig kurzer Zeit ließ der Schmerz nach, und heute habe ich wieder einen wunderschönen schlanken Zeh!

Ein Hörer aus Winterberg, der gerne ungenannt sein möchte: Von meinem Opa hatte ich das mit dem Urin ja schon gehört. Als ich nun einen schlimmen *Splitter* in der Hand hatte, habe ich es probiert: Eine halbe Stunde in der Urin-Tasse gebadet. Dann mit urin-desinfizierter Nadel Splitter raus. Am nächsten Tag: Wunde schon wieder zu!

Eine Hörerin aus Essen, die gern ungenannt sein möchte:
Seit vielen Jahren leide ich an *Herpes* (Bläschen, die in unregelmäßigen Abständen und mehr oder weniger stark an den Lippen auftreten). Deshalb befindet sich stets eine entsprechende Salbe in meiner Reiseapotheke. Mein Mann und ich verbrachten im April einen dreiwöchigen Urlaub an der türkischen Riviera. Schon nach einigen Tagen traten die Bläschen auf, und trotz der Behandlung mit der Salbe schwollen Ober- und Unterlippe auch innen derart an, daß ich nicht mehr aus meiner Tasse trinken und nur noch mit Mühe essen konnte. In meiner Not fiel mir plötzlich Ihre Sendung ein und daß damals viele Leute über Erfolg mit Urin berichteten. Ich begann sofort mit der Behandlung, und nach zwei Tagen stellte mein Mann fest, daß die Schwellung enorm zurückgegangen war. In wenigen Tagen waren beide Lippen wieder gesund. Von dieser Behandlung erzählte ich meinem Mann erst nach dem Erfolg.

Heidemarie G. aus Düsseldorf: Auch ich habe mich mit meinem eigenen Urin geheilt. Ich bekam ganz plötzlich so eine Art *Gürtelrose*. Nach dem Tragen einer neuen Jeans war meine linke Seite voller roter Flecken. Keine Salbe half, und da ich die Leserbriefe hörte, überwand ich mich und behandelte mich dreimal damit. Nach kurzer Zeit war nichts mehr zu sehen.

Anni L. aus Wesseling: Sommer 1990 – Urlaub – Badeanstalt – an beiden Füßen starke *Rötung* zwischen den Zehen mit unerträglichem *Juckreiz* – kein Puder half und auch keine Cremes – zu Hause mit erstem Urin vom Tag (!) die gespreizten Zehen übergossen und trocknen lassen – an den zwei folgenden Tagen wiederholt und weg – bis heute beschwerdefrei – allerdings auch schwimmbadfrei!

Christa B. aus Pulheim: Als kleinen Dank für die Heilung meines *Hautleidens* möchte ich Ihnen meine Erfahrungen mit der Eigenurinbehandlung mitteilen. Seit Beginn des sonnigen Wetters plagte mich an den Armen ein stark juckender *Hautausschlag.* Nachdem ich mich in einer Nacht fast blutig gekratzt hatte, fiel mir in meiner Verzweiflung die Urinbehandlung ein. Am nächsten Morgen probierte ich die Sache aus, mit folgendem Erfolg: Der Juckreiz war sofort verschwunden und die Pöckchen nach ca. drei Tagen; und das bei gleichen Wetterbedingungen. Nachdem ich mich im vorigen Jahr wochenlang plagte, können Sie sich sicher vorstellen, wie froh ich war, so schnell von dem Übel befreit zu sein. Ebenfalls gute Erfahrungen machte ich mit einem undefinierbaren *Juckreiz am Fuß.*

Irene L. aus Köln: Zunächst muß ich Ihnen sagen, daß ich für diese Sendung ganz besonders dankbar bin. Vor ca. 5 Jahren ein wahnsinniger *Juckreiz am Ohr.* Hautarzt verschreibt kortisonhaltige Salbe. Drei Tage Salbe – kein Jukken, drei Tage keine Salbe – das Jucken fängt wieder an. Nach Ihrer Sendung: Ich habe morgens nach dem ersten Strahl über ein Wattestäbchen gepinkelt und dann mein Ohr ausgepinselt. Es konnte kommen, was wollte, schlimmer konnte es nicht mehr werden. Drei Wochen lang habe ich das gemacht, und heute, ca. 8 Wochen später, habe ich keinen Rückschlag. Ich traue mich nur nicht, das meinem Arzt zu sagen, der würde mich wahrscheinlich für verrückt halten. Liebe Frau Thomas, ich danke Ihnen und den übrigen Initiatoren der Sendung.

Hannelore P. aus Velden-Kranzlhofen (Kärnten): Achtzehn Jahre lang bekam ich ein- bis zweimal im Jahr einen »Anfall« von Eresipel (Rotlauf) am linken Bein, beginnend mit kurzem, heftigen Fieberstoß, anschließend starker Rötung der von Streptokokken befallenen Hautstellen, die immer mehr oder weniger langsam abklangen. Bettruhe war nötig, damit die Erreger nicht über die Blutgefäße in andere Körperregionen bzw. -organe transportiert wurden. Als ich Anfang September 1988 wieder das typische Fieber in mir hochkriechen spürte, griff ich »todesmutig« zu einem Drink

Eigenurin – ich hatte Ihre Sendung kurz vorher gehört –, und nach mehr als zwanzig solcher Anfälle war schon alles Wurst. Das Fieber stieg auf über vierzig Grad, die Rötung war sehr stark und drei Tage unverändert (die damit verbundenen Schmerzen auch). Dann klang die Geschichte langsam ab, und seitdem (!) bin ich von weiteren Attacken verschont geblieben. Das ist nun fast vier Jahre her. Was Allopathie und Homöopathie nicht schaffen – der »ganz besondere Saft« hat's fertiggebracht! Seit einem Hörerbrief von Ihnen nehme ich – gleich diesen indischen Weisen oder Fürsten – jeden Morgen einen »Drink« vom »Ersten« zu mir. Alle Welt bewundert mein blendendes Aussehen, auch fühle ich mich organisch wohl. Kleine Wunden und Infekte am Hals behandele ich auch mit Erfolg mit Urin – diesem weiß Gott »ganz besonderen Saft«!

Ein Hörer, der gern ungenannt sein möchte: 1957 war ich erstmals in Jugoslawien zum Badeurlaub. Daß es *Seeigel* gibt, wußte ich, allerdings wußte ich nicht, wie das Gefühl ist, wenn man in diese mit beiden Füßen hineingetreten ist. Ein junger Mann aus Bayern, dem dasselbe passierte, ging die Sache bei sich selbst heldenhaft an. Da sehr viele junge Damen zuschauten, versuchte er, die Stacheln mit einem Messer herauszuschneiden/-bohren/-pulen. Resultat: Füße entzündet, Gehen nicht mehr möglich, Resturlaub liegend, bis zum Rücktransport. Ein älterer Kroate sagte sofort: »Geh nicht mit dem Messer daran, besorge dir ein Gefäß, pinkle hinein und stelle die Füße hinein.« Nach drei bis vier Tagen hatten sich die Seeigelstacheln entschlossen, meine Füße freiwillig zu verlassen. Keine weiteren Schmerzen, Belastung möglich, Urlaub war spitze! So einfach geht das.

Bernd M. aus Hannover: Im Jahr 1974 verletzte sich meine Freundin am Knie an einem *Seeigel*. Nachdem wir die vielen Stacheln aus dem »Kniefleisch« gezogen hatten, rieb sich meine Freundin die verletzte Stelle mit Urin ein. Erstens hatte sie keinen Brennschmerz, und zweitens entzündete sich das Knie nicht. Den Heilungstip gab uns ein Grieche.

Eva K. aus Kamp-Lintfort: Mein Vater ist im Mai 1945 in ein tschechisches KZ gebracht worden. Als die Wachen wußten, daß mein Vater bildhauerisch tätig war, ließen sie an ihm die Rachlust aus. Er mußte seine *Finger* in ein Stück Eisenbahnschiene legen, und die Wächter zerschlugen ihm dann mit Knüppeln die Finger. Ohne hygienische und medizinische Hilfsmittel rettete mein Vater die Hände nur dadurch, daß er viel Wasser trank und ständig immer auf seine *Wunden* pinkelte. Nur dadurch heilten die Finger so, daß er später hier noch vieles Holzbildhauerisches schaffen und bis in sein 76. Lebensjahr noch auf dem Gerüst arbeiten konnte.

Heinz K. aus Sprockhövel: Durch Unachtsamkeit verletzte ich mich am linken Zeigefinger. Beim Abisolieren einer elektrischen Leitung fügte ich mir an diesem Finger einen ca. 1,5 Zentimeter tiefen *Schnitt* zu. In meiner Not, den Blutstrom zu stoppen, ging ich zur Toilette und richtete meinen Urinstrahl auf diesen Finger, um das Blut abzuspülen. Zu meiner Verwunderung konnte ich nach ein paar Tagen feststellen, daß die Verletzung sehr schnell ausheilte. Aufgrund dieser Erfahrung kann ich sagen, daß Ihre Sendung Lebenshilfe vermitteln kann.

Eine Hörerin, die gerne ungenannt sein möchte: Mein Mann hatte ganz nah am Auge, also genau unterhalb des Auges, einen roten, dicken *Pickel*, ca. 1 Zentimeter groß, »wildes Fleisch« sagt man wohl auch dazu. Der Hausarzt und sein Augenarzt wollten ihn operieren, doch so nah am Auge wollte mein Mann keinen mit dem Messer ranlassen. So schleppte er diesen roten Pickel über zwei Jahre mit sich herum, bis Ihre Sendung »Urin – ein ganz besonderer Saft« kam. Natürlich erzählte ich meinem Mann gleich abends davon, doch er sagte nichts weiter, und ich dachte, er hätte es längst vergessen. Bis er mir eines Tages nach zwei bis drei Monaten sagte: »Sieh mal mein Auge an, merkst du nichts?« Ich hatte mich schon so an das »blöde Ding« gewöhnt, daß es mir gar nicht aufgefallen war, daß es nicht mehr da war. Er war so froh darüber, daß man nun nicht mehr operieren mußte. Mit meinen kleinen Wattebäuschchen, die ich im Bad habe, hatte er »das Ding« immer mit Urin betupft. Ich war aber auch schon gleich bei der Sendung von der Wirksamkeit der Heilwirkung überzeugt, da mir Gerüchte einfielen, die ich vor ungefähr 50 Jahren als Kind (ich bin 56) gehört hatte. Ein Wunder-Hausmittel!

Innere Beschwerden

Eine Hörerin aus Köln, die gerne ungenannt sein möchte: Richtig dankbar bin ich seit neuestem meinem Körper und der Sendung: Gestern fiel ich unsere Holztreppe herunter. Bleich im Gesicht, mit Übelkeit im Bauch, wartete ich eine Minute, bis ich überhaupt wieder Luft bekam: rechte Niere, Ferse und der Ellbogen schlimm *geprellt*. Am Arm waren die zwei Stufen wie zwei Striemen, einer sofort dunkelblau, abgebildet. Plötzlich dachte ich an die Sendung. Ich lief ins Bad und tupfte mit einem Wattebausch Urin an den Ellbogen. Es tat sehr weh – trotz vorsichtigster Berührung. Schließlich rieb ich auch noch am Rücken, in der Nierengegend herum. Meine Freundin sagte: »Dein Arm wird sicher ganz schwarz werden.« Ich legte mich zehn Minuten hin. Dann sah ich nach meinem Ellbogen, und meine Freundin, die mich mitleidig angesehen hatte, als ich mit der Urin-Idee aufs Klo ging, sagte: »Das ist der absolute Beweis!« Tatsächlich! Wenn ich es selbst nicht gesehen hätte – und ich bin ein sehr skeptischer und kritischer Mensch –, ich hätte es nicht für möglich gehalten: Die Striemen, beide Schwellungen am Arm waren wie weggeputzt. Auch das Blau hatte nicht zu-, sondern eher abgenommen. Nach einer weiteren Behandlung, die ich sofort vornahm, war nach einer halben Stunde nur noch ein roter Punkt und eine etwa erbsengroße (aber plattere) Schwellung auf der Knochenhaut, die auch druck-empfindlich war, zu spüren. Die Nieren, die ich nur einmal und wie sich später zeigte, an der falschen Stelle eingerieben hatte, wurden ebenso blau wie die Ferse, die ich im Schrek-ken und wohl auch in der Skepsis nicht behandelt hatte.

Eine Hörerin aus Monschau, die gerne ungenannt sein möchte: Selbst auf die Gefahr hin, daß noch mehr Leuten das Frühstücksbrötchen im Hals steckenbleibt, muß ich Ih-nen sagen, daß auch ich die heilende Wirkung dieses beson-deren Saftes zu spüren bekommen habe. Ich wandere gern, und da ich seit einigen Jahren pensioniert bin, auch oft und lange. Das ist mir vor einigen Jahren zum Verhängnis gewor-den: Ich bekam eine *Arthrose* am Knie, die zunächst sehr schmerzhaft war. Ärztliche Behandlung brachte zwar Er-leichterung, aber dieses Leiden ging nicht mehr weg. Bis ich mir eines Tages sagte: Du probierst das aus. Ich meine die Urintherapie. Nach drei Wochen war wieder alles beim al-ten. Ich kann wieder wandern – wenn auch nicht mehr so weit (20 Kilometer am Tag) –, aber ich habe ein Stück Le-bensfreude wieder.

Renate R. aus Frechen: Die ungehaltene Äußerung des Herrn mit der Ankündigung, beim nächsten Bericht über Eigenurin in sein Autolenkrad zu beißen, läßt mich in die vollen gehen. Schade, daß eine so alte Heilweise, die ohne jede uner-wünschte Nebenwirkung ist, in unserem Kulturkreis so häu-fig auf Ablehnung, ja sogar Entsetzen stößt. Die Nasenrümp-fer schlucken kommentarlos gegen bestimmte Erkrankungen bunte Pillen oder bestreichen wehe Stellen mit Salben, die die Pharmaindustrie anbietet und in denen vielfach auch Urin verarbeitet ist. Gegen *Wechseljahrbeschwerden* zum Beispiel ist »Presomen« ein häufig verordnetes Medikament. Es ent-hält unter anderem Harn trächtiger Stuten [siehe Beipackzet-tel auf Seite 140]. Herr Dr. Abele hat in seinem Buch »Die Ei-genharnbehandlung« unter anderem über den erfolgreichen Einsatz bei klimakterischen Beschwerden berichtet. Da ich

als insulinpflichtige Diabetikerin keine Scheu vor dem Umgang mit Spritzen habe, griff ich seine Anwendungsweise auf
und bin seit gut drei Jahren frei von allen typischen Wechseljahrbeschwerden wie Hitzewallungen, Schlafstörungen etc.
Wenn nach Monaten mal wieder ein Anflug von Hitzewallungen eintritt, wiederhole ich die Injektionen, und bereits
nach der zweiten Spritze ist alles wieder im Lot. Es gibt kei-
nerlei Nebenwirkungen, die unerwünscht sind, und schon
gar nicht eine Gewichtszunahme, wie es häufig bei der Verabreichung von Östrogenen passiert.

Eva K. aus Kamp-Lintfort: Dieser Tage, als ich wieder mal
meine Gedanken in längst vergangene Zeiten auf Reisen
schickte, kam mir von weit her etwas ins Bewußtsein, was
auch mit Urin zusammenhängt – wenn auch nicht ganz direkt. Ich hatte einen sehr langen Schulweg – viermal am Tag
mußte ich je 4 Kilometer durch Wald und Feld laufen, um
zur Schule zu kommen. Ich war immer lang und dünn und
machte auf dem langen Weg oft schlapp, saß dann am Weg-
oder Bachrand, und es war mir zum Erbrechen schlecht. Als

ich dann so in der 3. bis 4. Klasse war, bekam ich auf dem Schulweg oft zu dem Schlappsein ungeheuerliche einseitige Kopfschmerzen mit zeitweiligen Sehstörungen – die Augen schmerzten mich so, als wären sie ein Knopf, den man aus dem Stoff herausdrehen möchte. In Ratlosigkeit ging dann meine Mutter mit mir zu einer alten Hebamme, die auch Kräuterfrau war. Und die riet mir, sobald ich fühle, daß ich flau mache und die *Migräne* kommt, daß ich mir dann sofort mehrmals mit dem Hemdenstock das Gesicht, besonders unter der Nase, und die Stirn abwische. Das habe ich gemacht – und tatsächlich wurde mir dann besser, die Migräne hörte auf, und ich konnte wieder weitergehen. Sie fragen vielleicht, was ein Hemdenstock ist? Damals, vor 65 Jahren, da trugen wir Mädchen noch Leinenhemden und Kloth-Hosen. Die Hemden waren schön lang und wurden in die schwarzen Kloth-Hosen reingestopft. Mit dem untersten Teil des Hemdes mußten wir uns nach dem Pinkeln immer trockenwischen – und dieses Hemdenstück nannte man den »Hemdenstock«.

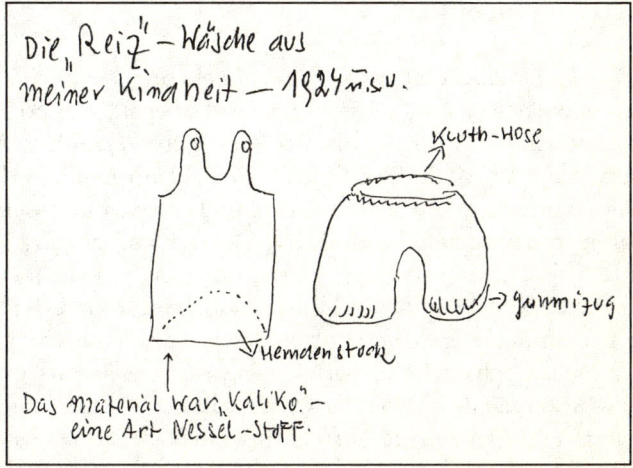

Die „Reiz" – Wäsche aus meiner Kindheit – 1924 m.s.u.

Kloth-Hose

Hemdenstock

→ Gummizug

Das Material war „Kaliko" – eine Art Nessel-Stoff.

Renate R. aus Frechen: Da ich als insulinpflichtige *Diabetikerin* gut mit der Spritze umgehen kann, brauche ich keinen Arzt, der mir Eigenharn injiziert. Wobei ich noch nicht sicher bin, daß die mich behandelnden Ärzte das tun würden. Sie sind so auf Chemie ausgerichtet. Entsprechend der Anweisung im Buch von Dr. Abele steigere ich die Harnmenge jeweils um 0,5 Milliliter. Leider steht in dem Buch nicht, in welchen Abständen die Injektionen erfolgen sollen. Ich bin noch dabei, es auszuprobieren. Bis zu 1,5 Milliliter habe ich täglich gespritzt, ab dann lasse ich 2 Tage verstreichen bis zur neuen Injektion. Der Körper muß ja auch Zeit haben, auf diese Mobilmachung des Immunsystems, wie ich hoffe, reagieren zu können. Schlafprobleme in der Nacht hatte ich nie, aber ich scheine mich jetzt auf einen Eintrag in das Buch der Rekorde hin zu bewegen. Der spürbare Unterschied ist nur: Früher war ich nach dem Aufwachen genauso zerschlagen und abgespannt wie beim Zubettgehen. Heute habe ich auch morgens um 6 Uhr, wenn ich Insulin spritzen muß, schon Mumm in den Gliedern. Meine *Aktivität* im allgemeinen hat sich verbessert. Das fürchterliche Schlafbedürfnis am Tage ist total gewichen. Ich habe sogar schon meinen Keller aufgeräumt!

Hannelore O. aus Gütersloh: Sie sammeln offensichtlich immer noch Beiträge zu »Urin – ein ganz besonderer Saft«. Dazu möchte ich Ihnen folgende Geschichte erzählen, die mein Mann als Medizinstudent der Freien Universität Berlin in der Vorlesung (etwa 1952) hörte und die sich vor vielen Jahren in irgendeinem Hörsaal in Deutschland zugetragen hatte. Das Thema war *Diabetes mellitus*. Bei der Diagnostik der Zuckerkrankheit ist die Urinuntersuchung von besonderer Bedeutung. Der Professor fragte, wie wohl seine Vorgänger, als es noch nicht so perfekt eingerichtete Labors gab, den Zuckergehalt im Urin festgestellt hätten: »Nun, meine Damen und Herren, sie kosteten!« Damit steckte er einen Finger in ein bereitstehendes, gefülltes Uringlas und leckte ihn ohne mit der Wimper zu zucken ab. Nun forderte er die

Studenten auf, der Reihe nach vorzukommen und die Diagnosemethode nachzuvollziehen. Das Unbehagen der Studenten war merklich, aber ihnen blieb nichts anderes übrig, als es dem Professor nachzumachen. Als die Prozedur beendet war, sagte dieser: »Mutig, mutig, meine Damen und Herren, aber merken Sie sich, für einen Arzt ist eine gute Beobachtungsgabe wichtiger als das beste Labor. Nur eine Ihrer Kommilitoninnen hat bemerkt, daß ich den Mittelfinger eingetunkt und den Zeigefinger abgeleckt habe!«

Haare

Eine Hörerin aus Düsseldorf, die gerne ungenannt sein möchte: Ihre Sendung hat sich in meinem Kopf eingegraben. Die guten Tips, Urin auch als Heilmittel zu benutzen, werden seither bei mir angewendet, zum Beispiel als Haarkur. Den Mittelstrahlurin mindestens 6 Stunden einziehen lassen, danach auswaschen. Meinen *Haarausfall* konnte ich damit stoppen, und die Haare haben wieder Glanz bekommen.

Eine Hörerin aus Bad Berleburg, die gerne ungenannt sein möchte: Viele Menschen leiden an *Haarausfall*, das kann verschiedene Ursachen haben. Ich habe mit Urinmassagen sehr gute Erfahrungen gemacht. In meinem Bekanntenkreis haben 4 von 5 Personen diese Behandlung seit Jahren durchgeführt, sie sind zu beneiden um ihr schönes volles Haar, der 5. hat bereits mit 32 Jahren zu zwei Dritteln eine Glatze. Besten Erfolg wünsche ich allen, die es ausprobieren wollen. Kaltes Wasser ist eine Gefahr für das Haar.

Eine Hörerin aus Remscheid, die gerne ungenannt sein möchte: Mit viel Interesse habe ich seinerzeit Ihre Sendung gehört. Das mit der *Seife* hat mich am meisten fasziniert. Wie kann das bloß sein, habe ich mich gefragt: Dieser Stinkdreck und Seife? Aber letztens war ich allein zu Hause. Da fand ich beim Aufräumen ein wochenaltes Uringlas meiner zwölfjährigen Tochter, die damit erfolgreich ihren *Fußpilz* und einen

Wespenstich behandelt hatte. Da dachte ich todesmutig: Jetzt will ich es wissen. Es roch scharf und nicht schön. Ich füllte ein halbes Wasserglas mit dem klaren, bernsteinfarbenen Saft und schüttete ihn reibend in meine angefetteten Haare. Ich dachte, mich trifft der Schlag: Eine weiche, wie Shampoo schäumende Seife entwickelte sich sofort. Ich ließ alles mit einem Handtuch um den Kopf etwas einweichen, spülte mit Wasser nach, wusch dann, weil ich nicht wußte (und weiß), ob der Geruch (zugegeben nicht sehr anziehend) noch weggeht, mit Fabrik-Shampoo nach. Effekt: Seidige Haare und ungewohnt weiche Finger. Und total überraschtes Hirn: Der »Dreck« ist also wirklich Seife. Doll!

Augen

Margarethe B. aus Münster: Da meine Wohnung sehr feucht und kalt ist, habe ich dauernd *Bindehaut- und Stirnhöhlenentzündungen.* Augentropfen und andere Medikamente haben nicht geholfen. Daraufhin habe ich es mal mit Eigenurin versucht. Zu meinem Erstaunen hat es tatsächlich geholfen. Nebenbei sind auch die Augenfalten und eine Warze neben der Nase verschwunden.

Marianne W. aus Ratingen: Auf Anregung Ihrer Hörerzuschriften zu diesem Thema behandele ich seit Januar 1992 die *Gerstenkörner* an meinen Lidrändern mit Urin. Seit fast vier Jahren litt ich fast ohne Unterbrechung an Entzündungen mit Gerstenkörnern, die auch durch verschiedene Sulfonamidsalben nicht verschwanden. Vom Augenarzt bekam ich die Diagnose, daß ich eben schwache Lidränder hätte und damit leben müßte. Inzwischen war ich ziemlich verzweifelt. Durch die Urinbehandlung wurden die Gerstenkörner nun erst immer kleiner und dann auch seltener. Zu Karneval bekam ich dann zu meinem Entsetzen einen Rückfall, und zwar ein besonders dickes, eitriges und schmerzhaftes Gerstenkorn, das dann aber nach besonders intensiver Urinbehandlung nach drei Tagen aufging und keine weiteren

Entzündungen hinterließ. Seit dieser Zeit kam es dann nur noch zu ganz wenigen kleinen Entzündungen, die durch die Urinbehandlung sofort im Keim erstickt wurden. Damit kann ich leben, zumal die Augenränder jetzt die meiste Zeit gesund sind. Sie werden ja auch morgens und abends mit Urin eingerieben!

Eine Hörerin aus Hüllhorst, die gerne ungenannt sein möchte: Als ich noch ein Kind war, hatte ich oft ein sogenanntes *Gerstenkorn* am Auge. Das ist ein kleiner Eitersack an der Wimpernwurzel. Ich mußte dann immer auf ein Kindertaschentuch pieseln und dann den nassen Lappen aufs Auge legen. Es dauerte gar nicht lange, und die Schwellung war weg. Heute, nach einem Jahr Unterricht auf einer Schule für Naturheilverfahren, weiß ich, daß Urin, milliliterweise in den Po injiziert, sogar bei Hormonstörungen hilft. Er ist nämlich hormonhaltig.

Elisabeth K. aus Mülheim an der Ruhr: Nach Ihrer damaligen Sendung hab ich ein Tonbändchen meiner Bekannten (sie ist blind!) geschickt. Sie hat dann Morgen für Morgen die Augen mittels Tüchelchen mit Urin betupft. Nach einiger Zeit rief sie mich an, daß die *Augen* keine *eiterähnliche Flüssigkeit* mehr abgäben und auch nicht mehr verklebt seien.

Eine Hörerin aus Mülheim, die gerne ungenannt sein möchte: Da ich seit mehr als zwei Jahren laufend an *Binde-* und *Hornhautentzündungen* litt, die weder mit Salben noch mit den unterschiedlichsten Tropfen günstig zu beeinflussen waren (selbst Cortison brachte nur für kurze Zeit Linderung), entschloß ich mich zur Selbstbehandlung mit Urin. Zu diesem Zweck tränkte ich einen Wattebausch mit dem »besonderen Saft« und wusch damit beide Augen, wobei ich die Augen geöffnet hielt. Wegen der vorhandenen Entzündung brannten die Augen natürlich zuerst wie Feuer. Aber nachdem ich diese Prozedur täglich zweimal wiederholte, verspürte ich schon bald deutliche Linderung: Das sonst übliche Fremdkörper- und Druckgefühl ließ nach, der Schmerz und die Rötung der Augen verschwanden. Schließlich klangen die Entzündungen völlig ab, und die Beschwerden hatten auf Dauer ein Ende. Auch in diesem Fall ist die Natur der menschlichen Kunst mal wieder weit voraus. Jedenfalls bin ich sehr dankbar für dieses wirksame und zudem kostenlose Mittel und kann es nur weiterempfehlen!

Ohren

Karl T. aus Aachen: In einer kleinen Marina in Istrien wurde der 15jährige Sohn eines Skippers seit Tagen von *Ohrenschmerzen* geplagt. Kein Arzt in der Nähe, mit dem Boot auslaufen unmöglich, drohte der Urlaub buchstäblich ins Wasser zu fallen. So erinnerte ich mich der Sendung von Frau Thomas und empfahl eine Behandlung mit Urin. Die Mutter war skeptisch und glaubte nicht, daß ihr Sohn das machen würde. Wie erstaunt war sie am darauffolgenden Tag, als der Junge sagte, daß er nahezu schmerzfrei sei. Überglücklich fanden sich Mutter und Sohn bei mir an Bord ein, um mir für diesen wertvollen Tip zu danken.

Allergien

Elisabeth C. aus Duisburg: Hier ist noch ein Erfolgsrezept in Sachen Eigenurinbehandlung. Ich leide seit vielen Jahren unter starkem *Heuschnupfen*. Die Symptome sind: starkes Augenjucken, Zuschwellen der Augen, Nies- und Asthma-Anfälle. Nachdem ich gehört hatte, daß eine Ü-Wagen-Hörerin ihre ständig entzündeten Augen durch eine Eigenurinbehandlung geheilt hatte, habe ich beim ersten Auftreten des Augenjuckreizes mit einem in Urin getränkten Watteballen meine Augen ausgerieben, und das von dem Tag an jeden Morgen. Ich mache das nun schon seit 6 Wochen und habe während dieser Zeit keine juckenden, verquollenen Augen, der Niesreiz ist ausgeblieben, und dadurch ist auch die Schleimbildung in den Nasennebenhöhlen normal geblieben, was wiederum den Effekt hat, daß meine Asthma-Anfälle wesentlich erträglicher waren, als all die Jahre vorher. Alle Pollenallergiker werden nachfühlen können, welche Erleichterung mir diese so einfach durchzuführende Behandlung gebracht hat. Jetzt hoffe ich nur noch, daß ein Hörer beziehungsweise eine Hörerin Urin auch schon bei der *Asthmabehandlung* erfolgreich eingesetzt hat und Sie auch darüber informiert.

Gerhard C. aus Krefeld: In meiner Heilpraktikerausbildung lernte ich einen Mann kennen, der bei seinen *Asthma-Anfällen* seinen Urin sich selbst in den Muskel (injizierte) spritzte. Nach Angaben des Mannes mit Erfolg.

Elli K. aus Feusdorf-Jünkerath: Noch einen Dank für die Sendung in Bad Münstereifel, »Urin«. »Jucken ist schlimmer als Schmerzen«, das sagte schon immer ein Arzt im Krankenhaus. So auch eine *Allergie*, die ich hatte und die mich nervlich sehr belastete. »Urin« hat mir tatsächlich geholfen! Jede Nacht wende ich die so einfache, heilende Methode an, und ich bin wieder ein Mensch, der das Gesicht, die Hände und Beine frei von dieser Krankheit hat. Das Heilmittel Cortison brauche ich nun nicht.

Eine Hörerin aus Bocholt, die gerne ungenannt sein möchte: Seit einigen Jahren habe ich an meiner Hand eigenartig *schuppige Flecke*. Diese sind besonders an Daumen und Zeigefinger. Zeitweise sind die Stellen schuppig, manchmal rot, als hätte ich mich verbrannt. Salben und Cremes aller Art halfen nichts. Der Arzt tippte auf eine *Wasserallergie*. Vier Wochen habe ich diese Stellen mit Eigenurin behandelt. Der Erfolg ist phantastisch. Meine Hände sind wie »neu«, wunderbar geschmeidig, die fleckigen Stellen sind weg. Wirklich ein »ganz besonderer Saft«!

Eine Hörerin aus Lohmar, die gerne ungenannt sein möchte: Mein Mann und ich waren im Oktober 1991 auf den Malediven in Urlaub. Wir hatten uns vorgenommen, die Insel erst einmal auszukundschaften, um so die *Sonne* erst einmal vorsichtig zu genießen. Dennoch fing mein Gesicht auf einmal heftig zu brennen an, und ich konnte kaum noch die Augen aufhalten, so weh taten sie. Da ich aber diesmal mit meinem Sonnenspezialmittel »Psilo« nichts erreichte, probierte ich es einfach mit Urin. Denn von so einer kleinen Insel ist es schwer, zu einem Arzt zu kommen. Aber siehe da, es half! Meinem Mann habe ich erst später erzählt, was mir in Wirklichkeit so schnell geholfen hat. Sie, liebe Frau Thomas, hätten das Gesicht meines Mannes sehen sollen, sie hätten Tränen gelacht! Nein, so etwas hätte er von seiner Frau ja nie gedacht! Aber die Angst und die Not drängten mich einfach zu dieser Maßnahme.

Lydia R. und Petra C. aus Köln: Zwar liegt die Sendung über »Urin« etwas länger zurück, trotzdem kam sie mir zugute. Ich litt an den Händen an einer *Sonnenallergie*, alle Salben nutzten nichts. Eine Frau erinnerte sich an die Sendung und meinte: »Pinkle über deine Hände.« Schwupps, war die Allergie weg. Wir haben viel gelacht über diesen Ü-Wagen und seine Informationen. Wenn auch unbekannt, herzliche Grüße von Rhodos.

Franziska D. aus Düsseldorf: Ich behandele seit 7 Tagen erfolgreich meine zu *Allergie* neigende Haut mit Eigenurin.

Gerda S. aus Bonn: Bis vor ein paar Monaten litt ich lange Zeit an einer Waschmittel-*Hautallergie* an meinen Händen und anderen Körperteilen, mit lästigem Juckreiz, schmerzhaft. Als Folge hatte ich auch *brüchige Fingernägel*. Aber seit Ihrer Urin-Ü-Wagen-Sendung im WDR vor einiger Zeit habe auch ich mit meinem eigenen Urin, den ich besonders morgens auf dem Klo sitzend direkt von der Blase über meine Hände rieseln ließ, mit Erfolg meine Hände fast ganz – und billig – heilen können. Mit verschiedenen teuren Salben hatte ich keinen guten Erfolg.

Dr. Ulrike S. aus Rommerskirchen: Seit einigen Jahren arbeite ich in meiner Naturheilpraxis sehr häufig mit Injektionen von Eigenurin. Beste Erfahrungen habe ich damit bei der Behandlung von *Allergien* gemacht, insbesondere bei allergischem Asthma, allergischen Hauterkrankungen, Heuschnupfen und der sogenannten Sonnenallergie. Die Eigenurininjektionen wirken wie eine Desensibilisierung ohne Nebenwirkungen. Häufig genügt eine einzige Injektion im Frühjahr, um eine ganze Saison gegen Heuschnupfen oder Sonnenallergie gefeit zu sein.

Für die Seele

Eine Hörerin aus Bonn, die gerne ungenannt sein möchte: Die zahlreichen Reaktionen Ihrer Hörer und Hörerinnen über Erfolge bei der Behandlung mit Eigenurin haben mir Mut gemacht, auch selber etwas »herumzuexperimentieren«. Nachdem ich schon kleine Wunden und sogar eine Warze »weggepinkelt« hatte, habe ich ausprobiert, wie es ist, meinen Urin zu trinken. Nicht, weil ich irgendwelche Krankheiten habe, sondern weil ich erfahren habe, was das für ein toller Saft ist und ich trotzdem großen Ekel davor habe. Also habe ich zunächst ein wenig Morgenurin in einem Glas aufgefangen, mit Wasser verdünnt und mir beim Trinken die Nase zugehalten. Nach drei Tagen hatte ich mich an den Geschmack gewöhnt und fand es dann sogar interessant, wie unterschiedlich mein Urin schmeckt, je nachdem, was ich am Vortag gegessen oder getrunken habe. Warum ich Ihnen das schreibe, ist folgendes: Mir ist klargeworden, wie schade es ist, sich vor dem eigenen Urin zu ekeln, wo es doch ein ganz natürlicher und sogar heilsamer Stoff ist. Nun bin ich richtig stolz darauf, daß mein Körper so etwas produziert. Ich habe ein anderes Verhältnis zu meinem Körper bekommen, sozusagen ein Stück zurückgewonnen, das mir durch die Sauberkeitserziehung und die Körperfremdheit unserer Kultur verlorengegangen war. Und ich bin froh, daß ich meinen eigenen Urin jetzt gerne rieche und auch mag.

Eine Hörerin aus Duisburg, die gerne ungenannt sein möchte: Voll Ekel und Verachtung habe ich lange Zeit die Briefe über den Eigenurin in Ihrer Sendung gehört. »Wie kann man nur«, habe ich gedacht. Nun bin ich ganz verschämt, wie Unkenntnis mir die schlichte Neugier sogar vertrieben hat und ich so hochmütig war. Durch eine Warze, Ameisenbisse und eine Schnittwunde habe ich dann umgelernt. Was mir aber viel wichtiger daran ist, ist, daß ich mich nun richtig gereift fühle. Ich glaube, ich kann auch sonst vielem Vorurteilsbeladenem jetzt viel achtungsvoller begegnen. Und das Enormste ist, ich bin ganz stolz auf mich und meine Selbsthilfefähigkeit. Daß die »Dreckstelle« überhaupt keine Dreckstelle ist, sondern das Gegenteil, das beeindruckt mich sehr und hebt insgesamt mein Selbstbewußtsein. Finden Sie das übertrieben? Ich nicht. Für mich ist das ein Wendepunkt in meiner persönlichen Entwicklung.

Ilse F. aus Duisburg: Wenn wir uns als Kinder vor irgend etwas erschrocken haben, mußten wir uns zwingen, Wasser zu lassen. Ich erkläre mir das heute so: Durch das Erschrecken verkrampfte man sich innerlich, wenn man aber Urin abließ, lockerte sich alles wieder. Ich könnte mir denken, daß sich auch heute noch mancher Schock nach Unfall oder dergleichen lösen ließe, ohne gleich mit Spritzen vorzugehen.

Urin für alle Fälle

Franz W. aus Herne: Als gelernter Maler und Lackierer möchte ich einen Tip weitergeben. Wir nahmen öfter Urin zum *Verdünnen von Emulsionsfarben.* Normales Wasser ist oft zu kalkhaltig, daher gibt es oft unerwünschte Reaktionen. Außerdem sind die Farbtöne weicher. Ich hoffe, Sie können meine Mitteilung verwerten.

Manfred M. aus Schwelm: Ein uringetränktes Taschentuch soll vor *Giftgaseinatmung* schützen, wenn keine Maske zur

Hand ist. So wurde ich in der Wehrmacht im allmonatlichen Gasunterricht belehrt.

Franz W. aus Münster: Urin als *Geheimtinte* ist mir bekannt, weil ich damit gearbeitet habe. Es genügt, wenn man den Zettel oder Brief eine Weile auf die Heizung legt, dann wird die Schrift sichtbar. So kann man ganze Klausurarbeiten vorbereiten.

Ein Hörer aus Bünde, der gerne ungenannt sein möchte: Mein Urgroßvater war in der *Zigarrenherstellung* beschäftigt. Von ihm weiß mein Vater, daß Tabak früher immer mit Urin von kleinen Jungen gebeizt worden ist. Allerdings wissen wir nicht, wie das genau gemacht wurde. Nur, daß.

Eine Hörerin aus Dortmund, die gerne ungenannt sein möchte: Ich glaube, ich habe das Tollste von Ihrer Pipi-Geschichte entdeckt. Statt *Scheuermittel* benutze ich auf Fliesen als »Vorwäsche« nur noch Eigenurin. Der Boden glänzt wie in der Reklame: nur umweltfreundlicher und billiger. Ich traue es mich nur niemand weiterzuerzählen, obwohl ich mit Klarwasser ordentlich nachwasche. Tun Sie das doch für mich.

Ein Hörer aus Arnsberg, der gerne ungenannt sein möchte: Bei den letzten Frosttagen habe ich etwas mit Erfolg probiert: Mein *zugefrorenes Autoschlüsselloch* habe ich mit der Eigenurinmethode wieder aufbekommen, und ich habe in dieser Jahreszeit nun immer statt Spiritus oder anderer Frostschutz-Chemikalien Urin in der Scheibenwischanlage. Wissen tut das selbstverständlich niemand.

Eine Hörerin aus Kaarst, die gerne ungenannt sein möchte: Neue elegante, sehr teure *Lederschuhe* von der Kö. Und sie drücken, als ich sie eintrage. Da bin ich halb schaudernd, halb verzweifelt und ein wenig neugierig aufs Klo (Sie hatten am Morgen wieder die spannenden Urinbriefe vorgelesen), dachte an die Soldatenstiefel, von denen mein Vater mir berichtet hatte, und pieselte in meine Luxusgebilde. Einen Moment ließ ich einziehen. Dann leerte ich die Schuhe, schlüpfte mit angewidertem Gesichtsausdruck hinein und ... unfaßbar, nach kurzer Zeit war das Drücken, Ziehen und Brennen weg. Keine Blasen und (!) keine Flecken. Die Schuhe paßten mir wie »angegossen« (!?!).

Ein Hörer aus Münster, der gerne ungenannt sein möchte: Kürzlich ist mir eine riesige Vase auf unseren *Afghanenteppich* gefallen. Das Handtuch, mit dem ich das Wasser aufnahm, färbte sich nicht nur rötlich, sondern es roch unverkennbar nach Urin. Als meine Frau nach Hause kam, fragte sie: »Hast du ein Pissoir eröffnet?« Gestern nun erfuhr ich von einem arabischen Bekannten, daß die Farben und die Wolle noch in vielen Ländern mit Menschen- oder mit Kamelurin behandelt seien. Auch um die Farben vor dem Verschießen zu bewahren, meinte er.

Ein Hörer aus Bonn-Bad Godesberg, der gerne ungenannt sein möchte: Dieses ist die Geschichte von einem älteren Mann, der in einem älteren Haus im ausgebauten Dach hauste, zwei Treppen über dem nächsten WC. Aus Bequemlichkeit beschaffte er sich eine gläserne Klinikflasche zur Regelung »nächtlicher Bedürfnisse«. Bei dem Umfüllen des Flascheninhalts ins WC kam die Idee: Wassersparen. Fortan trug der ältere Mann die »morgendliche Flasche« in den Garten. Bald stellte er fest, daß die *Pflanzen* im Gußbereich besser gediehen. Die »Wassersparidee« entwickelte sich zu einem »Düngeplan«. Mit System wurde nun die besagte Flasche auf dem Rasen entleert. Ganz wissenschaftlich wurde dabei eine sogenannte »Nullparzelle« eingehalten. Mit verschmitztem Gesicht führte der ältere Herr nun Gäste durch den Vorgarten: Da gibt es eine sattgrüne Rasenfläche und einen »unbehandelten«, unansehnlichen Streifen – einen Streifen mit mickrigem Gras – längs der Straße ...

Bremisches
Kochbuch.

Nebst einem Anhange

wichtiger

Haushaltungsregeln

und der

Angabe und Vergleichung

der vornehmsten

deutschen Maße und Gewichte

wodurch dasselbe

für ganz Deutschland brauchbar wird.

Von

Betty Gleim.

Siebente rechtmäßige Auflage.

Bremen 1840.
Druck und Verlag von Johann Georg Heyse.

Flecken von frischem Urin (der sich den Säuern nähert) werden eben so behandelt.

Der Schweiß und faulende Urin besitzen auch alkalische Eigenschaften; da hingegen der frische Urin sich den Säuren nähert.

8. Mittel gegen Raupen.

Man bestreicht im Herbste die Bäume mit Urin, in welchem Kalk, mit etwas Ruß versetzt, aufgelöst worden ist. Dies vertreibt das Moos, und tödtet die Eier der Raupen in den Baumritzen.

Beim Stöbern in alten Kochbüchern fanden Heinz G. Rotthoff und Martina Brenner aus Neuss diese »wichtigen Haushaltungsregeln«

Eine Hörerin aus Essen, die nicht genannt werden möchte: Die Sache mit der Rasenpflege hat mich dazu gebracht, meinem *Blumenwasser* immer etwas Urin beizugeben. Ohne Einbildung: Man kann es meinen Pflanzen ansehen. Ich habe sogar einen richtigen Test mit zwei gleichen Pflanzen gemacht.

Eine Hörerin aus Marsberg, die gerne ungenannt sein möchte: Gurken-, Zucchini-, Kürbiskerne werden vor der Aussaat 12 Stunden in Urin eingeweicht. Das ersetzt die chemische Beize und wird seit drei Generationen mit gutem Erfolg bei uns angewandt. Ihrem Buch und allen, die es lesen, wünsche ich einen guten Erfolg. Vielleicht sparen wir damit chemische Keulen und Kosten ein.

Ulrich F. aus Flammersfeld: Die Soldaten der ehemaligen Kavallerie sollen ihre *Pferde* mit Urin benetzt haben – denn so ließen sie sich besser putzen und bekamen ein glänzenderes Fell – erzählt man in Reiterkreisen.

Angela K. aus Bottrop: Ich, Jahrgang 1949, bin auf dem Land groß geworden, auf einem sogenannten »Prumen- oder Schuffkarr'nkotten«. Etwas Eigentum, etwas Pachtland, ein paar Schweine, ein bis zwei Kühe und Kleinvieh. Zum größten Teil von den Frauen neben Haushalt und Kindern versorgt, da die Männer ja noch eine erheblich längere Arbeitszeit hatten als heute. Wenn die *Schweine* Husten hatten, wurde kein Tierarzt geholt, der war ja viel zu teuer. Es wurde in den Trog gepinkelt, und siehe da, der Husten verschwand ohne teure Medizin.

Ursula H. aus Hochneukirch: Der Liebling unserer Familie ist ein Leonberger, ein großer *Hund* mit wolligem Haarkleid und langen herunterhängenden Ohren. Diese Ohren sind seit einiger Zeit unser großer Kummer gewesen. Da die Ohren auch von innen sehr behaart sind und keine Luft hereinkommt, waren sie vor einiger Zeit plötzlich entzündet, so schlimm, daß der Hund nur noch den Kopf schief hielt, dauernd mit den Ohren schlug und man nicht in die Nähe der Ohren kommen durfte, dann jaulte er schon ganz jämmerlich. Beim Tierarzt mußten wir ihn mit zwei Mann festhalten, wenn er ihn verarztete, und der Hund schrie wie ein Kind. Jeden Tag mußte ich ihm eine Lösung (Cortison) in die Ohren träufeln. Aber auch nach zwei Wochen kam keine Besserung. Der arme Kerl ließ sich nur mit List und Tücke behandeln. Bis ich vor zwei Wochen den Entschluß faßte, mit meinem Urin die Ohren zu behandeln, nachdem ich mehrmals Ihre Beiträge gehört hatte. Ich fing zweimal meinen ersten Urin morgens (das riet mir eine Bekannte) auf und gab ihn mit einer kleinen Spritze im Abstand von einer Woche zweimal in beide Ohren. Seitdem scheint es, daß er von seinem Leiden fast geheilt ist.

Lothar S. aus Bielefeld: Der Gemeindevorstand eines ostpreußischen Dorfes, welches an dem Flüßchen »Pissa« lag, schrieb an Friedrich den Großen, 1761. Man bat um Änderung des Flußnamens, da die Nachbargemeinden sie deswegen fortwährend verspotten würden. Handschriftlicher Vermerk des Preußenkönigs: »Einverstanden, schlage vor: ›Urinokko‹.«

Christel Z. aus Hilchenbach: Ungewöhnliche Erste Hilfe leistete ein Vater seinem fünfjährigen Sohn in Alaska, als dieser bei Temperaturen unter minus 30 Grad Celsius mit der Zunge über ein Treppengeländer geglitten und festgefroren war: Er urinierte auf die Zunge, wie Dr. Amanda I. Adler im New England Journal of Medicine berichtet. (Aus: Ärztezeitung Nr. 20, 3. 2. 1992)

Die Geschichte des Urins in der Medizin

Ein Beitrag von Hans Schadewaldt

Professor Schadewaldt war schon oft zu Gast bei der Sendung »Hallo Ü-Wagen«, vor allem dann, wenn es um Körpersäfte ging, um die Spucke, das Blut, den Nasenschleim. Seine mitreißende, humorvolle Art zu erzählen begeisterte und erstaunte viele zugleich. Denn Professor Schadewaldt ist einer der Professoren vom alten Schlag, die im Aussterben begriffen sind. Er hat zum Beispiel im Talar mit weißen Handschuhen und Professorenhut seine Abschiedsvorlesung gehalten. Sofort drängte sich mir der Schlachtruf der 68er-Generation auf: »Der Muff von 1000 Jahren steckt unter den Talaren.« Als er jedoch ausführte, wie revolutionär es war, als die Professoren im Mittelalter erstritten, den Hut nicht vor der Obrigkeit, nicht mal vor dem König absetzen zu müssen, wurde klar, daß eben nicht zwangsläufig der Muff, sondern im Gegenteil auch eine unangepaßte Persönlichkeit mit bereicherndem Kulturbewußtsein darunter stecken kann. Von Professor Schadewaldt haben viele gelernt, wie dumm das frühere Vorurteil war, daß besonders korrekt gekleidete Fliegenträger keine Überflieger mit Pep sein könnten. In ihm haben Publikum und Team einen ungewöhnlichen, wirklich universell gebildeten, humorvollen und bescheidenen Menschen schätzen gelernt, der viel aufgeschlossener und interessierter war als manch verwegener und moderner wirkende Gesprächspartner, der seinen starren Geist und sein altes Herz mit Jeans und langen Haaren tarnt. Professor Schadewaldt hat uns freundlicherweise einen kleinen Einblick in seine medizinhistorischen Kenntnisse über Urin gegeben. So, wie er ist, hat er auch geschrieben: Ein Gelehrter alter Schule, von dem viele Alt-68er sicher nicht vermutet hätten, daß sie mit Sehnsucht an sie denken würden. Ob die Jüngeren unter Ihnen das auch schätzen können? Denn anstrengen und konzentrieren muß man sich schon bei solch rundum Gebildeten.

Die Entwicklung der Erkenntnisse über den Urin und die ihn ausscheidenden Organe

Zwar gilt bis heute das von Johann Wolfgang von Goethe in seiner »Faust«-Dichtung eingeführte geflügelte Wort »Blut ist ein ganz besonderer Saft«, doch hat eine andere Körperflüssigkeit, der Urin, in der Vergangenheit und bis in unsere Tage das Interesse sowohl der medizinischen Wissenschaft als auch der Laien noch stärker ausgelöst. Zwar kann ein erheblicher Blutverlust zum Tode des betreffenden Menschen führen, und in vielen Kulturen und Religionen, so bei den Juden und heute noch bei den »Zeugen Jehovas«, wird das Blut als Träger der Seele angesehen und daher bei den einen die ausblutende Schächtung in ihren religiösen Vorschriften zwingend vorgeschrieben, bei den anderen aus diesem Grunde jede Bluttransfusion wegen der Möglichkeit der Übertragung fremder Seelenanteile abgelehnt. Aber in allen Kulturen hat offensichtlich der Harn noch mehr Aufmerksamkeit erweckt, angefangen bei den Vorstellungen von seiner Entstehung und den für die Ausscheidung dieses Saftes angenommenen Körperorganen, sei es, weil sich das Ausscheidungsprodukt Urin dem Auge des Beschauers oft in verschiedener Farbnuancierung oder in unterschiedlichem Geruch, Geschmack und Konsistenz darbietet. Der Harn ist also ein Spiegelbild der gesamten individuellen Konstitution, aber auch ein Indikator für Krankheitsprozesse, gleichsam ein Modell für die Ganzheitsvorstellung in verschiedenen Kulturen, die in der Betonung der Gesamtpersönlichkeit in physischer und psychischer Hinsicht gerade in unseren Tagen erneut eine Renaissance erfährt.

Freilich, die heute selbstverständliche, allgemein bekannte Beziehung zu den Nieren als dem Produktionsort des Urins war erst das Ergebnis jahrtausendelanger Spekulationen über die Entstehung und die Ausscheidungsweise dieses Produktes, wenngleich schon in früher Zeit ein Zuviel an Harnausscheidung, medizinisch die *Polyurie*, für ebenso bedenklich

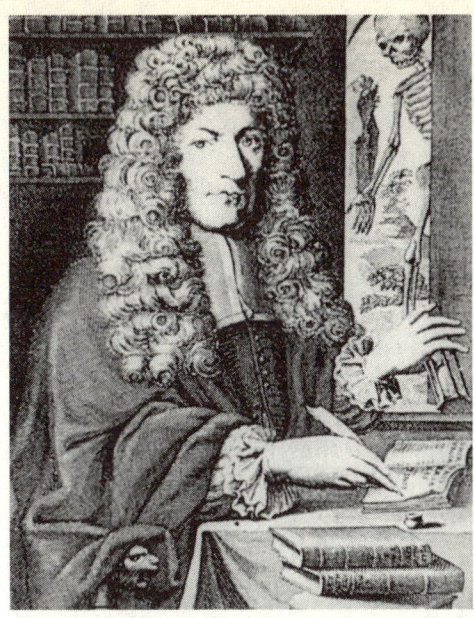

Der Genfer Arzt Théophile Bonet (1620–1689) beschrieb noch 1679 die Nieren als reine Wasserleitungen (Sepulchretum, sive anatomia practica ex cadaveribus morbo denatis, Genf 1679)

gehalten wurde wie eine Verminderung oder gar das Sistieren der Harnproduktion, die *Anurie*, die, das war eine schon sehr früh konstatierte Feststellung, einen schnellen Tod nach sich ziehen konnte. Noch 1679 findet man in einem seinerzeit geradezu klassischen Werk des Genfer Arztes Théophile Bonet (1620–1689) mit dem für die Barockzeit typischen bombastischen Titel: »Sepulchretum, sive anatomia practica ex cadaveribus morbo denatis«, zu deutsch: »Der Friedhof oder die praktische Anatomie, wie sie durch die Erkrankung in Leichen aufgezeigt werden kann«, eine kurze Darstellung der damaligen Kenntnisse über die Nierenfunktion. Darin hieß es: »Die Nieren sind Wasserleitungen, die das aus dem ganzen Hause abfließende Wasser zu sammeln und in die Blase wie in eine Zisterne abzuleiten bestimmt sind. Wenn sie diese ihre Aufgabe nicht erfüllen, so fließen jene Wässer zurück und überschwemmen das ganze Haus.«

Diese Auffassung über die Funktion der Nieren war im Vergleich zu den Kenntnissen und Vorstellungen der Antike relativ primitiv. Daß sich dieser berühmte pathologische Anatom nicht mehr Gedanken über die Nierenfunktion machte, ist um so überraschender, als bereits vor Erscheinen seines Werkes eine ganze Reihe von grundlegenden anatomischen Untersuchungen vorlag, in denen bisher unbekannte Einzelheiten des anatomischen Baus dieses merkwürdigen, paarig angelegten Organs bekanntgemacht und von den Autoren auch sogleich darauf fußende physiologische Vorstellungen entwickelt wurden. Ja, man kann sagen, daß die kurzen Ausführungen von Bonet den zeitgenössischen Ärzten weniger boten als die 1500 Jahre früher von Galenos (129–ca. 200), dem berühmten Leibarzt des römischen Kaisers Marc Aurel (121–180), veröffentlichten Vorstellungen, die dieser Fürst der Ärzte, der *Princeps medicorum*, über die Nierenfunktion und die Urinsekretion entwickelt hatte.

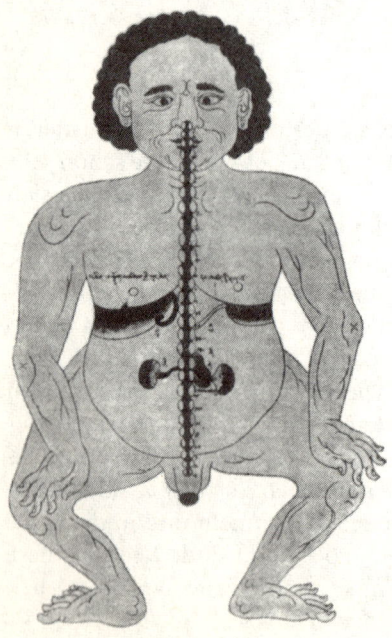

In dieser alten tibetanischen Darstellung der menschlichen Anatomie haben die Nieren noch keine Verbindung zur Blase (Premuda, Storia Dell' Iconografica Anatomica, Mailand 1957)

Wie schon erwähnt, waren diese Vorstellungen aber keineswegs überall in der damaligen Welt verbreitet. Es gab durchaus Kulturen, die diesen Zusammenhang noch nicht kannten, und eine tibetanische Abbildung der menschlichen Anatomie, die die Nieren zwar schon in einigermaßen richtiger Lage, aber unter weitgehender Verkennung der tatsächlichen Größenverhältnisse zur Darstellung brachte, zeigte noch keine Kommunikation mit der Blase, die bei vielen Naturvölkern und bei nicht wenigen frühen Kulturvölkern als der eigentliche Ort der Urinentstehung angesehen wurde. Die Niere hingegen hat als verhältnismäßig blutarmes Organ die Aufmerksamkeit weniger auf sich gezogen als etwa das Herz oder die blutreiche Leber. Andererseits jedoch hat die Vorstellung, daß die Nieren und das sie umgebende Nierenfett Träger des Lebens, der körperlichen und der seelischen Kraft und insbesondere des Mutes wären, in früheren Zeiten weite Verbreitung gefunden. Das mag damit zusammenhängen, daß in diesen Kulturen die Niere mit der Geschlechtsfunktion in Verbindung gebracht wurde. Männlicher und weiblicher Samen sollte von den Nieren ausgeschieden werden. Nicht nur die alten Juden sahen die Niere neben dem Herzen als den Sitz der Seele an, auch bei den Indern wurden die Nieren eines Opfertieres bei der Leichenverbrennung in die Hände des Toten gelegt, und folgerichtig ist auch auf der erwähnten tibetanischen Darstellung die Niere in engster Verbindung mit dem Rückenmarkskanal gezeichnet, der nach uralten Vorstellungen, die heute noch in der Volksmedizin lebendig sind, als der Ort der Samenentstehung und Samenausstoßung galt.

Eine erste Beziehung der Urinsekretion zur Niere findet sich jedoch schon im sogenannten »Corpus Hippocraticum«, das nur in einzelnen Teilen von dem berühmtesten Arzt der Antike, Hippokrates (460–375 v. Chr.), stammt, denn dort heißt es in einem Fragment über die Anatomie: »Die Nieren sind von gleicher Beschaffenheit wie die Leber. Von ihnen gehen krumme Kanäle nach der obersten Spitze der Harnblase aus ... durch welche das Getrunkene vermittels der

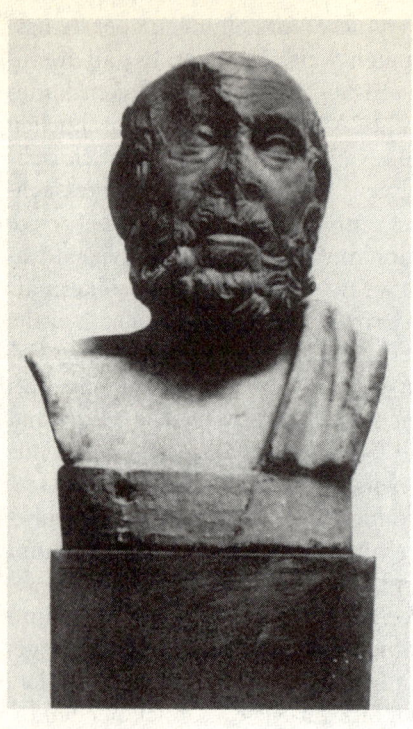

Hippokrates (460–375 v. Chr.), der Begründer der wissenschaftlichen Heilkunde, ging davon aus, daß das Wesen der Krankheit grundsätzlich in einer fehlerhaften Mischung der Körpersäfte zu suchen sei (Ciba Zeitschrift, 8 (1957), Heft 85)

Adern nach den Nieren gezogen wird. Alsdann wird das Wasser wie durchgeseiht durch die Nieren. Dort wird der Urin vom Blute geschieden, weshalb derselbe eben rötlich aussieht.«

Noch deutlicher wurde dann Aristoteles (384–322 v. Chr.), der klar erkannt hatte, daß die Nieren, die ableitenden Harnwege, die Blase und die Harnröhre ein zusammenhängendes System seien. Er hat als erster vermutet, daß aus den Nieren zwei blutleere kräftige Gänge zur Blase führen, und war der Überzeugung, daß die Niere eine Art Sieb oder Filter darstellen müßte, in der das durch die Blutgefäße herangetragene Blut von dem sogenannten »Serum« geschieden würde, das dann als zum Teil übelriechender Urin ausgeschieden würde. Dieser Vorgang erforderte zwei Voraussetzungen: zum einen eine gewisse Anziehungskraft der Nieren, die dadurch eine erhebliche Menge Blut ständig zugeführt erhielten, und zum anderen eine Wärme, weil die Abfilterung des Serums nur unter dem Einfluß eines Kochungsprozesses, griechisch *Pepsis* genannt, erfolgen könnte. Dies stellte man sich ähnlich vor wie die Reifungsprozesse in Obst, die nur unter dem Einfluß der wärmenden Sonne vor sich gehen würden. Um diese Wärme, die weitab von dem eigentlichen Zentrum der Wärmebildung, dem Herzen, notwendig würde, auch zu speichern, sei das Nierenfett, das ja bei anderen Kulturen eine andere bedeutsame Rolle spielte, notwendig.

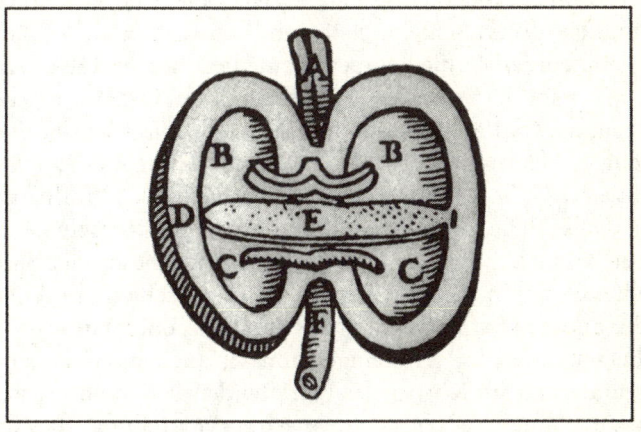

Aristoteles (384–322 v. Chr.) betrachtete die Niere als eine Art Sieb, durch das der Urin vom Blut geschieden wurde
(A. Vesal, De humani corporis fabrica, Basel 1543)

So haben antike Ärzte und Naturforscher wie Aristoteles und Galenos die ersten in sich geschlossenen spekulativen Vorstellungen über die Urinentstehung als Filtrationsprozeß in der Niere aufgestellt und durch eine ganze Anzahl von Tierversuchen beweisen wollen. Damit wurden die Auffassungen anderer griechischer Medizinschulen, so der »Methodiker« unter Asklepiades (124–56 v. Chr.), widerlegt, die die Auffassung vertraten, daß der Urin sich erst in der Blase in Form eines Dunstes niederschlagen und dort in den flüssigen Zustand übergehen würde. Die Galenschen Tierversuche zeigten jedoch, daß dieser Urin bereits in die Harnleiter aus der Niere abtröpfelte. Aber gerade diese Theorie von der Filtration des Urins aus dem Blut führte dann dazu, daß man eben den Urin als einen Spiegel der Zusammensetzung der Säfte im gesamten Organismus betrachtete. Denn in jener Zeit war eine weit bis in die Neuzeit hinein wirkende Lehre von den vier Säften aufgestellt worden, die man auch mit dem Begriff der *Humoralpathologie* bezeichnet. Danach hatten, entsprechend den vier Elementen des Empedokles (ca. 490–430 v. Chr.) die antiken Ärzte vier Körpersäfte angenommen – Blut, Schleim, gelbe und schwarze Galle –, nach denen heute noch die Temperamente benannt sind. Die *Sanguiniker* sollten besonders viel Blut in ihrem Organismus besitzen, die *Choleriker* besonders viel Galle, die *Phlegmatiker* mehr Schleim und die *Melancholiker* schließlich zu viel schwarze Galle, die einen besonders unheilvollen Einfluß auf die seelische Beschaffenheit des betreffenden Menschen ausüben könnte. Eine harmonische Mischung dieser vier Säfte sollte Gesundheit, ein Überwiegen oder Fehlen des einen oder anderen Saftes Krankheiten auslösen, und man war der Überzeugung, daß es gelingen müsse, auch im Urin diese Veränderung im Körper des betreffenden Patienten feststellen zu können. Wichtig war aber die Vorstellung, daß der Urin nicht etwa nur ein Ausscheidungsstoff für Schlacken bedeutete, sondern daß sich in ihm durchaus wertvolle Substanzen befänden, die nach einer Art Verdauungsprozeß dort abgelagert würden. Gerade die wechselhafte Färbung und Konsistenz des Urins schien ja dafür zu sprechen, daß er bestimmten Regulationsmechanismen im Körper entsprach. So wurde die hellgelbe Farbe dem Gehalt an bestimmten Gallenstoffen, eine rötlichere hingegen dem Übertritt von Blutbestandteilen zugeschrieben, und ein schwarzer Urin, den wir in der Tat beim Schwarzwasserfieber als Produkt einer tropischen Malaria kennen, sollte auf eine Beimischung der Schwarzgalle hinweisen. Damit war aber zusätzlich zur Niere, als dem Produktionsort des Urins, die Leber als das alle Stoffwechselvorgänge steuernde Organ ins Gespräch gebracht.

Sehr früh indessen entdeckte man auch die Tatsache, daß sich im Urin oder zumindest in der Blase Steine bilden konnten, die dem Patienten zum Teil erhebliche Beschwerden verursachten. Der Steinschnitt ist dann auch bald im Mittelalter eine der bekanntesten chirurgischen Operationen geworden und fand auch vielfältig in der Malerei seinen Ausdruck.

Erst als man vom 17. Jahrhundert an begann, sich mit den chemischen und physikalischen Veränderungen im Organismus der Lebewesen zu beschäftigen, hat man mit diesen Methoden auch den Urin eingehender untersucht und dabei eine merkwürdige Trübung bei der Erhitzung des Urins bestimmter Personen festgestellt, die zum erstenmal von Friedrich Dekkers (1648–1720), dem Leidener Professor für Medizin, 1673 in einem seiner Hauptwerke beschrieben wurde: »Ich habe beobachtet, daß bestimmte Harne, wenn man sie dem Feuer zusetzt, sich alsbald milchig trüben, ja wie Milch riechen und den Geschmack der Milch haben. Wenn man aber dann einige Tropfen Essigsäure hinzusetzt und den Harn der kalten Luft aussetzt, so sah ich ein weißes zusammengeballtes Etwas, nämlich die käsigen Teile, zu Boden sinken und die öligen oder Butterteile auf der Oberfläche schwimmen.«

Damit hatte Dekkers die Kochprobe auf Eiweiß mit tropfenweisem Säurezusatz entdeckt, und erst 90 Jahre später (1764) ist dann diese Entdeckung durch Domenico Cotugno (1736–1822) in einem Buch, das sich im Grunde mit dem Ischias beschäftigte, wieder ans Tageslicht gezogen worden. Schon 90 Jahre vorher (1674) hatte allerdings der geniale englische Arzt Thomas Willis (1621–1675) den wie Honig imponierenden Geschmack des Urins bei Diabetikern erkannt und damit das wichtigste diagnostische Indiz für diese Erkrankung angegeben.

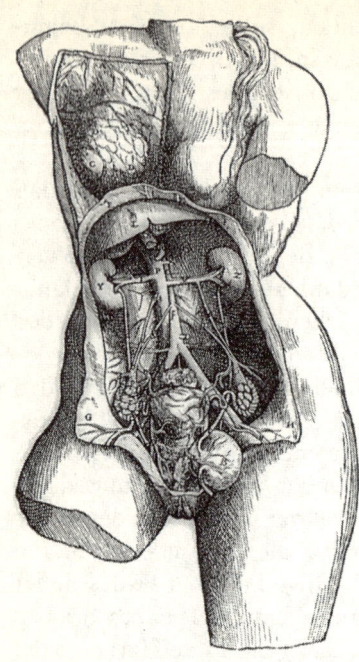

Bauchsitus nach Andreas Vesal (1514–1564) von 1543. Vesal forderte die Sektion der menschlichen Leiche als Grundlage der Information über den Körperbau des Menschen und begründete damit die neuzeitliche Anatomie (A. Vesal, De humani corporis fabrica, Basel 1543)

Aber die eigentlichen Impulse zur Erforschung der Nierenfunktion gingen von der Anatomie aus. So hatten schon zu Beginn des Humanismus bedeutende Ärzte, ebenso wie die Hippokratiker, Beziehungen zwischen dem allgemeinen Hydrops (Wassersucht) und Nierenerkrankungen vermutet, und der berühmte Freiburger Stadtarzt Johann Schenck von Grafenberg (1530–1598) hat 1596 den Fall des Fuhrmanns Christoph Fugger mitgeteilt, der an einer *Oligurie* (mengenmäßig stark verminderte Harnausscheidung) litt und bei dem sich allmählich eine Anschwellung des Körpers einstellte. Er hat diesen *Hydrops* dann mit einer merkwürdigen Verfärbung der Nieren, die er bei der Sektion beobachtete, in Verbindung gebracht.

Waren bis dahin immer noch die Galenschen Vorstellungen von der Anziehung der Niere für die Körpersäfte von entscheidender Bedeutung – der »Horror vacui«, die Anziehungskraft der Niere, spielte eine große Rolle –, so stellte nach Entdeckung des Blutkreislaufs im Jahre 1628 Nathanael Highmore (1613–1648) zum erstenmal 1651 die These auf, daß nicht eine derartig hypothetische Anziehungskraft, sondern das Druckgefälle zwischen arteriellem und venösem Schenkel der Blutbahn die Sekretion der Drüsen erklären würde, und er sah darin auch den Hauptzweck der feinen Verästelungen der Nierengefäße.

Doch erst die subtilen anatomischen Arbeiten des 17. Jahrhunderts haben zu neuen Theorien über die Nierenfunktion Anlaß gegeben. An erster Stelle ist hier Lorenzo Bellini (1634–1704) zu erwähnen, der als 19jähriger Student 1662 eine epochemachende Arbeit über die Struktur und Funktion der Nieren herausgab. Er stellte zum erstenmal die Auffassung heraus, daß die Niere eine Drüse wie manches andere Organ sein müsse, die wie diese mit einem Ausführungsgang für die Absonderung der Niere ausgestattet wäre. Freilich, nach diesem Ausführungsgang hat er und haben viele seiner Zeitgenossen vergebens gesucht, denn die primitiven Mikroskope der damaligen Zeit ließen eine klare Differenzierung der winzig kleinen Nierenkanäle noch nicht zu. Hier brachten erst die in jener Zeit in die Forschung eingeführten Versuche eine Erkenntnis, bei denen gewisse Farbstoffe in die Gefäße injiziert wurden. Nun entdeckten zuerst holländische Forscher, dann aber auch italienische Gelehrte in den Nieren nicht nur Kanälchen, sondern auch an diese ansetzende kleine Bällchen, die der holländische Anatom Frederik Ruysch (1638–1731) als »Glomerulum« bezeichnete, weil sie wie ein Garnball aussahen. Mit dieser Erkenntnis kamen aber neue Fragen auf, denn die alte einfache Filtrationstheorie, die davon ausging, daß die Niere einem Sieb entsprechen würde, konnte nun nicht mehr stimmen. Sehr viel kompliziertere Prozesse mußten sich in diesen nur im Mikroskop erkennbaren verschiedenen Nierensegmenten, die man heute als *Nephron* bezeichnet, abspielen. Zuerst mußte man freilich nachweisen, daß diese merkwürdigen apfelartigen Knötchen etwas mit den Nierenkanälen zu tun hatten. Dieser Beweis gelang dann im Jahre 1842 dem erst 26 Jahre alten Assistenten am Londoner King's College Hospital William Bowman (1816–1892), der wohl als erster erkannte, daß es sich bei diesem gesamten Urinausscheidungssystem um ein geschlossenes Gebilde, das für die Sekretionsmechanismen der Niere verantwortlich war, handeln müsse.

Es ist hier nicht der Ort, alle weiteren, zum Teil sehr subtilen wissenschaftlichen Forschungsarbeiten aufzuführen, die schließlich dazu führten, daß man in der Niere zwei verschiedene Sekretionsphasen, die an unterschiedlichen Organteilen ansetzten, entdeckte: eine Resorption (Aufsaugung) von einem sogenannten »Urharn« und eine zweite Rückresorption (Wiederaufnahme) von bestimmten festen Substanzen, die dann dem Endharn seine Zusammensetzung verlieh. Freilich kam es dann in der ersten Hälfte des 19. Jahrhunderts noch zu einem erbitterten Streit, ob die Urinsekretion sozusagen durch einen Vitalisierungsfaktor, der nur dem lebenden Gewebe zukäme, ausgelöst würde oder ob es sich hier um einfache chemisch-physikalische Vorgänge im Sinne der 1827 zuerst entdeckten Osmose handeln könnte. Die Theorien um Filtration und Rückresorption in den verschiedenen Anteilen der Nierenkanäle blieben Streitobjekt, bis erst 1924 die beiden britischen Forscher Ernest Henry Starling (1866–1927) und Ernest Basil Verney (1894–1967) endgültig bewiesen, daß tatsächlich in den sogenannten *Tubuli* eine Rückresorption erfolgte. Daß dann in der Niere auch hormonähnliche Substanzen gefunden wurden, die für die Beeinflussung des Blutdrucks eine große Rolle spielten, sei nur am Rande erwähnt, soll aber in dieser Übersicht über die Entstehung von Harn nicht weiter erläutert werden.

Von der Harnschau zur Urindiagnose

Die Ärzte vergangener Epochen waren aber nicht nur an den Grundsatzfragen über die Entstehung des Harns und das Organ oder die Organe, die dafür verantwortlich zu sein schienen, interessiert, sondern natürlich auch an den diagnostischen Auswirkungen, so wie sie die Inspektion aller Körpersäfte seit Bestehen der Heilkunde betrieben. Denn ebenso wie das Sputum (Bronchialsekret/Schleim), der Schweiß, in gewisser Weise auch das Sperma und das Menstrualblut, fanden die wichtigsten bedeutsamen Körperausscheidungen Stuhl und Urin vermehrte Aufmerksamkeit, zumal beide auch schon mit dem unbewaffneten Auge erhebliche Variationen erkennen ließen. Bei dem fast völligen Fehlen anderer diagnostischer Verfahren, wie etwa der erst im 18. Jahrhundert eingeführten Beklopfung des Brustkorbs und des Abhorchens von Herz und Lungen (Auskultation und Perkussion), ganz abgesehen von den sogenannten invasiven (eindringenden) Eingriffen, die erst in unserem 20. Jahrhundert allmählich zu Routinemethoden entwickelt wurden, waren das Fühlen des Pulses auf der einen Seite und die Inspektion des Urins auf der anderen Seite die wichtigsten diagnostischen Verfahren, die den Ärzten jener Epochen zur Verfügung standen. So ist es nicht überraschend, daß schon in den altindischen Schriften der Sanskrit-Medizin, so in einem Sammelband, der »Susruta Samhita«, zehn verschiedene Harnsorten unterschieden wurden, die auf allgemeine pathologische Veränderungen hinweisen sollten, darunter die sehr interessante Feststellung der *Iksumeha*-Krankheit, bei der der Harn süß wie Zuckerrohr erschien und beim Wasserlassen Ameisen und Insekten anziehen sollte. In der Regel war diese Krankheit auch mit vermehrtem Urinfluß gekoppelt, aber es gab auch einen sogenannten Wasserharn, *Adumeha*, der dieses Symptom der Süße des Harns nicht enthielt, und wir gehen heute nicht fehl darin, hier die Kenntnis der beiden Diabetesformen, der Zuckerharnruhr *(Diabetes mellitus)* und der Wasserharnruhr *(Diabetes insipidus)*, zu sehen. Es ist bemerkenswert, daß diese Kenntnis der altindischen Ärzte in der griechischen Welt wieder verlorenging, und die Tatsache, daß bei Patienten mit vermehrter Urinausscheidung auch ein honigartiger Geschmack festzustellen sei, blieb erst dem in der Barockzeit wirkenden englischen Arzt Thomas Willis vorbehalten. Freilich hatte Willis noch nicht den Zucker im Urin als solchen entdeckt, sondern glaubte, daß der honigartige Geschmack auf eine Kombination von Urinsalzen zurückgeführt werden müsse. So ähnlich wie man auch bestimmte Bleiverbindungen, die natürlich mit unserem Traubenzucker nichts zu tun haben, als Bleizucker bezeichnet hatte.

Aus der babylonischen Keilschrift-Medizin wissen wir, daß dort offensichtlich schon Eiterbeimengungen des Harns als krankhafte Körperausscheidungen erkannt wurden, und in den altägyptischen Papyri gibt es Stellen, die auf eine sogenannte »aaa-Krankheit« hinweisen, die mit einem rötlichen Harn einherging, und die man heute mit großer Wahrscheinlichkeit als *Blutharnen* bei der ägyptischen Infektionskrankheit *Bilharziose* deuten kann, die heute noch Millionen von Ägyptern, insbesondere in bestimmten Nilgegenden und der Oase Fayum, befällt. Gegen sie hat inzwischen die deutsche pharmazeutische Industrie wirksame Heilmittel entwickelt, denn diese Krankheit wird durch einen nach dem deutschen Tropenmediziner Theodor Bilharz (1825–1862) im Jahre 1852 in Kairo entdeckten, gerade sichtbaren Wurm ausgelöst, der sich durch die Haut in die Blutbahn drängt und von dort über die Niere in die Blase ausgeschwemmt wird, wo er sich einnistet und schwere blutende parasitäre Geschwülste hervorruft.

Aber gerade in der ägyptischen Welt hatte der Harn noch eine weitere diagnostische Bedeutung. Man glaubte nämlich, aus dem Schwangerenharn auf das Geschlecht des künftigen Kindes Rückschlüsse ziehen zu können, und nahm damit sozusagen die heutigen modernen Methoden der Humangenetik, wie sie, was die Geschlechtsbestimmung betrifft, aus der sogenannten *Amnionpunktion* (Fruchtwasseruntersuchung) gewonnen werden kann, voraus. Es sollten nämlich in solchen Fällen zwei Getreidearten, Gerste und Weizen, mit dem Schwangerenurin benetzt werden. Ein bevorzugtes Keimen des Weizens sollte auf ein Mädchen, eines der Gerste auf einen Knaben hinweisen. Es hat sich aber bei Kontrolluntersuchungen im Jahre 1933 ergeben, daß in der Realität das Wachstum sich gerade umgekehrt verhält: Schwangerenharn von Knabenmüttern ergab Wachstumsbeschleunigung bei *dem* Weizen, solcher von Mädchenmüttern bei *der* Gerste. Es ist also wahrscheinlich, daß hier eine Fehlübersetzung des schwierig zu lesenden hieroglyphischen Textes vorliegt. Darüber hinaus hatte man in der spätbyzantinischen Welt die Harnprobe mit Erbsen als Test für die Jungfräulichkeit der betreffenden Probandin angesehen. Aber schon der von uns mehrfach erwähnte Galen glaubte die Sterilität bei Geschlechtspartnern mit einer »Linsenkeimprobe« feststellen zu können.

In der altgriechischen hippokratischen Medizin spielte die Harndiagnostik zuerst eine relativ untergeordnete Rolle, wenngleich in einem der Werke der hippokratischen Schriften schon davon die Rede ist: »Bisweilen zeigt ... das durch die Blase Abgehende die Krankheit vollständiger an als das durch das Fleisch Abgesonderte.«

Das bedeutet, der Urin sollte mehr diagnostische Möglichkeiten bieten als der Schweiß. Aber ebenso wie jene von den meteorologischen Verhältnissen, der Hitze, der Schwüle, der Kälte oder gar des Windes abhängige Schweißproduktion, so sollte auch die Urinproduktion von derartigen Bedingungen abhängig sein, ein deutliches Zeichen auf den Einfluß des Makrokosmos der großen Welt auf den Mikrokosmos »Mensch«. Eine Theorie, die durch die Jahrhunderte immer wieder bis in unsere Tage als »astrologische Medizin« vertreten wurde und wird. Die Vorstellung also, daß die Planeten oder sonstige aus dem Weltall auf unsere Erde wirkenden Kräfte auch einen Einfluß auf Gesundheit und Krankheit und damit auf die menschlichen Ausscheidungen hätten. Nicht ohne Grund wird deshalb die weibliche Regel als

Menstruation (Monatsblutung) bezeichnet, weil ihr regelmäßiges Auftreten, im Abstand von etwa vier Wochen, auf solche Einflüsse zurückgeführt wurde und bei Frauen, bei denen die Monatsblutung ausblieb oder gar nicht erst auftrat, von einem Fehlen eines Rezeptororgans gesprochen wurde, das die entsprechenden astralen Einflüsse nicht aufnehmen konnte. Diese Vorstellungen leben ja auch heute noch im Begriff der *Influenza* (Grippe) weiter, was nichts anderes bedeutet als ein außerirdischer Einfluß, insbesondere durch den unglücksbringenden Planeten Saturn, dem man sich zum Beispiel bei den häufigen Epidemiekrankheiten, dem Schwarzen Tod der Pest im Mittelalter und dem Brechdurchfall der Cholera im 19. Jahrhundert, nur durch schleunigste Flucht aus einem von ihm beherrschten Gebiet entziehen konnte. Immerhin haben die Hippokratiker zur Harndiagnostik auch schon dezidierte Empfehlungen gegeben. Hier seien zwei Beispiele zitiert: »Wenn auf dem Urin Fett wie Spinnengewebe schwimmt, so bedeutet das, daß der Mensch Schwindsucht hat« und »wenn der Urin stinkt, gar zu dünn oder zu dick ist und schwarz von Farbe, so kann sich der Kranke allmählich auf seine letzte Reise vorbereiten.«

In der Tat wird auch heute noch ein unangenehm riechender Urin, der dickflüssig und besonders dunkel ist, als Zeichen einer *Urosepsis* angenommen, einer Erkrankung, die nicht selten mit einer unheilvollen Prognose einhergeht.

Neben diesen astralen Einflüssen spielte aber auch das Ausmaß der sogenannten »Kochung« in Leber, Niere oder gar Blase eine bedeutsame Rolle. Man war davon überzeugt, daß dann, wenn nicht genügend Wärme, insbesondere in der Niere, produziert werden konnte, diese Kochungsprozesse unvollständig abliefen und daher einen unvollständigen Abbau der im Blut befindlichen Substanzen nach sich zogen.

Die Bedeutung des Harns für die gesamte Diagnose eines eindrucksvollen, am 11. Tage zum Tode führenden Krankheitsbildes sei wegen der Originalität der Schilderung aus dem »Corpus hippocraticum« dem Leser nicht vorenthalten.

An einer Stelle findet sich ein Passus, wie er viele Jahrhunderte später in Beschreibungen des sogenannten *Faulfiebers* erneut auftauchte. Ich erwähnte schon, daß schwarzer Urin stets als ein Zeichen eines Überwiegens der gefährlichen Schwarzgalle mit ungünstiger Prognose angesehen wurde.

»Ein junger Mann von ungefähr 20 Jahren wohnt auf der Insel Thasis im Ägäischen Meer an der flachen Küste ... Infolge von Anstrengungen, Trinken und gymnastischen Übungen zur Unzeit befiel ihn Fieber. Zuerst tat ihm die Lendengegend weh, dazu kam Schwere im Kopf und eine Spannung im Halse. Aus dem Leib gingen am ersten Tag gallige, unvermischte, schaumige und dunkelgefärbte Massen in großer Menge ab. Der Urin war schwarz und hatte einen schwarzen Bodensatz; der Patient hatte Durst, seine Zunge war trocken, des Nachts konnte er nicht schlafen. Am zweiten Tage heftiges Fieber, mehr Entleerungen, welche dünner und schaumiger waren, schwarzer Urin, unruhige Nacht, einige Halluzinationen. Am dritten Tage war alles verschlimmert: Eine sich an beiden Seiten der Länge nach hinziehende Spannung der Hypochondrien, die gleichwohl ein wenig schlaff sind; dünnflüssige, ein wenig schwarz gefärbte Stühle, trüber, schwärzlicher Urin; des Nachts konnte er nicht schlafen, Geschwätzigkeit, Lachen, Singen, er konnte sich nicht ruhig verhalten. Am vierten Tage die nämlichen Symptome. Am fünften Tage unvermischte, gallige, gleichmäßige, fette Entleerungen, dünnflüssiger, durchscheinender Urin; er kam wieder ein wenig zu Verstande. Am sechsten Tage schwitzte er ein wenig am Kopfe; kalte und bleiche Extremitäten, viel Hin- und Herwerfen; aus dem Leibe ging nichts ab, der Urin blieb zurück; heftiges Fieber. Am siebten Tag Aphonie: die Extremitäten wurden nicht wieder warm, er ließ keinen Urin. Am achten Tage hatte er am ganzen Körper kalte Schweißausbrüche; rote Hautausschläge mit Schweißen, rundlich, klein wie Aknepusteln, sie hielten an, ohne sich zu setzen; bei gelinder Reizung gingen aus dem Leibe dünne Massen, ähnliche wie unverdaute, in großer Menge unter Schmerzen ab; er ließ unter Schmerzen einen beißenden Urin; die Extremitäten wurden ein wenig warm, der Schlaf war leicht, dem Koma ähnlich, er verlor die Stimme, sein Urin war dünnflüssig und durchscheinend. Am neunten Tage war der Zustand der nämliche. Am zehnten Tage nahm er keine Getränke zu sich, er verfiel in Koma, sein Schlaf war leicht; der Stuhl war ebenso (wie tags vorher), er schied einen ziemlich dickflüssigen Urin in starkem Strahle aus; beim Stehenbleiben bildete sich ein weißer, grobem Gerstenschrote gleichender Niederschlag, die Extremitäten sind wiederum kalt. Am elften Tage starb er.«

Es war aber nicht nur die Farbe, sondern es waren auch die Ablagerungen, die nicht nur im gelassenen Harn als Sediment im Harnglas erschienen, sondern als sogenannte »Metastasen« sich auch an anderen Teilen des Körpers absetzen konnten. Dabei unterschied man Ablagerungen, die zu erheblichen Schmerzen in der Niere – hierfür ist schon in der Antike der Ausdruck *Nephritis* gebräuchlich – oder in der Blase (wohl als Nieren- oder Blasensteine) führten, oder aber solche, die keine Schmerzen verursachten und mehr wie Sand oder Kies waren. Weitere Komplikationen waren das Auftreten von einem angeblichen Samenfluß, der ebenfalls fälschlich auf eine pathologische Beeinflussung der Nierenproduktion zurückgeführt wurde. Es ist aber nicht, wie heute immer noch der wissenschaftliche Name der Krankheit *Gonorrhoe* besagt, vom griechischen *Gone* (der Samen) abgeleitet, eine Ausscheidung des männlichen Samens, sondern nichts anderes als eine Schleimhautsekretion nach Infektion mit den erst 1872 entdeckten Erregern des *Trippers*, den *Gonokokken*.

Noch ist freilich von einer regelmäßigen und routineartigen Betrachtung des Harns als einem der wichtigsten diagnostischen Zeichen nicht die Rede. Erst mit dem Mittelalter wird die genaue Inspektion des Harns auf Art und Menge, Geruch, Geschmack, Aussehen und Trübung das wichtigste ärztliche diagnostische Hilfsmittel, und es ist deshalb kein Wunder, daß der Arzt von nun an in der Regel mit dem Harnglas und die Patienten mit dem aus Weidenzweigen gefertigten Harnfutteral in zahllosen Abbildungen zu sehen sind. Das Harnglas, die *Matula*, wird ein ebensolches ärztliches Symbol wie später das Hörrohr, der Stirnspiegel für Hals-Nasen-Ohren- und Augenärzte sowie das Messer in der Hand des Chirurgen. Noch ein so bedeutender Arzt wie der Freund Goethes, Christoph Wilhelm Hufeland (1761–1836), hat ein ganzes Kapitel über die Harnabsonderung in seinem erst posthum erschienenen Werk »Enchiridion medicum oder Anleitung zur medizinischen Praxis« aufgenommen.

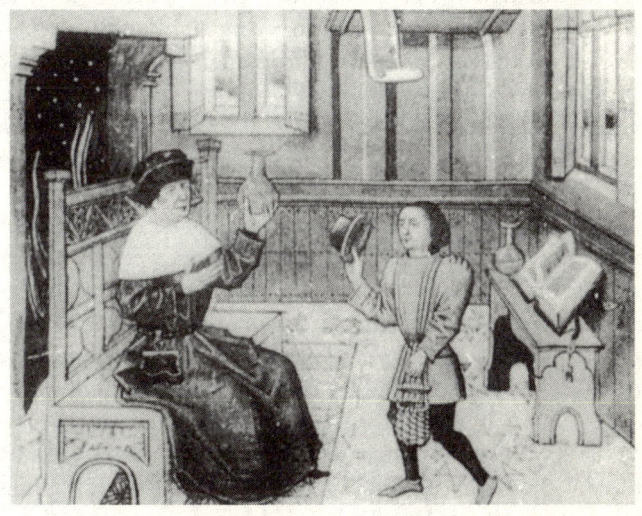

Das Uringlas wurde in der Regel in einem Weidenkörbchen zur Harnschau getragen (aus einem französischen Manuskript)

Inzwischen war freilich die Zeit der naturwissenschaftlichen Medizin angebrochen, und den künftigen Generationen genügte nicht mehr die Inspektion und äußere Beurteilung des Harns, hinzu kam die chemische und physikalische Untersuchung, die sehr viel detailliertere Einblicke in die Zusammensetzung des Urins vermitteln konnte. Die entscheidenden Voraussetzungen dafür waren aber die allgemeine

Anerkennung der von Galenos zu einem System entwickelten »Vier-Säfte-Lehre« und die Vorstellung, daß der Urin ein Spiegelbild der physiologischen und pathologischen Vorgänge im Körper darstellen würde.

Zur Untersuchung wurde der Harn entweder direkt in der Praxis des Arztes in dort bereitgestellte Harngläser gelassen oder aber oft durch Diener und Mägde in dem Henkelkorb zum Arzt transportiert, so daß dieser dort eine Ferndiagnostik vornehmen mußte. Im allgemeinen wurde der kurze Zeit gestandene Morgenurin für derartige Inspektionen herangezogen, und neben der Beurteilung der Farbe (*Color*), der Flüssigkeitsgrades (*Consistentia, Substantia*) und nicht gelöster Bestandteile *(Contenta)* wurde auch dem Ort, wo sich Veränderungen befanden, eine besondere Bedeutung zugeschrieben, das heißt, ob sich Trübungen unten als Sediment, in der Mitte oder gar auf der Urinoberfläche schwimmend zeigten.

Auf drei Beurteilungsparametern fußte also in der Hauptsache die Harnschau: der Farbe, dem Flüssigkeitsgrad und den ungelösten Harnbestandteilen. Für die Bestimmung der Farben gab es regelrechte Farbskalen in allen nur erdenklichen Farbnuancen, die der Arzt mit dem Urin zu vergleichen hatte. Diese Harnschautafeln sind aus der Zeit der byzantinischen Medizin im 7. Jahrhundert erhalten, so zum Beispiel von Theophilos. Im Laufe der Zeit wurden aus den zuerst einfach gehaltenen Schautafeln, die zum Teil sorgfältig koloriert wurden, komplizierte, viele Untergruppen enthaltende diagnostische Hinweistafeln, die bezüglich der Harnfarbskalen das praktische Unterscheidungsvermögen der Ärzte überfordert haben dürften.

Auch die Festlegung der Flüssigkeitsgrade, wasserdünn, mitteldick und dick undurchsichtig, wie im 9. Jahrhundert bei Isaak Judaeus, ließ eine differenzierte Diagnostik kaum zu. Ob die oft erwähnten, auf der Oberfläche schwimmenden fettartigen Beimischungen (*consistentia oleosa*) unseren heutigen Vorstellungen vom Fettharn entsprechen, muß dahingestellt bleiben. Die ungelösten Bestandteile hingegen wur-

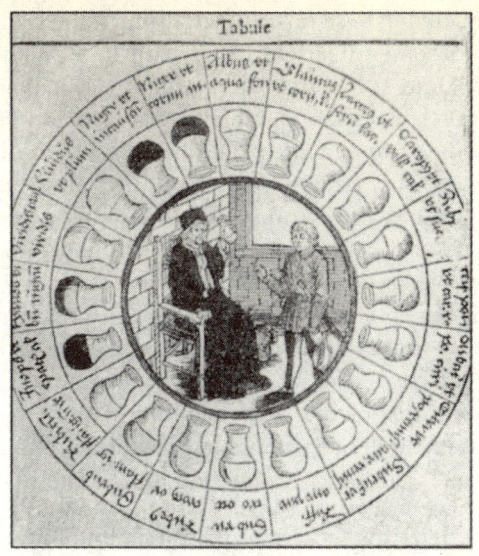

Harnschautaufel: Die mittelalterliche Uroskopie unterschied
20 verschiedene Farbtöne, die Aufschluß über den Grad der
»Kochung« der Nährstoffe und Säfte im Organismus geben sollten
(J. Ketham, Fasciculus medicinae, Venedig 1491)

den direkt in einem sehr vereinfachten Analogieverfahren auf
die betreffenden Körperregionen bezogen. Veränderungen
der Oberschicht, die sogenannten »Wölkchen« (*nubecula*),
sollten auf Erkrankungen der Kopfregion hinweisen, solche
der Mittelschicht, die als das »Schwebende« (*suspensum*) bezeichnet wurden, auf krankhafte Veränderungen im Brust-
raum, und Sedimente vor allem auf Erkrankungen des Un-
terleibs und der Genitalregion Bezug haben. Aber auch auf
Lufteinschlüsse des Harns wurde geachtet, ob an der Harn-
oberfläche kleine oder große Blasen aufstiegen, ob sich beim
Schütteln Schaum (*Spuma*) zeigte, war von Bedeutung.
Wichtig war zweifelsohne auch der Harngeruch (*Odor* oder
Vapor urinae). Man unterschied schon sehr genau zwischen
dem spezifischen Harngeruch, der bei Gesunden nicht unangenehm zu sein schien, und dem, wie wir heute wissen,

durch Zersetzung des Harnstoffs entstandenen ammoniaka-
lischen, stechenden Geruch. Aber man kannte auch schon
Beigerüche, die sich durch die Aufnahme von Speisen wie
Kohl, Spargel, Fenchel oder Heilmittel, wie seinerzeit Terpentin, bemerkbar machten. Die Geschmacksprobe hingegen ist wohl aus ästhetischen Gründen kaum angewandt
worden, sonst wäre es unverständlich, daß der süße Geschmack des Diabetikerharns erst im 17. Jahrhundert festgestellt werden konnte. Zwar hat schon Paracelsus
(1493–1541) von einer »Dulcedo« (Süße) des Urins gesprochen, die er von der »Acuitas« (Schärfe) unterschied, doch
hat er damit zweifelsohne nicht den Harnzucker gemeint,
sondern eine allgemeine, mehr neutrale Reaktion des Urins
im Gegensatz zu der sogenannten »Harnschärfe«.

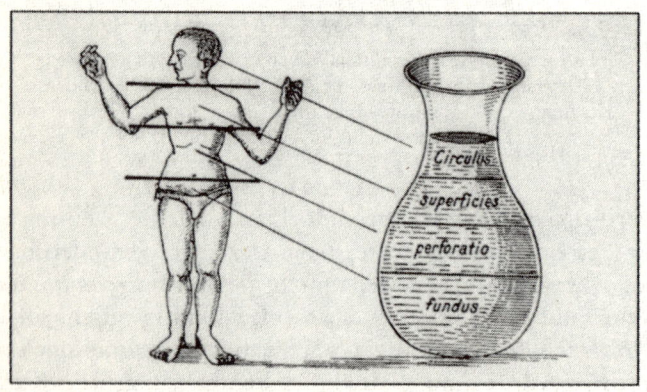

Schema der Analogie zwischen den vier Körperregionen und
den vier Harnschichten (P. Diepgen, Geschichte der Medizin,
Band I, Berlin 1949)

Daß im übrigen die Harnschau möglichst mit dem Morgenurin durchgeführt werden mußte, hing auch damit zusammen, daß man annahm, daß sich die Veränderungen im Körper nach dem Schlaf stärker im Urin darstellen würden, weil
im Wachzustand die fünf Sinne einen Großteil der entspre-

chenden Einflüsse abgeben würden. Aber bis zum heutigen Tage besteht noch die wissenschaftliche Lehrmeinung, daß der Nachtharn aufschlußreicher als der Tagharn ist und in vielen Fällen eine zutreffendere Diagnose ermöglicht. Diese sogenannte »Repräsentationstheorie« ist auch durch eine Anzahl von Abbildungen dokumentiert, in der regelrecht für bestimmte Areale des Harns in der Matula bestimmte Körperregionen in Anspruch genommen wurden, da man, was die Verdauung der Nahrungselemente und ihre Umwandlung zu Blut und schließlich zu Urin betraf, von einer dreifachen Kochung im Organismus ausging, die beim Auftreten von Fieber erheblich verstärkt würde, während sie bei auszehrenden Krankheiten auf Sparflamme gesetzt zu sein schien. Natürlich wurde dem Urin auch bei Fieberzuständen eine erhebliche Bedeutung beigemessen. Noch Hufeland hatte zum Beispiel zwischen dem »Krampfharn« und dem »Fieberharn« unterschieden, der bei beschleunigtem Pulse »oft bei Ungewißheit, ob die innere Affektion entzündlich oder krampfartig ist, allein den Ausschlag in der Diagnose gibt.«

Ja, man glaubte, selbst Geisteskrankheiten durch die Harnschau erklären zu können, weil die diese Erkrankung auslösende Galle den betreffenden Patienten zu Kopfe gestiegen sei und daher zu einem hellweißlichen Urin in den oberen Teilen des Glases führen würden.

Die im ganzen Abendland verbreitete Harnschau fand eine bedeutsame Stütze durch die Anerkennung seitens der islamischen Medizin, die in jener Epoche der Kreuzzugszeit offensichtlich der abendländischen überlegen war, obwohl sie in ihren arabischen Schriften zum Großteil das Geistesgut der griechischen Medizin übernommen hatte. Das Harnglas in der Hand des Arztes wurde allmählich zu einem Symbol des Lebens, und es erschien nicht nur auf Illustrationen der verschiedensten Art, sondern auch an den Außenwänden von öffentlichen Gebäuden als Hinweis auf den Beruf des Arztes schlechthin, wie etwa auf dem plastischen Wandfries der Werke christlicher Barmherzigkeit am Ospedale del Ceppo in Pistoia, ein Meisterwerk des berühmten Fayence-

malers Giovanni della Robbia. Eine ärztliche Konsultationsszene ist auch an der Sockelszene des Campanile des Domes
in Florenz zu sehen, den keine Geringeren als die berühmten
Bildhauer Giotto di Bondone und Andrea Pisano geschaffen
haben. Aber auch am Westportal der Pfarrkirche zu Landsberg am Lech ist eine Gedenktafel aus dem Jahre 1510 für
einen verdienstvollen Arzt zu sehen, der hier mit Urinal dargestellt ist. Auch von den beiden Arztheiligen Cosmas und
Damian wurde häufig, um sie als Arzt- und Apotheker-
Zwillingspaar zu kennzeichnen, der eine mit dem Harnglas
und der andere mit einer Salbenbüchse wiedergegeben.

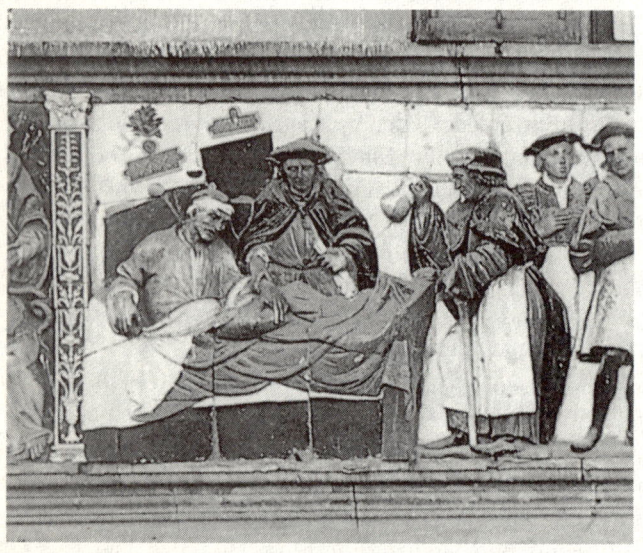

Terrakottafries am Ospedale del Ceppo in Pistoia
von Giovanni della Robbia

Daß bei derartig stark spekulativ überlagerten Vorstellungen
der Scharlatanerie natürlich Tor und Tür geöffnet waren, ist
keine Überraschung. Sowohl die Patienten versuchten den
Arzt auf die Probe zu stellen, indem sie ihm keineswegs den

Urin des vermeintlichen Kranken, sondern den untergeschobenen Harn einer Magd oder eines anderen Familienangehörigen zu Überprüfung übersandten, die Ärzte hingegen stellten über ihre wirklichen Kenntnisse hinaus auf Grund der Harnschau zum Teil abenteuerliche Diagnosen. Immer wieder überliefert wird der berühmte Betrugsversuch durch eine hochgestellte Honoratiorenpersönlichkeit. Dieser Mann schickte mit seiner Magd angeblich seinen Urin zur Harndiagnostik. Es war aber der der schwangeren Botin, und der Arzt soll voller Verwunderung ausgerufen haben, etwas Besonderes würde sich ereignen, der hohe Herr würde zu gegebener Zeit von einem Knäblein entbunden werden.

Dies schmälerte aber die Bedeutung der Harnschau in keiner Weise, und das Harnglas wurde, wie bereits erwähnt, sowohl Heiligen, ja auch dem vergöttlichten Arzt in einer berühmten Kupferstichfolge des holländischen Künstlers Hendrick Goltzius (1558 bis 1617) in die Hand gegeben, in der der Künstler die vier verschiedenen Erscheinungsformen, in denen der Arzt dem Kranken sich darzustellen schien, wiedergab: Der Arzt als Gott bei dem Schwerstkranken, der all seine Hoffnung auf Rettung in die ärztliche Kunst setzte, der Arzt als Engel, wenn sich allmählich schon eine Wendung zum Besseren anbahnte, der Arzt als Mensch, wenn der Patient als Genesender sein Krankenlager verlassen konnte, und schließlich der Arzt als Teufel, wenn er nach vollendeter Heilung seine Honorarforderung präsentierte. Aber auch der Tod wurde bemüht, um dem Arzt anzuzeigen, daß sein eigenes Leben oder das seines Schutzbefohlenen seinem Ende entgegenging, wenn nämlich dann der Tod nach dem Harnglas griff, dieses zerbrach und den Urin ausleerte. Es gibt auch Darstellungen, die den unglücklichen Verlauf der Krankheit durch das Fallenlassen des Harnglases durch den Arzt anzeigen. Bücher über die Harnschau gab es bis ins 19. Jahrhundert in großer Zahl. In vielen, für die Laien in deutscher Sprache geschriebenen Traktaten über die Kräuterheilkunde ist als Titelblatt ein Harn beschauender Arzt zu sehen, und der medizinische Enzyklopädist Michael Bern-

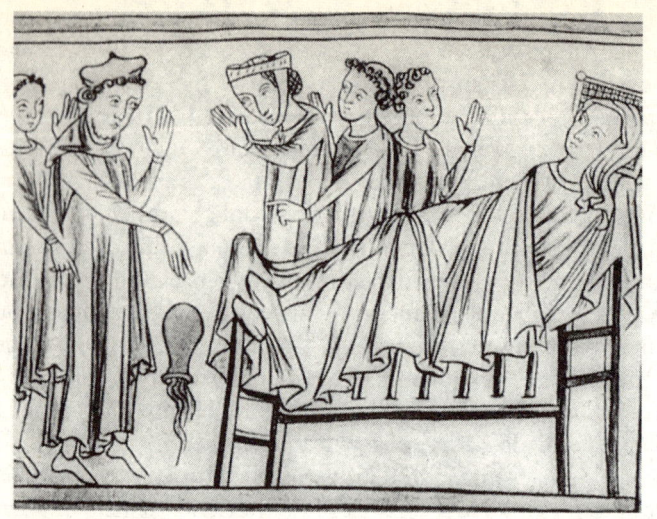

Ein weltlicher anglo-normannischer Arzt stellt auf Grund der
Harnschau eine ungünstige Prognose (13. Jahrhundert,
Ciba Zeitschrift, 5 (1938), Heft 59)

hard Valentini (1657–1729) hat sogar ein Werk mit dem
Titel »Kräutermanns curieuser und vernünfftiger Urin-Arzt«
geschrieben, das noch 1748 eine 4. Auflage erlebte. Noch
1808 wurde in Landshut das Werk eines ärztlichen Kollegen,
Joseph Loew, mit dem Titel »Über den Urin als diagnosti-
sches und prognostisches Zeichen« veröffentlicht, in dem
der Verfasser noch einmal alle bekannten Eigenschaften und
Zeichen des Urins im Sinne der alten Uroskopie gesammelt
niedergeschrieben hatte.

Harn als Therapeutikum

Bei dieser umfassenden Beschäftigung mit dem Harn, sowohl von seiten der Ärzte als auch der Patienten, ist es kein
Wunder, daß schon sehr früh die Frage geprüft wurde, ob

man nicht dieses Ausscheidungsprodukt des menschlichen oder gar tierischen Körpers auch als Heilmittel verwenden könnte. Tatsache ist, daß bis auf den heutigen Tag dem Harn in der Volksmedizin eine besondere Bedeutung zugeschrieben wird. Ich selbst habe während meiner dreieinhalbjährigen Gefangenschaft in einem südfranzösischen Kriegsgefangenenlazarett erlebt, daß infolge des Mangels jeglicher Arzneimittel und Heilsalben in vielen Fällen auf das probate Mittel, seine Wunden oder Hautausschläge mit dem eigenen Urin zu benetzen, zurückgegriffen wurde. Eine Methode, die auch in den Kriegen des 19. und 20. Jahrhunderts an der Front beim Fehlen einer anderweitigen Wundversorgung immer wieder und offensichtlich erfolgreich angewandt wurde, denn man bemerkte mit Erstaunen, daß es nicht etwa zu einer Verschlechterung der offenen Wunden oder der Hautausschläge kam, sondern daß diese sich unter der Urinbehandlung sogar sehr schnell besserten und vor allem keine Infektionen und Eiterungen entstanden. Dies ist zweifelsohne darauf zurückzuführen, daß man den normalen Urin als bakteriologisch unbedenklich ansehen kann, was natürlich vom Urin von Patienten mit allgemeinen Infektionskrankheiten oder gar lokalen Erkrankungen, wie einer Blasen- oder Nierenentzündung, nicht behauptet werden kann. Tatsache ist aber, daß vor allem der Eigenurin niemals allergische Überreaktionen auslösen kann und daß insbesondere dem darin in beträchtlichen Mengen vorhandenen Harnstoff eine, wenn auch geringgradige, bakterienabtötende Wirkung zukommt.

Auch kann der innerlich als Heiltrank aufgenommene Urin gerade wegen des Gehalts an Harnstoff durchaus eine harntreibende Wirkung ausüben, denn Harnstoff gilt als eines der schonendsten sogenannten *Diuretika* (entwässernde Arzneimittel) und wird von fast allen Patienten gut vertragen, wenn man die Scheu überwindet, sich dieses wenig appetitliche Arzneimittel einzuverleiben. Aber gerade diese Scheu war es, die jahrhundertelang dazu führte, daß der Harn im Sinne der sogenannten »Dreck-Apotheke«, ein Begriff, geprägt durch das Werk mit dem gleichen Titel des Arztes Kristian Franz Paullini (1643–1712), bei Medizinern und Laien gleichermaßen viel Anerkennung fand. Denn Stoffe, die sozusagen aus dem menschlichen oder tierischen Organismus selbst produziert worden waren, schienen bestimmte Fähigkeiten zu haben, die anderen Chemikalien, ja wohl auch Pflanzen, nicht zugesprochen wurden, und bis zum heutigen Tag ist es eine Binsenweisheit, daß schlecht schmeckende, schlecht riechende oder andersartig auffällige Heilmittel im Sinne der modernen Placebotherapie offensichtlich eine stärkere Wirkung ausüben als wohlschmeckende Drogen. Bis heute durchziehen deshalb diese der Dreck-Apotheke entlehnten Therapieverfahren wie ein roter Faden die Vorstellung von einer geheimnisvollen, aber wirksamen Naturheilkraft, die diesen Mitteln aus den Ausscheidungen von Mensch und Tier oder aus Organen oder Organteilen gewonnen, zukommen soll.

Daß sich hier magisch-mystische, spekulative und durchaus durch die moderne Forschung bestätigte Wirkungen vermengen, habe ich am Beispiel des Harnstoffs soeben darzustellen versucht. Diese Vorstellungen sind zum Teil auch in einem moderneren Zweig der Homöopathie, der sogenannten *Nosodenlehre* enthalten. Diese *Nosoden* sind nämlich nach besonderen homöopathischen Rezepturen aus organischer Substanz, wie Nasenschleim, Tränenflüssigkeit und so weiter gewonnene Stoffe, die in entsprechender Dosierung und bei vorsichtiger Handhabung gegen die gleichen Krankheiten eingesetzt werden, durch die sie erzeugt wurden – ganz im Sinne des Mottos der Homöopathie »Ähnliches möge durch Ähnliches geheilt werden« (similia similibus curentur). Der Begriff *nosodisch* stammt im übrigen von dem griechischen Wort für Krankheit: *Nosos*.

Die »Dreck-Apotheke« – der Ausdruck hatte damals noch nicht eine so abwertende Bedeutung wie heute – war offensichtlich weit verbreitet, denn sie galt nicht nur als eine wohlfeile Medizin, die vor allem von den ärmeren Bevölkerungskreisen verwendet werden konnte, sondern, fast im

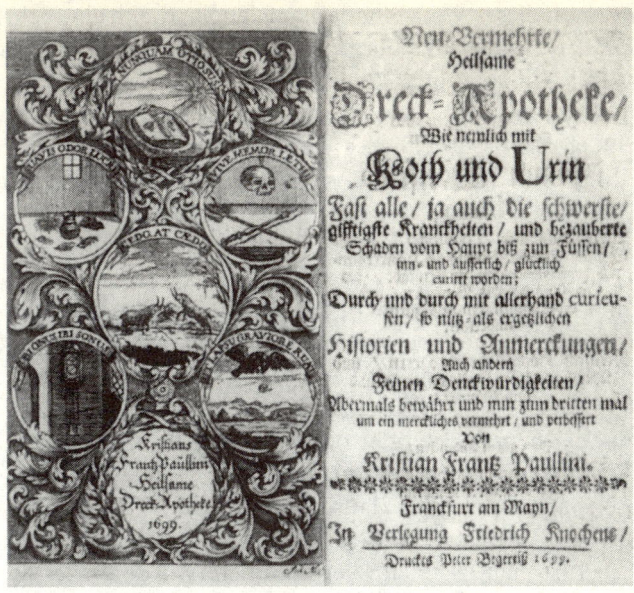

Titelblatt von Kristian Frantz Paullinis
»Neu-Vermehrte Heilsame Dreck-Apotheke«,
Frankfurt am Main 1699

Sinne der modernen Bewegung der »alternativen« Heil-
kunde, als eine zusätzliche, wirkungsvolle Therapierichtung.
Paullini hatte schließlich Medizin und Theologie studiert,
viele Reisen durch ganz Europa gemacht, sich in Hamburg
als Arzt niedergelassen, dann aber sogar eine Professur in
Pisa abgelehnt, um kaiserlicher Pfalzgraf und Leibarzt des
Bischofs von Münster zu werden. Er galt zu seiner Zeit als
ein Original, aber auch als ein großer Enzyklopädist. Seine
»Heilsame Dreck-Apotheke«, die in der ersten Auflage in
Frankfurt 1696 herauskam, schon drei Jahre später eine
zweite Auflage erlebte und noch 1847 neu nachgedruckt
wurde, enthielt nicht nur Paullinis eigene Erfahrungen, sondern eine Fülle von Hinweisen, die er vor allem auch der
Volksmedizin entnommen hatte. Er erregte im übrigen nicht

nur durch dieses Werk, sondern auch noch durch eine Schrift mit dem Titel »Flagellum salutis oder Curiose Erzählung, wie mit Schlägen allerhand schwere, langwierige und fast unheilbare Krankheiten curirt werden«, die in Frankfurt 1698 erschien, erhebliches Aufsehen. Die Prügeltherapie freilich hatte Paullini bereits von seinem Kollegen Johann Heinrich Meibom (1590–1655) übernommen, der ursprünglich Professor der Medizin in Helmstedt war, dann jedoch als Stadtphysikus nach Lübeck wechselte, wo er 1639 eine ähnliche Schrift, »Epistola de flagrorum usu in reveneria et lumborum renumque officio«, einen »Sendbrief über den Gebrauch der Schläge bei Geschlechtskrankheiten und Nierenleiden« veröffentlicht hatte.

Daß aber heute noch oder bereits wieder derartige Heilmittel diskutiert werden, dafür spricht das Erscheinen einer kuriosen Sammlung von »Haus- und Sympathiemitteln«, die in 50 Jahren von Paul Friedl gesammelt, aufgezeichnet und im Jahre 1976 in Rosenheim veröffentlicht wurden, aber auch das 1980 bereits in 5. Auflage erschienene Buch von Kurt Herz: »Eigenharnbehandlung« (Haug-Verlag, Ulm/Heidelberg). Diese Methode, auch wissenschaftlich *Auto-Uro-Therapie* genannt, soll, wie die Marburger Gerichtsmedizinerin Irmgard Oepen (geb. 1929) in einem Werk über »Außenseitermethoden in der Medizin« 1986 mitteilte, 1930 von Herz eingeführt worden sein, der sich eben auf die alte »Dreck-Apotheke« berief und eine unspezifische Reizwirkung mit folgender Umstimmung des Organismus erreichen wollte. Er entnahm Nachturin mit einem Katheder und fing diesen in sterilen Röhrchen auf. Dann versetzte er ihn mit einem Tropfen Karbolsäure, filtrierte ihn und injizierte intramuskulär 0,5 Milligramm, um diese Methode mehrfach zu wiederholen. Andere Therapeuten haben anstelle der Injektion Klistiere benutzt. Als Indikation werden allergische, spastische Haut- und Infektionskrankheiten angegeben.

Die Zusammenstellung von Friedl ist weniger anspruchsvoll. Hier werden einfach alte Volksmittel aneinandergereiht, ohne eine Wertung abzugeben. Da es sich um Empfehlungen handelt, die bis in unsere Tage Geltung zu haben scheinen, sei eine Auswahl von ihnen, soweit sie die Harnbehandlung betreffen, hier aufgeführt:

»Nüchterner Morgenspeichel oder der eigene Urin morgens über die Augen gestrichen, hilft bei allen Augenleiden.

Für rauhe und krätzige Händ und andere fließende Schäden: Item, das Zittern der Glieder. Wasche selbes öfters mit dem Harn eines Knaben oder eines anderen gesunden Menschen.

Gegen die Kröpfe kaufe einen neuen Topf nebst Stürze und einen Badeschwamm. Für den Schwamm zahle, was gefordert, auch muß das Geld von ungerader Zahl sein. Hierauf tue Deinen Urin, soviel zu drei verschiedenen Malen von Dir läßt, in den Topf, füge den Schwamm und den Kopf eines Hechtes hinzu, verschließe den Deckel fest mit Lehm und wenn dieser trocken geworden, brenne alles zu Pulver, indem Du vornehmlich zuerst den Urin einkochen läßt und nachher das Feuer vermehrest, bis aus dem ganzen ein Pulver wird. Dies tue in eine Flasche, gieße guten weißen Wein darauf, schüttele es durch und trinke täglich vom Vollmond bis auf den Neumond alle Morgen nüchtern ein Glas davon ...

Eine Wunde wasche alle Morgen mit Deinem eigenen Urin, bedecke sie mit einem leinernen Tuch und bewahre sie vor dem Zutritt der Luft.

Wenn Du der Biene nach einem Bienenstich nicht habhaft werden kannst, netze die Stelle mit Deinem Urin oder Speichel. Wespenstiche heilt man, indem man sein Wasser in Erde abschlägt, umrührt und auf den Stich legt.

Gegen geschwollene Beine schlage um diese leinernde Tücher, die mit Deinem Urin benetzt sind.

Geschwollene Geschlechtsteile werden heil, wenn man sie mit dem eigenen Urin wäscht.

Hat einer von der Brautnacht Angst, dann pisse er, vordem er ins Bett steigt, durch den Brautring.

Lege über Nacht eine Nähnadel in ein kupfernes Gefäß mit dem Urin der Betreffenden. Hat die Nadel am Morgen rote

und unter der Heerde geht/ frisch gesamlet und
gedörrt/ hernach in Wein geweicht/ uñ getrun=
cken/ ist gut für Scorpion=stiche/ sagt Gesner.
Hüner= (c) Kalb= und Hüner=koth ist auch wider
solche Stiche. (d) Wenn einer gifftige
Schwamme gessen/ so nehme er nur 2. Quint=
lein Hüner=koth/ saur Honig=safftes 1. Loth/
und trincks mit Wermuthbrüh/ so wird ein
heilsames brechen folgen / wie Galenus und
Ægineta bezeugen / welches auch Landrü
mit selbsteigner Erfahrung beglaubigt. Denn
er zu Lisabon zween edle Knaben des Königs
damit curiret hat. (e) Plinius (f) giebt weis=
sen Hüner=koth mit Jsop gekocht ein. Dient
auch mit Wein übergelegt wider Scorpio=
nen=stiche. Mit Essig wider toller Hunde Bis=
Hanen= se. Nimm Hanen=koth/ merck aber / Ha=
nen=nicht einer Hennen / oder Kappau=
nens=koth/ lasse ihn in Wasser kochen biß
auff den dritten Theil/ seige es durch/ und gieb
davon zu trincken. Jst wider alle Giffte ein be=
währtes Rulandinisch experiment. Auff Ka=
tzenbisse lege dünnen Hanen=koth mit seinem
Schwal= Schmaltz vermischt. Schwalben=koth
ben/ dient wider toller Hunde Bisse inn= und eus=
erlich/ (g) und derer Nest auffgelegt wider
der Vipern Biß. (h) Michel Schwam=
mern hatte eine Kröte vergifftet/ er legte Knob=
Tauben= lauch/ Saltz und Tauben=koth über die
koth/ Hand

(c) tab. XII. p. 42. (d) Plin. l. c. (e) Add. Fr.
Ranchin. tr. de morb. sibit. c. 14. p. 616. (f) L. XXIX.
c. 5. (g) Schröd. l. c. p. 320. (h) ibid.

Auszüge aus Paullinis »Dreck-Apotheke«.

Flecken, so ist das Frauenzimmer schwanger, ist sie schwärz-
lich angelaufen oder rostig, so ist sie es nicht.
Wenn eine in den Urin des Mannes oder des Frauenzimmers
geworfene Linse keimt, so sind sie fruchtbar, im Gegenteil
nicht.

Man erkennt aus diesen Sprüchen unschwer, daß manche Empfehlungen jahrhundertealt sind und zum sogenannten »gesunkenen Kulturgut« gehören, das heißt, ehemals in der Schulmedizin offiziell anerkannte und an den Universitäten im Medizinstudium gelehrte Phänomene werden zurückgedrängt oder vergessen und treten dann eruptiv Jahrhunderte später unter anderen Vorzeichen, zum Beispiel in der Volksmedizin, wieder an die Öffentlichkeit. Alles das aber, was Paullini als »Dreck-Apotheke« bezeichnet hatte, findet man auch unter den Therapieempfehlungen der sogenannten Naturvölker, wie man sich unschwer durch einen Blick in eines der zahlreichen ethnologischen Werke des 19. Jahrhunderts überzeugen kann. Neben menschlichem Urin als Heiltrank wurde in Persien in Apotheken sogar Bärenurin angeboten, und bei den Australiern ist besonders Frauenharn als äußeres Mittel bei zahlreichen Krankheiten hochgeschätzt. Besonders beliebt war die Urintherapie bei Tollwut, bei der offensichtlich andere Medikamente nicht halfen. Hier war nach der Erweiterung der Wunde das Ausbrennen mit einem glühenden Schlüssel, das Amputieren des betroffenen Gliedes als äußerste Maßnahme, aber zuerst auch das Auswaschen mit Urin bei vielen Kulturen üblich. An homöopathische Prinzipien erinnert auch die Empfehlung, bei Steinleiden der Blase Urin zu trinken, wobei schon in der Antike die Behandlung mit Stierurin besonders wirkungsvoll sein sollte.

In diesem Zusammenhang ist auch an die sogenannte »Signaturenlehre« des Paracelsus (1493–1541) zu denken, der die Ansicht vertrat, daß Gott bestimmten Heilmitteln Zeichen verliehen hätte, die der Kundige erkennen könne, um sie dann bei den dafür in Frage kommenden Krankheiten zu verwenden. Das spielte besonders in der Kräuterheilkunde eine große Rolle, wenn man etwa gelbe Blätter zur Behandlung der Gelbsucht, herzförmige Blüten gegen Herzkrankheiten verordnete und ebenso bei Harnleiden verschiedenster Art eben auch den eigenen oder den Urin von anderen Menschen oder gar Tieren. Hierbei könnte man im übrigen auch vom Analogiezauber sprechen, wie das in der Volkskunde vielfältig beobachtet werden konnte. So etwa bei der Empfehlung, Ohrenleiden durch das Trinken von Hasenurin zu kurieren, weil sich diese Tiere durch besonders lange Ohren auszeichnen. Unklar bleibt jedoch, warum bei bestimmten Kulturen die Frau während der Wehen den Urin ihres Mannes trinken sollte, da dieser als Ausscheidungsprodukt Träger besonderer Heilkräfte sein sollte.

Daß etwa in Korea eine Zeitlang der Urin den Platz des Waschwassers einnahm, indem man im Urin die Wäsche wusch und die Küchengeräte damit reinigte und zu diesem Zweck am Morgen zur Latrine ging, um dort den Urin in einem Behälter zu sammeln und sich sogar damit das Gesicht zu waschen, den Mund auszuspülen und die Zähne zu reinigen, sei nur am Rande erwähnt. Auch wurden alle möglichen medizinischen Tränke sozusagen mit Urin statt mit Alkohol konserviert, so ähnlich wie heute noch die Eskimos mit Urin Eisbär- oder Robbenfelle imprägnieren, wo dann erst, wie ich mich leider selbst als Schiffsarzt auf dem Segelschulschiff »Gorch Fock« während einer Nordlandreise überzeugen mußte, in den geheizten Räumlichkeiten mitteleuropäischer Provenienz der entsprechende Uringestank bemerkbar wird. Ein typisches Rezept, das man als Analogiezauber bezeichnen darf, findet sich in Ostpreußen. Dort höhlt man bei Auftreten einer Gelbsucht eine große Gelbmöhre aus, der Kranke muß dann in die Möhre urinieren, die nebst Inhalt in den Rauchfang gehängt wird. So wie der Urin verdampft, soll auch die Gelbsucht verschwinden.

In vielen Kulturen war auch nicht nur das noch heute beliebte Birkenwasser in Gebrauch, sondern auch der eigene Urin, der als wichtiges Schönheitsmittel galt. Es sollte nicht nur von Unreinheiten der Haut befreien, sondern auch die Haare wieder nachwachsen lassen, was sich freilich nie bestätigt hat. [Inzwischen liegen zahlreiche anderslautende Berichte vor. Anm. d. Autorin.]

Abschließend darf noch einmal auf einen berühmten Arzt der Antike zurückgegangen werden, der als der erste Pharmakologe betrachtet wird, Dioskorides (um 54 n. Chr.), denn dieser Arzt war ein begeisterter Anhänger der Harnapotheke. Der Eigenurin würde gegen den Biß der Viper, gegen tödliche Gifte, gegen Meerskorpione und andere giftige Meerestiere und gegen beginnende Wassersucht helfen. Bei dem Biß eines tollwütigen Hundes müsse man unbedingt Hundeurin verwenden, bei den verschiedensten juckenden Ausschlägen sei er wertvoll, ins Ohr geträufelt würde er Ohreiterungen trockenlegen. Knabenurin helfe gegen Atemnot, das Sediment bei verschiedenen Hauterkrankungen, aber auch als Zäpfchen eingelegt bei Schmerzen der Gebärmutter, auf die Augen aufgetragen gegen entsprechende Entzündungen der Augenlider. Stier- und Schweineharn hätten spezifische Kräfte, insbesondere Blasensteine zu zerstören. Ziegenharn helfe gegen Bauchwassersucht.

Da auch der berühmte römische Gelehrte Plinius der Ältere (23–79) geradezu Wunderdinge von der Harntherapie, insbesondere der äußerlichen, berichtete, ist es kein Wunder, daß diese Behandlung sich bis auf den heutigen Tag gehalten hat und als Waschmittel bei den verschiedensten Krankheitszuständen immer noch Anwendung findet. Zwei besonders kuriose Rezepte seien zum Schluß noch erwähnt: Der warme Harn eines sechsjährigen Knaben sei mit dem Wundermittel *Theriac*, einer Mischung von über 100 Ingredienzen, darunter Perubalsam und Opiumtinktur, besonders gegen Darmkrämpfe und Asthma wirksam. Bei Schwerbetrunkenen schließlich solle man in den Mund des Betrunkenen urinieren, »damit der Schnaps nicht zum Brennen kommt«. Diese Therapie dürfte freilich aus anderen Gründen durchaus Bewährungsproben bestanden haben.

An eine besondere Verwendung des Urins sei noch gedacht, die mit dem Fliegenpilzgenuß bei bestimmten sibirischen Völkerschaften in Zusammenhang steht. Die Korjaken liebten es, sich durch den Genuß von Fliegenpilzen in einen Rauschzustand zu versetzen, und erkannten bald, daß das wirksame Halluzinogen in den Urin übergeht und bemühten sich deshalb, den Urin eines in den Trancezustand geratenen

Vergifteten zu gewinnen und ihn selbst zu trinken. Er löste dann dieselben Wirkungen wie das Essen der Fliegenpilze aus, und so konnte eine solche Fliegenpilz-Zeremonie über mehrere Patienten allein durch die Weitergabe des Wirkstoffes im Urin verlängert werden. Andererseits konnten die Vergifteten ihren eigenen Rauschzustand verlängern, wenn sie nach dem Erwachen aus dem Schlaf sogleich wieder ihren Urin tranken, um erneut die freilich erwünschten Vergiftungssymptome an sich beobachten zu lassen (siehe Seite 211 ff.). Diese Methode ist jedoch nicht ungefährlich, weil immer wieder infolge von schweren Intoxikationen auch tödliche Vergiftungsfälle beobachtet worden sind.

Daß im übrigen der Urin in Notsituationen nicht nur zum Benetzen von Wunden und Hauterkrankungen benutzt wurde, sondern auch als Rettungsmittel vor dem Verdurstungstod Verwendung fand, dafür gibt es einige Beispiele aus der Schiffahrtsmedizin. Doch hat sich in allen Fällen gezeigt, daß weder das Trinken von Salzwasser noch das des eigenen Urins vor den Folgen einer Verdurstung bewahrt, sondern im Gegenteil die erneute Zuführung von Kochsalz im Meerwasser und erheblich angereicherten Mineralien im konzentrierten Urin die Ausgangslage des Verdurstenden noch verschlechtert. Einen eindrucksvollen Bericht hat der Matrose Heinrich Zimmermann aus Wiesloch mitgeteilt, der an der dritten Weltreise des berühmten englischen Kapitäns James Cook (1728–1779) in den Jahren von 1776 bis 1780 teilgenommen hatte. Er veröffentlichte seine Erfahrungen und Erlebnisse schon ein Jahr nach seiner Rückkehr in seinem Bericht »Reise um die Welt mit Capitain Cook« (Mannheim 1781). Darin erwähnte er eine Expedition auf eine unbewohnte Südseeinsel, wo sich ein Landsmann und ein Engländer verirrten, die erst nach einigen Tagen wiedergefunden werden konnten. Der Engländer hatte Schildkröten erlegt und ihr Blut ausgesaugt, der Deutsche aber seinen Urin getrunken. Als man ihn fand, war er »mehr tot als lebendig«. [Inzwischen liegt eine Reihe von Schilderungen über Kriegsgefangene, Forscher, Wüstenbewohner etc. vor, die sich durch das Trinken von Urin retteten. Anm. der Autorin.]

Auch heute noch ist also der Urin ein Spiegel des gesamten Körpers. Freilich nicht mehr in der Weise, wie sich sogenannte Naturvölker, aber auch Ärzte vergangener Epochen dies vorgestellt hatten. Die subtile Analyse einzelner im Urin nachweisbarer Stoffe bis hin zu den Abbauprodukten von Nahrungs-, Genuß- und Heilmitteln hat erneut die Bedeutung des Harns als wertvolles Diagnostikum erwiesen. Ob seine Verwendung als Therapeutikum tatsächlich gerechtfertigt war und vielleicht auch heute noch unter gewissen Umständen sein könnte, steht auf einem anderen Blatt. Daß aber gerade die Behandlung bestimmter Hautkrankheiten mit harnstoffhaltigen Medikamenten in jüngster Zeit erneut an Bedeutung gewonnen hat, läßt darauf schließen, daß sich hier eine Neuentwicklung anzubahnen scheint.

Gedrucktes

Komisch, als Journalistin weiß ich ja eigentlich, wie geduldig Papier ist. Aber jedesmal, wenn mich ein neuer Artikel erreichte, habe ich mich naiv gefreut, weil die Glaubwürdigkeit, die von Gedrucktem ausgeht, mir tatsächlich gerade anfangs gegen meine beträchtlichen Zweifel am Thema half. Mehr als die authentischen Schilderungen einzelner. Eigentlich Quatsch, aber dennoch möchte ich Ihnen wenigstens einen Teil der Ausbeute nicht vorenthalten, für den ich mich bei allen Einsenderinnen und Einsendern herzlich bedanke.

Sigmund Freud
In John Gregory Bourke, Der Unrat in Sitte, Brauch, Glauben und Gewohnheitsrecht der Völker, Leipzig 1913, fand sich folgendes Geleitwort von Sigmund Freud über das Thema Ekel vor den eigenen Ausscheidungen. Aus: Sigmund Freud, Gesammelte Werke X, © 1946 Imago Publishing Co, Ltd., London. Abdruck mit Genehmigung der S. Fischer Verlag GmbH, Frankfurt am Main.

Als ich im Jahre 1885 als Schüler Charcots in Paris weilte, zogen mich neben den Vorlesungen des Meisters die Demonstrationen und Reden Brouardels am stärksten an, der uns an dem Leichenmaterial der Morgue zu zeigen pflegte, wieviel es Wissenswertes für den Arzt gäbe, wovon doch die Wissenschaft keine Notiz zu nehmen beliebte. Als er einmal die Kennzeichen erörterte, aus denen man Stand, Charakter und Herkunft des namenlosen Leichnams erraten könne, hörte ich ihn sagen: »*Les genoux sales sont le signe d'une fille honnête.*« Er ließ die schmutzigen Knie Zeugnis ablegen für die Tugend des Mädchens!
Die Mitteilung, daß körperliche Reinlichkeit sich weit eher

mit der Sünde als mit der Tugend vergesellschafte, beschäftigte mich oftmals später, als ich durch psychoanalytische Arbeit Einsicht in die Art gewann, wie sich die Kulturmenschen heute mit dem Problem ihrer Leiblichkeit auseinandersetzen. Sie werden offenbar durch alles geniert, was allzu deutlich an die tierische Natur des Menschen mahnt. Sie wollen es den »vollendeteren Engeln« gleichtun, die in der letzten Szene des *Faust* klagen:

> *Uns bleibt ein Erdenrest*
> *Zu tragen peinlich*
> *Und wär' er von Asbest,*
> *Er ist nicht reinlich.*

Da sie aber von solcher Vollendung weit entfernt bleiben müssen, haben sie den Ausweg gewählt, diesen unbequemen Erdenrest möglichst zu verleugnen, ihn vor einander zu verbergen, obwohl ihn jeder vom anderen kennt, und ihm die Aufmerksamkeit und Pflege zu entziehen, auf welche er als integrierender Bestandteil ihres Wesens ein Anrecht hätte. Es wäre gewiß vorteilhafter gewesen, sich zu ihm zu bekennen und ihm soviel Veredelung angedeihen zu lassen, als seine Natur gestattet.

Es ist gar nicht einfach zu übersehen oder darzustellen, welche Folgen für die Kultur diese Behandlung des »peinlichen Erdenrestes« mit sich gebracht hat, als dessen Kern man die *sexuellen* und die *exkrementellen* Funktionen bezeichnen darf. Heben wir nur die eine Folge hervor, die uns hier am nächsten angeht, daß es der Wissenschaft versagt worden ist, sich mit diesen verpönten Seiten des Menschenlebens zu beschäftigen, so daß derjenige, welcher diese Dinge studiert, als kaum weniger »unanständig« gilt, wie wer das Unanständige wirklich tut.

Immerhin, Psychoanalyse und Folkloristik haben sich nicht abhalten lassen, auch diese Verbote zu übertreten, und haben uns dann allerlei lehren können, was für die Kenntnis des Menschen unentbehrlich ist. Beschränken wir uns hier auf die Ermittlungen über das Exkrementelle, so können wir als Hauptergebnis der psychoanalytischen Untersuchung mitteilen, daß das Menschenkind genötigt ist, während seiner ersten Entwicklung jene Wandlungen im Verhältnis des Menschen zum Exkrementellen zu wiederholen, welche wahrscheinlich mit der Abhebung des Homo sapiens von der Mutter Erde ihren Anfang genommen haben. In frühesten Kindheitsjahren ist von einem Schämen wegen der exkrementellen Funktionen, von einem Ekel vor den Exkrementen noch keine Spur. Das kleine Kind bringt diesen wie anderen Sekretionen seines Körpers ein großes Interesse entgegen, beschäftigt sich gerne mit ihnen und weiß aus diesen Beschäftigungen mannigfaltige Lust zu ziehen. Als Teile seines Körpers und als Leistungen seines Organismus haben die Exkremente Anteil an der – von uns narzißtisch [auf sich selbst bezogen] genannten – Hochschätzung, mit der das Kind alles zu seiner Person gehörige bedenkt. Das Kind ist etwa stolz auf seine Ausscheidungen, verwendet sie im Dienste seiner Selbstbehauptung gegen die Erwachsenen. Unter dem Einfluß der Erziehung verfallen die *koprophilen* [koprophil = kotliebend] Triebe und Neigungen des Kindes allmählich der Verdrängung; das Kind lernt sie geheimhalten, sich ihrer schämen und vor den Objekten derselben Ekel zu empfinden. Der Ekel geht aber, streng genommen, nie so weit, daß er die eigenen Ausscheidungen träfe, er begnügt sich mit der Verwerfung dieser Produkte, wenn sie von anderen stammen. Das Interesse, das bisher den Exkrementen galt, wird auf andere Objekte übergeleitet, z. B. vom Kot aufs Geld, welches dem Kinde ja erst spät bedeutungsvoll wird. Aus der Verdrängung der koprophilen Neigungen entwickeln sich – oder verstärken sich – wichtige Beiträge zur Charakterbildung.

Die Psychoanalyse fügt noch hinzu, daß das exkrementelle Interesse beim Kinde anfänglich von den sexuellen Interessen nicht getrennt ist; die Scheidung zwischen den beiden tritt erst später auf, aber sie bleibt nur unvollkommen; die ursprüngliche, durch die Anatomie des menschlichen Körpers festgelegte Gemeinschaft schlägt noch beim normalen Erwachsenen in vielen Stücken durch. Endlich darf nicht vergessen werden, daß diese Entwicklung ebensowenig wie irgendwelche andere ein tadelloses Ergebnis liefern können; ein Stück der alten Vorliebe bleibt erhalten, ein Anteil der koprophilen Neigungen zeigt sich auch im späteren Leben wirksam und äußert sich in den Neurosen, Perversionen, Unarten, Gewohnheiten der Erwachsenen.

Die Folkloristik hat ganz andere Wege der Forschung eingeschlagen und doch dieselben Resultate wie die psychoanalytische Arbeit erreicht. Sie zeigt uns, wie unvollkommen die Verdrängung der koprophilen Neigungen bei verschiedenen Völkern und zu verschiedenen Zeiten ausgefallen ist, wie sehr sich die Behandlung der exkrementellen Stoffe auf anderen Kulturstufen der infantilen Weise annähert. Sie beweist uns aber auch die Fortdauer der primitiven, wahrhaft unausrottbaren, koprophilen Interessen, indem sie zu unserem Erstaunen vor uns ausbreitet, in welcher Fülle von Verwendungen in Zauberbrauch, Volkssitte, Kulthandlung und Heilkunst die einstige Hochschätzung der menschlichen Ausscheidungen sich neuen Ausdruck geschaffen hat. Auch die Beziehung dieses Gebietes zum Sexualleben scheint durchweg erhalten zu sein. Mit dieser Förderung unserer Einsichten ist eine Gefährdung unserer Sittlichkeit offenbar nicht verbunden.

Das Meiste und Beste, was wir über die Rolle der Ausscheidungen im Leben der Menschen wissen, ist in dem Buche von J. G. Bourke *Scatologic Rites of all Nations* zusammengetragen. Es ist daher nicht nur ein mutiges, sondern auch ein verdienstvolles Unternehmen, dieses Werk den deutschen Lesern zugänglich zu machen.

C. Plinius Secundus der Ältere

Als der älteste vorliegende Autor, der sich mit dem Thema Urin befaßte, soll hier C. Plinius Secundus der Ältere zu Wort kommen. Aus: C. Plinius Secundus d. Ä, Naturkunde. Lateinisch – Deutsch,

Buch XXVIII, Medizin und Pharmakologie: Heilmittel aus dem Tierreich, herausgegeben und übersetzt von Roderich König in Zusammenarbeit mit Gerhard Winkler, Artemis Verlag, München und Zürich 1988.

Heilmittel vom Mann: Harn Bei heftigen Beschwerden in den Nieren, Lenden und der Blase soll man Linderung verspüren, wenn man in der Badewanne auf dem Bauch liegend den Harn läßt. Verbindet man Wunden mit einem Heraklesknoten, sollen sie merkwürdigerweise viel schneller heilen, und es soll auch von einer gewissen nützlichen Wirkung sein, sich täglich mit einem solchen Knoten zu umgürten ...

Gegen Triefaugen ist es gut, sich hinter den Ohren, und bei tränenden Augen an der Stirn zu reiben ...

Auch bei Harn findet man bei den Schriftstellern nicht nur große Kenntnis, sondern auch Aberglauben; man hat ihn in verschiedene Arten eingeteilt, und auch [der Harn] von Kastraten soll gegen die Behexung der Fruchtbarkeit gut sein. Aber von dem, was mitzuteilen erlaubt ist: der Harn noch nicht geschlechtsreifer Knaben ist gut gegen den Speichel der Schlangen, die man »Spucker« (ptyádes) nennt, weil sie das Gift in die Augen der Menschen speien, [weiterhin] gegen Flecken, Trübungen, Narben, kleine Geschwüre der Augen und Erkrankungen der Augenlider, mit Ervenmehl gegen Verbrennungen, gegen Eiter und Würmchen in den Ohren, wenn man den Harn mit Kopflauch in einem neuen irdenen Gefäß bis zur Hälfte einkocht. Sein Dampf fördert auch die Menstruation der Frauen. Salpe macht damit Umschläge mit dem Saft des Basilienkrautes zur Kräftigung der Augen, streicht ihn bei Sonnenbrand mit Eiweiß, wirksamer mit dem eines Straußeneies, zwei Stunden lang auf. Auch Tintenflecken lassen sich mit Harn auswaschen. Männerharn heilt die Fußgicht, und die Walker gelten dafür als Beweis, weil man behauptet, sie würden deswegen von dieser Krankheit nie befallen. Die Asche von Austernschalen vermischt man mit altem Harn gegen Ausschläge am Körper von Kindern und gegen alle fließenden Geschwüre. Man streicht ihn auf ausgefressene Stellen, Verbrennungen, Schäden am Gesäß, Risse und Skorpionstiche. Die angesehensten Hebammen versichern, daß keine andere Flüssigkeit das Jucken am Körper wirksamer heile, wenn man Natron zusetzt, auch Geschwüre am Kopf, Kopfgrind und um sich fressende Geschwüre, besonders an den Geschlechtsteilen. Am meisten nützt aber jedem, was zu sagen erlaubt sei, der eigene Harn, wenn man ihn sogleich nach einem Hundebiß und bei stekkengebliebenen Stacheln von Igeln in einem Schwamm oder in Wolle auflegt, oder wenn man ihn, mit Asche verknetet, gegen Bisse eines tollwütigen Hundes oder gegen Schlangenbisse anwendet. Denn es wird als Wunder gegen Skolopenderbisse überliefert, daß Verletzte sofort [von ihren Schmerzen] befreit werden, wenn sie ihren Scheitel mit einem Tropfen ihres eigenen Harns berührt haben ...

R. Dale Guthrie

Zum selben Thema sandte Christa Wenzel aus Bergisch Gladbach folgenden Auszug zu aus R. Dale Guthrie, Das gewisse Etwas. Signale des menschlichen Körpers: Was zieht uns an, was stößt uns ab? Kindler Verlag, München 1978.

Das gewisse Etwas Nichts ist mit so starken Tabus umgeben wie die körperlichen Ausscheidungsprozesse. Selbst »schmutzige« Witze befassen sich in der Mehrzahl mit sexuellen Tabus und nur selten mit Anspielungen auf Urinations- und Defäkationsvorgänge. Und den meisten dreht sich auch eher beim Anblick (und dem Geruch) von Fäzes der Magen um als beim Anblick von Blut bzw. schweren Verletzungen. Sowohl Blut wie auch Urin sind normalerweise frei von pathogenen Elementen – sie sind sogar steriler als das Wasser der meisten Quellen. Doch wenn man unter Todesdrohung gezwungen würde, entweder Blut oder Urin zu trinken, würde die große Mehrzahl sich für Blut entscheiden. Unsere Abneigung gegenüber Ausscheidungsprodukten kann also keineswegs nur hygienische Gründe haben. Ein Blick auf die Säugetiere zeigt, daß sie sich Körperexkrementen gegenüber ganz ähnlich verhalten. [Dies ist ein Irrtum: Hunde- und Katzenmütter beispielsweise lecken die Exkremente ihrer Jungen zur Reinerhaltung des Nestes auf. Anm. d. Autorin.] Bei Vögeln ist es allerdings anders, ausgenommen jene Fälle, bei denen sie sich damit ihr Federkleid beschmutzt haben. Woher kommt bei uns und den Säugetieren diese soziale Empfindsamkeit gegenüber den Ausscheidungsprodukten?

... Meiner Meinung nach beruhen die zwischen Psyche und Blase bzw. den Harnröhrenmuskeln zu beobachtenden autonomen Wechselwirkungen auf unserem Säugetiererbe. Erregung und Spannung »drücken auf die Blase«, weil wir genau wie ein Hund, der in seinem Hof einen fremden Geruch wahrnimmt, eine Marke setzen wollen. An besonders anstrengenden Tagen im Büro müssen wir sehr viel häufiger in den Waschraum (und nicht nur, um uns die Finger zu waschen). Dagegen ist es äußerst schwer, in völlig fremdartiger Umgebung (beispielsweise inmitten der angsteinjagenden Gerüche einer Klinik) zu urinieren. Unser Säugetiererbe verbietet uns in gewissem Sinn, fremdes Territorium durch unseren Urin zu markieren.

Trotz der Tatsache, daß sich auch bei uns noch diese Wechselwirkungen beobachten lassen, ist unser daraus resultierendes Verhalten größtenteils als rudimentär zu bezeichnen und wird häufig auch durch andere Eingeweide-Syndrome mitbestimmt, die ganz anderen Funktionen dienen. Doch man kann in bestimmten Situationen noch recht deutlich das tierische Verhalten erkennen. Besonders auffällig wird es in psychischen Pathologien wie unkontrollierbaren Defäkationszwängen. Wir beduften unsere Ausscheidungen wohl nicht mehr durch Spezialdrüsen (obwohl wir noch eine Vorhautdrüse besitzen), aber der ranzige Geruch von Harnstoff oder den bakteriellen Bestandteilen der Fäzes erfüllt uns mit übertriebenem Ekel. Und »Wind« abzulassen gilt als fast ebenso abscheulich wie eine unkontrollierte Kotentleerung.

Genau wie die Wölfe und das Wild haben auch die Menschen verschiedene Urinierhaltungen, die zum Teil durch die geschlechtsspezifische Anatomie bestimmt sind. Interessanterweise lernt aber der kleine Junge zunächst in derselben Haltung zu urinieren wie das Mädchen, also in der Defäkationshaltung. Hat er dann gelernt, es im Stehen zu tun, nimmt er eine übertriebene vorsichtige Haltung ein, um sich auf keinen Fall die Zehen naß zu machen. Die Beine werden nach hinten durchgedrückt, Bauch und Kreuzbein nach vorn gepreßt, die Schultern nach hinten gedrückt und der Kopf nach vorn gebeugt, um alles genau beobachten zu können.

Das Mara, ein südamerikanisches Nagetier, benützt das Urinieren als Drohgebärde gegenüber untergeordneten Artgenossen. Auch viele Kaninchenarten zeigen dieses Verhalten. Einen anderen Menschen beim Urinieren als Zielscheibe zu benutzen, ist die extremste Form der Verachtung. Vielleicht ist das Anspucken eine Art Ritualisierung dieses Verhaltens. Und Redewendungen wie »ich pinkle dich an« oder »ich scheiß auf dich« drücken den höchsten Grad von Zurückweisung bzw. Verachtung aus.

Die Einstellungen gegenüber den Ausscheidungsprozessen und ihren Produkten sind weitgehend kulturspezifisch. In manchen Kulturen sind sie durch äußerst starke Tabus belegt, in anderen verhält man sich weniger streng. Ich bin nicht sicher, ob es dabei allgemeine Richtlinien gibt. In unserem Kulturkreis scheinen Menschen aus ländlichen Gebieten in dieser Beziehung weniger zurückhaltend und empfindlich zu sein als Städter. Vielleicht sind die Tabus dort strenger, wo mehr Menschen auf begrenztem Raum zusammenleben müssen...

Zu Beginn sagte ich, daß dieses Buch an viele Tabus rühren werde – an jene Mysterien, die unsere bei der Körpersprache verwendeten Organe umgeben. Die meisten wichtigen Tabusysteme sind Regulatoren der sozialen Interaktion und stehen in engem Zusammenhang mit unserem biologischen Erbe. Darüber hinaus brachte die Verwobenheit von Sexualität und Status recht unterschiedliche sexuelle Tabus hervor, und die übertriebene und irrationale Haltung gegenüber Genitalien und Urin verweist auf eine Millionen Jahre alte Tradition von Genitalsignalen und Exkrementmarkierungen, die annähernd alle Säugetiere umfaßte.

Ich habe nicht die Absicht, bestimmte Tabus einfach niederzureißen, und auf keinen Fall möchte ich mit Feingefühl zu behandelnde Dinge in den Schmutz ziehen oder unsere ästhetischen Werturteile durcheinanderbringen. Wir können und sollten unsere Tabus beibehalten. Doch es macht Spaß, einen Augenblick lang die Zeit anzuhalten – wie wir es als Kinder beim Spielen taten, wenn wir schnell etwas Wichtiges zu erledigen hatten –, um die eigentliche Bedeutung der Tabus bewußter zu sehen. Anschließend steigen wir dann wieder in unseren Panzer und bedienen uns der gewohnten Verhüllungsstrategien und Tabusysteme. Es ist zu hoffen, daß der kurze Ausflug unser Bewußtsein bereichert hat.

Indische Heilkünstler

Ein ganz anderes Verhältnis zum Urin haben offensichtlich viele indische Heilkünstler, wie die von Wolfgang K. aus Bielefeld zugesandten Artikel beweisen. Aus: Der Spiegel, Nr. 39, 1977.

Schöne Kur – Indische Heilkünstler empfehlen Urin-Trinken als Kur gegen viele Leiden. Selbst Regierungschef Desai kurt mit Urin. Wenn der Kleinbauer Prahalad Das Patel im Dorf Schiladsch morgens zur Arbeit geht, ermahnt er stets seine Kinder, nicht jene Flaschen zu zerbrechen, die er in der kleinen Waschnische abgestellt hat. Denn die Behälter sind sein kostbarster Besitz: Sie enthalten seinen Urin; mancher Inhalt ist über ein Jahr alt.

Für »Prahaladbhai«, Bruder Prahalad, wie er von seinen Mitbürgern landesüblich genannt wird, ist sein Urin Medizin gegen alle erdenklichen Leiden, und er schwört darauf, daß er dem Trunk, der nach Ansicht europäischer Schulmedizin zu Harnstoffvergiftung führen kann, sein Leben verdankt:

»Vor zehn Jahren hatte ich schwere Verdauungsbeschwerden, später bekam ich Grauen Star, ich konnte nicht mehr lesen, kaum noch etwas sehen. Heute bin ich völlig gesund, brauche nicht einmal eine Brille. Mit meinen 65 Jahren arbeite ich noch 15 Stunden pro Tag und marschiere täglich über 30 Kilometer.«

Prahalad begann Urin zu trinken, nachdem er »Nanaw Mutra« (Menschen-Urin), einen »Leitfaden der Urin-Therapie für vollkommene Gesundheit«, gelesen hatte. Das Buch eines Gelehrten namens Raodschi-bhai Manibhai Patel war 1959 in der Hauptstadt seines Staates, Gujarat im westlichen Indien erschienen und wurde bisher 18mal aufgelegt – in Gujarati, Hindi und Kannada, einer südindischen Sprache.

Das Pamphlet empfiehlt Urin-Kuren gegen fast alle Krankheiten, von Krebs bis Husten, Magengeschwüren bis Hämorrhoiden, ja selbst Lepra und Pest.

Es zitiert aus alten Sanskrit-Schriften eine Unterhaltung des Gottes Schiwa mit seiner Gattin: »Der Urin-Praktiker soll keine salzigen und scharfen Speisen zu sich nehmen, maßvoll essen, viel arbeiten, seine Stimme unter Kontrolle halten und auf dem Boden schlafen. Er soll frühmorgens aufstehen und gegen Osten gerichtet urinieren. Die ersten und letzten Tropfen soll er weglassen, den Rest in einem Behälter sammeln und trinken. So genossen ist ›Schiwambu‹ (das Wasser Schiwas) wie Nektar, es vertreibt Krankheit und Alter.«

Auch das Alte Testament wird zitiert mit dem Vers »Trinke das Wasser aus deiner eigenen Zisterne« sowie englische und französische Werke aus vergangenen Jahrhunderten, in denen der eigene Urin als »die beste und wirksamste Medizin gegen alle inneren und äußeren Leiden« gepriesen wird. Aus dem Buch »Lebenswasser« des englischen Heilpraktikers John Armstrong werden insbesondere Fälle geschildert, in denen angeblich als unheilbar aufgegebene Krebskranke mittels Urin wieder gesundeten.

Einen besonderen Gütestempel erhielt die Urin-Fibel durch das Vorwort eines eifrigen Jüngers der Kur, der heute nicht nur 81 und bei allerbester Gesundheit ist, sondern seit sechs

Monaten auch noch die 620 Millionen Inder regiert: Ministerpräsident Morardschi Desai, der selbst aus dem Gujarat stammt.

»Ich hoffe«, schrieb der Premier – damals Finanzminister im Kabinett Nehru –, »daß in einer Zeit, wo so viele merkwürdige Medizinen fabriziert werden, diese so schöne und einfache Therapie viele Anhänger findet.«

Desai bekennt sich selbst als Praktiker der Therapie: »Die Hauptschwierigkeit der Behandlung liegt in der instinktiven Ablehnung allein schon des Begriffes Urin. Das muß geändert werden, die Leute müssen an die Anwendung von Urin genauso gewöhnt werden wie an die jeder anderen Medizin, die weder gut riecht noch schmeckt. Der Autor hat einiges in dieser Beziehung getan. Er gibt nicht nur seine eigenen Erfahrungen und die seiner Familie wieder, sondern auch die anderer.«

Seine Botschaft ist, scheint's, landesweit angekommen. Seit der strikt vegetarische Greis Indien kommandiert und daranging, seinen Landsleuten den Alkohol zu verbieten, wird sein täglicher Morgentrunk aus eigener Quelle immer populärer. Der Herausgeber von »Manaw Mutra«, Pannalal Dschaweri, gleichzeitig Vorsitzender der wohltätigen Organisation »Bharat-Sevak-Samadsch«, die der Urin-Therapie verschrieben ist, gibt sich felsenfest überzeugt:

»Morardschibhai (Bruder Morardschi) ist nur deshalb so gesund und fit, weil er die Urin-Kur praktiziert.« Er weist auch einen Brief des Premiers vor – datiert von Juli 1977 –, in dem Desai schrieb: »Ich glaube fest an ›mutra-Tschikitsa‹ (Urin-Heilkunst). Für unser armes Land ist dies sicher die beste Kur.«

Urin wurde sogar zum Thema einer Debatte in der Radschja Sabha, dem indischen Oberhaus. Gesundheitsminister Radsch Narain teilte den Abgeordneten mit, er habe Mediziner beauftragt, die Wirkungen der Urin-Therapie wissenschaftlich zu untersuchen. Sollte sie sich als nützlich erweisen, werde sein Ministerium Urin-Kuren ins Gesundheitssystem des ganzen Landes aufnehmen.

Die wachsende Anhängerschaft der Urin-Heilkunde schwört darauf, daß der Nektar aus der eigenen Niere fast alle Krankheiten zu heilen, ihnen auch vorzubeugen vermöge, ob Krebs, ob Syphilis, ob Herzversagen, ob Zuckerkrankheit.

Voraussetzung sei vegetarisches Essen während der Behandlung, Verzicht auf Alkohol, Kaffee aber auch Rauchen.

Bauer Prahalad hat seine eigene Urin-Therapie bis ins letzte verfeinert. Er trinkt zwar nur frisch Uriniertes, läßt Urin für äußerliche Anwendung aber in Flaschen reifen. Für schwere Fälle von Ekzemen hat er anderthalbjährigen Urin, den er vor dem Einreiben zuweilen auch noch aufkocht.

»Nur den eigenen Urin trinken!« – Interview mit dem indischen Urin-Kur-Propheten Dschaweri Die indische Organisation Bharat-Sevak-Samadsch setzte sich landesweit für Urin-Trinken ein. Pannalal Dschaweri ist ihr Chef.

Der Spiegel: Trinken Sie selbst Ihren Urin?

Dschaweri: Ja.

Der Spiegel: Jeden Tag?

Dschaweri: Jeden Tag!

Der Spiegel: Wie alt sind Sie?

Dschaweri: 74.

Der Spiegel: Wieviel Urin trinken Sie?

Dschaweri: Morgens, sobald ich aufwache, trinke ich alles, was ich ablasse. Später, gegen neun oder zehn, trinke ich das Ergebnis meines zweiten Wasserlassens.

Der Spiegel: Haben Sie mit dieser Urin-Kur schon ein spezielles Leiden kuriert?

Dschaweri: Ja, Grauen Star.

Der Spiegel: Wenden Sie Urin auch äußerlich an?

Dschaweri: Ja, ich spüle zum Beispiel meine Augen mit Urin. Ich bewahre Urin auch in Flaschen einige Tage auf, das hilft dann gegen Hautkrankheiten.

Der Spiegel: Wie kommen Urin-Trinker über den Geruch hinweg, wird Ihnen nicht schlecht beim Einnehmen?

Dschaweri: Der Geruch ist sicher nicht appetitlich. Aber nach einigen Tagen spürt man das nicht mehr. Beim ersten Mal

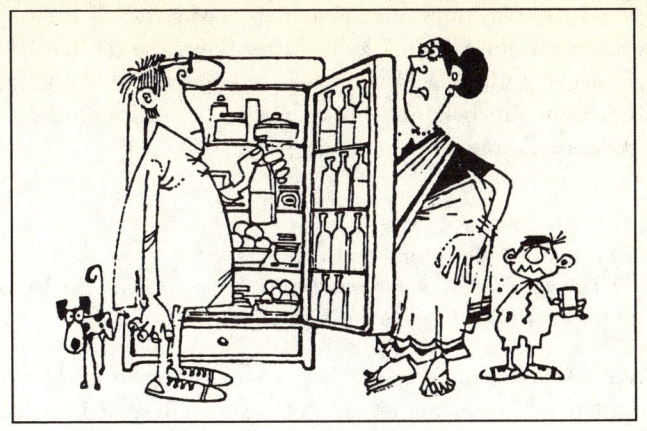

Indische Urin-Karikatur:
»Mußt Du Deine Flaschen im Kühlschrank lagern?«

kann man einige Tropfen einer wohlriechenden Essenz da-
zutun.

Der Spiegel: Und Sie sind überzeugt, daß Urin alle möglichen
Leiden heilen kann – wie funktioniert das?

Dschaweri: Man glaubt, Urin sei etwas Schmutziges, das der
Körper abstößt. In Wahrheit ist das so: Wenn man Nahrung zu sich nimmt, gibt die dem Körper Energie. Wenn
aber im Körper ein Krankheitskeim steckt, nimmt er bestimmte Elemente der Nahrung nicht auf. Sie gehen mit
dem Urin ab. Wenn man sie mit dem Urin wieder auf-
nimmt, kuriert das die Krankheit. Wichtig ist, daß man
seinen eigenen Urin trinkt.

Der Spiegel: Und welche Krankheiten können Ihrer Meinung
nach auf diese Weise kuriert werden?

Dschaweri: Tuberkulose, Ekzeme, Herzkrankheiten, Bronchitis und Lähmungen.

Der Spiegel: Man muß als Urin-Trinker Vegetarier sein?

Dschaweri: Ja, unbedingt. Man sollte die Urin-Kur mit ein bis
zwei Fastentagen einleiten, in denen man dazu höchstens
gekochtes Wasser oder Milch zu sich nimmt.

Der Spiegel: Was muß noch beachtet werden?

Dschaweri: Kein Alkohol, kein Kaffee, kein starker Tee!

Der Spiegel: Indiens Ministerpräsident Desai ist als Anhänger der Urin-Kur bekannt. Praktiziert er sie noch immer?

Dschaweri: Ja, täglich, jeden Morgen.

Die Rolle des Melatonins im Urin

Zum Thema »Melatonin als entscheidender Inhaltsstoff des Urins« gingen folgende Zeitungs- bzw. Zeitschriftenbelege ein:

Ein Glas Urin täglich beruhigt Unter vielen Yogis auf dem indischen Subkontinent ist die Sitte verbreitet, den eigenen Urin zu trinken. Eine mögliche wissenschaftliche Erklärung dafür fanden nun M. Mills und T. Faunce von der Universität Newcastle in Australien (*Medical Hypotheses, Vol. 36, S. 195, 1992*): Urin enthält Melatonin, ein Hormon, das während der Nacht von der Hirnanhangdrüse ausgeschüttet wird und das eine beruhigende Wirkung hat. Außerdem steuert Melatonin unter anderem die tageszeitliche Rhythmik zahlreicher Körperfunktionen. Ein Glas Urin nach dem Aufwachen könnte dem Körper vorgaukeln, er hätte mehr Schlaf gehabt als tatsächlich der Fall war – was bei verschiedenen Meditationspraktiken, die den Schlaf sehr reduzieren, von Vorteil ist. Die beruhigende Wirkung, so die Wissenschaftler, erleichtere überdies die Meditation. Um diesen Effekt zu erzielen, müsse jedoch der Urin einige Wochen lang eingenommen werden. Auch alte Yogatexte empfehlen, zunächst über einen Monat hinweg täglich Urin zu trinken.
Süddeutsche Zeitung 1992

Alter Yogi-Trick im Test – Morgenurin als Beruhigungsdrink: ist's das Melatonin, das wirkt? Wie wär's mit einem Gläschen Urin als streßdämpfendem Tranquilizer? Funktioniert wahrscheinlich, aber nur, wenn's der Morgenurin ist!
Das ist zumindest die Hypothese von M. Mills und T.

Faunce, Wissenschaftler an der University of Newcastle, New South Wales. Die beiden suchen zu ergründen, warum indische Yogis derartiges praktizieren. Die Yogis lehren, daß man dadurch mehr Ruhe zur Meditation gewinne, allerdings ist eine einmonatige Gewöhnungsphase erforderlich. Und ganz besonders wirksam sei der Urin von Kindern vor der Pubertät.

Die Wissenschaftler versuchen das so zu erklären: Urin, insbesondere der morgendliche, ist reich an Melatonin – einem Hormon, das von der Zirbeldrüse vor allem nachts ausgeschüttet wird. Niemand weiß genau, wie es wirkt; es spielt aber jedenfalls eine Rolle in der zirkadianen Rhythmik, wirkt auch leicht analgetisch und macht schläfrig. Kinder mit ihrem besonders tiefen Schlaf schütten es reichlicher aus als Erwachsene.

Der Yogi-Praxis könnte also ein endokriner Mechanismus zugrunde liegen, so daß frühes Aufstehen und die folgende Meditation mit der zusätzlichen Dosis Melatonin leichter fallen. Das soll jetzt gar, wie sich's für wissenschaftliche Hypothesen geziemt, doppelblind getestet werden: Yogis sollen mit Morgen- oder Tagesurin »behandelt« und die endokrinen und psychischen Wirkungen bestimmt werden.

Ärztliche Praxis, Juni 1992

Trink-Gewohnheiten Das Trinken von Urin beruhigt und macht unempfindlich gegen Schmerz. Herausgefunden haben das eigentlich indische Yogis, zu deren absonderlichen Gewohnheiten das Trinken von Urin seit jeher gehört. Der Wirkstoff in dem ekeligen Getränk ist Melatonin, ein etwas rätselhaftes Hormon, das nur nachts produziert wird. Im Urin kommt es besonders viel vor. Die Yogis nehmen normalerweise ihren eigenen Urin, behaupten aber, es sei besser, den von vorpubertären Kindern zu trinken. Auch diese Gewohnheit wird von Wissenschaftlern der Universität von New South Wales gedeckt: In der Pubertät nimmt die Qualität des Schlafes ab, und es wird nicht so viel Melatonin produziert. Wer Melatonin zu sich nimmt, braucht weniger

Schlaf, es kann andererseits aber auch schläfrig machen. Man nimmt an, daß das unerforschte Hormon Teil der »inneren Uhr« eines Menschen ist.
Ursula Niedeck, Der Freitag, März 1992

Die Pilze in der Kultur

Der folgende Aufsatz von Claude Lévi-Strauss, der uns von Rita Mühlbauer aus München zugesandt wurde, behandelt einen ganz außergewöhnlichen Aspekt des Urin-Trinkens: Den Rausch durch Fliegenpilzgenuß bzw. die »Mehrfachberauschung«. Aus: Claude Lévi-Strauss, Strukturale Anthropologie II, © für die deutschsprachige Ausgabe Suhrkamp Verlag, Frankfurt am Main 1977, übersetzt von Eva Moldenhauer, Hanns H. Ritter und Traugott König.

Zu einem Buch von R. G. Wasson Wie man weiß, räumen die Hymnen [Lobgesänge] des Rigveda [das älteste Zeugnis der indischen Literatur] dem Soma einen großen Platz ein, einer berauschenden Pflanze, deren Saft, ausgepreßt und gefiltert, dann mit frischer oder geronnener Milch verdünnt, von den Priestern während des Rituals getrunken wurde, hauptsächlich, wie es scheint, von denen, die den Gott Indra und seinen Kutscher Vâyu verkörperten. Bei den alten Iranern war ein berauschendes Getränk, das in der Awesta *Haoma* hieß, wahrscheinlich dasselbe wie das Soma. Seit dem 18. Jahrhundert haben Indologen allerlei Hypothesen über die Identität dieser Pflanzen aufgestellt, die unbewiesen blieben, sofern sie nicht von den verfügbaren Informationen widerlegt wurden. Denn das Geheimnis, wo nicht der Kultus des Soma ist nach der vedischen Periode verlorengegangen, und die späteren Texte erwähnen nur noch stellvertretende Gattungen – *Ephedra, Sarcostemma, Periploca* –, die die Botaniker zwar identifizieren können, die aber, da sie eingestandenermaßen Surrogate sind, als mögliche Kandidaten für die ursprüngliche Pflanze ausscheiden. Ebensowenig konnte das Soma ein gegorenes Getränk oder ein Alkohol sein. Die Arier der vedischen Zeit kannten die Destillation noch nicht, eine Entdeckung des Mittelalters; und sie stellten das Soma, das sie als männlich ansahen, in diametralen Gegensatz zu den gegorenen Getränken, die sie zwar kannten, aber die für sie weiblich waren und die die vedischen Texte mit einem anderen Namen bezeichnen, *súrá*.

In einem Werk, das eine bibliographische Kostbarkeit darstellt aufgrund der Schönheit des Papiers, der Qualität der Typographie und der Illustrationen sowie einer begrenzten Auflage (*Soma, Divine Mushroom of Immortality*, New York 1968) stellt R. G. Wasson eine revolutionäre Hypothese über die Natur des Soma auf, deren Implikationen so weit reichen, daß die Ethnologen es nicht allein den Indologen überlassen können, sie zu verbreiten. Dem Autor zufolge ist das Soma der Fliegenpilz (*Amanita muscaria*), den auch europäische Pilzsammler kennen und von dem man seit dem 18. Jahrhundert weiß, daß die meisten paläoasiatischen Völker, Kamtschadalen oder Itelmen, Korjaken, Tschuktschen, Yukaghiren, ihn rituell verzehrten und ihm aufgrund seiner halluzinogenen Eigenschaften zuweilen einen wahren Kult widmeten ...

Noch verwirrender erscheint, was man das »schlagende Argument« nennen könnte. Unter vielen dunklen Stellen enthält der Rigveda eine, an der sich die Spezialisten abgearbeitet haben. Es geht um einen Satz des vierten Verses der Hymne XI, 74, den Renou wie folgt wiedergibt: *Les seigneurs à la vessie pleine compissent le Soma mise-en-branle*«, und Wasson, prosaischer: »Die angeschwollenen Männer pissen das Soma, das ausfließt.« Was kann das anderes heißen, als daß, wie es alle Beobachter in Ostsibirien bemerkten, der Urin desjenigen, der den Fliegenpilz gegessen hat, hoch geschätzt war? Von einem Komparsen oder dem Berauschten selbst getrunken, hat er die Gabe, dieselbe Trunkenheit zu verursachen oder zu erneuern wie die, welche der Verzehr des frischen oder, häufiger, getrockneten Pilzes hervorruft. Mehr noch: die ethnographischen Dokumente hinsichtlich der paläoasiatischen Länder lassen vermuten, daß dieser Urin der ursprünglichen Substanz vorgezogen werden konnte; weil er stärker sei, sagen die einen; oder, wie andere meinen, weil bestimmte chemische Zusammensetzungen in dem Pilz, die zu unangenehmen Symptomen führen, während ihres Aufenthalts im Körper ausgeschieden werden, während die halluzinogenen Alkaloide erhalten bleiben. Die Sibirier verzehrten die Pflanze also auf zwei verschiedene Weisen: entweder sie aßen den Pilz selbst, oder sie tranken den Urin einer berauschten Person ...

Derselbe Text klagt die Sekte auch an, sie verwende rote Pilze und den, wie es scheint, menschlichen Urin als rituelles Wasser. Wasson bemerkt zu diesem Punkt, daß die Parsi aus der Gegend von Bombay, Anhänger der Zarathustra-Religion, symbolisch Stier-Urin trinken.

Mehrmals erwähnt der Autor diese positive Einstellung gegenüber dem Urin, die der unseren so sehr entgegengesetzt ist, welche ihn einem Exkrement gleichsetzt, und sieht darin einen Überrest des religiösen Komplexes um *Amanita muscaria*, in dem bekanntlich das Trinken von Urin einen großen Platz einnimmt. Er stellt sogar die Hypothese auf, daß der Komplex im Umkreis der Rentiere hätte entstehen können, denn diese Hirschtiere fressen die Blätterschwämme, von denen sie ebenfalls berauscht werden, und sie haben eine ausgeprägte Vorliebe für den menschlichen Urin, der zehnmal so stark ist, so darf man vermuten, wenn dieser Urin die Alkaloide des Pilzes enthält. Diese Tiere, die von den Sibiriern domestiziert wurden, sollen auch ihre Initiatoren gewesen sein, zumindest was das Trinken von Urin anbelangt ...

Die kulturellen Haltungen gegenüber den Ausscheidungen des menschlichen Körpers haben nun aber, wie alle anderen, einen ethnozentrischen Charakter. Der Widerwille, den der Urin uns einflößt, ist keine Naturerscheinung, und viele Völker nahmen gegenüber dieser vielverwendbaren Flüssigkeit eine objektivere Haltung ein als wir. So wie die Australier gern das Blut ihres beschnittenen Penis verwendeten, um Klebstoff herzustellen, benutzten viele Völker, so z. B. im Westen Nordamerikas, den Urin für rituelle Waschungen oder ganz einfach als Haarwasser ...

Hingegen könnte man weit mehr Nutzen ziehen aus dem Wirrwar der Pilze, die in Indien und auch bei den Yukaghiren als nicht eßbar galten (die sie aus diesem Grunde den Blätterschwämmen entgegenstellten, die sie mit Leidenschaft aßen) und die mit dem Wort »Hunde-Urin« bezeichnet wurden. Diese Verknüpfung, die sich über Hunderte von Kilometern Entfernung wiederholt, scheint schwer zu begründen, es sei denn durch einen implizierten Glauben, der für Sibirien bezeugt ist und der aufgrund der Tatsache, daß er auch im alten Indien existierte, das notwendige logische Glied liefern könnte, um die Annäherung von Urin und Pilzen zu erklären. Da wir nämlich wissen, daß unter den erforderlichen Bedingungen der Psychotropismus des menschlichen Urins empirisch gesehen dem halluzinogenen Pilz entspricht, können wir setzen:

a) *(menschlicher Urin → Blätterschwamm) ::*
(Hunde-Urin → gewöhnlicher Pilz)
b) *(Blätterschwamm: andere Pilze) ::*
(Menschen: Hunde)

Wassons Schrift legt überzeugend dar, daß unter allen Pflanzen, die in Frage kommen, das Soma darzustellen, *Amanita muscaria* bei weitem die plausibelste ist. Denn sie ermöglicht es, Sätzen und Formeln einen Sinn zu geben, die bislang absolut sinnlos erschienen.

Der Fliegenpilz in Nordasien
Ebenfalls zum Thema »Rausch« ein Auszug aus dem folgenden Aufsatz von Alexandra Rosenbohm aus: Wolfgang Bauer/Edzard Klapp/Alexandra Rosenbohm: Der Fliegenpilz, Wienand Verlag, Köln 1991.

Eine detailliertere, doch mindestens ebenso eigenartige Mitteilung von der fast zehntausend Kilometer östlich liegenden Halbinsel Kamtschatka in der ersten Hälfte des 18. Jahrhunderts stammt von dem schwedischen Oberst Filipp Johann von Strahlenberg (1736). Er schreibt von den dort lebenden Kamtschadalen (Itelmenen):

»Die Russen, so mit ihnen handeln und verkehren, bringen ihnen unter anderen Waaren auch eine Art Schwämme, die in Rußland wachsen, hin welche auf Rußisch Muchumor (Fliegenpilz) genannt werden, die sie vor Eichhörner, Füchse, Hermelinen, Zobeln etc. an sich tauschen, da denn die Reichen unter ihnen eine ziemliche Provision von diesen Schwämmen sich zum Winter machen können. Wenn sie nun ihre Festtage und Collationens halten wollen, giessen sie Wasser auf diese Schwämme, kochen selbige, und trincken sich davon voll, alsdenn lagern sich um der Reichen Hütten die Armen, die sich dergleichen Schwämme-Provision nicht machen können, und warten biß einer von den Gästen herunter kömmt, sein Wasser abzuschlagen, halten ihm eine hölzerne Schaale unter, und sauffen den Urin in sich, worinn noch einige Krafft von den Schwämmen stecket, davon sie auch voll werden, wollen also solche kräftige Wasser nicht so vergeblich auf die Erde fallen lassen.«

Magie und Medizin

In dem 1963 im Paul List Verlag, München, erschienenen Buch von Wilhelm Pferdekamp mit dem Titel »Indianerstory« fand sich die folgende interessante Beschreibung der Urindiagnostik, wie sie bei bestimmten Indianerstämmen in Mexiko durchgeführt wurde:

Feriz, neugierig geworden, ließ sich nun auch von Medizinmännern in anderen Landesteilen Harnuntersuchungen zeigen. Bei einem Stamm traf er auf eine von der Maiskörnerprobe prinzipiell verschiedene, »biologisch zu nennende Methode«. Hier setzte der Medizinmann den Harnbehälter einen ganzen Tag lang der wechselnden Sonnenbestrahlung aus, kehrte mehrfach – mit viel Hokuspokus – zu der mit Vogelknochen, roten Steinen und einem Heiligenbild ausgestatteten Stelle zurück und beobachtete, welche und wieviel Insekten durch den Urin angelockt wurden. Waren es Bienen

und Wespen, so diagnostizierte der Medizinmann Zuckerkrankheit und empfahl dem Patienten, sich der »Sonnen-
früchte«, der Körnerfrüchte, des Honigs und des Zuckers zu
enthalten. Waren es Aasfliegen und Käfer, die insbesondere
von eiter- und eiweißhaltigem Harn angezogen werden,
dann sah es für den Kranken um so bedenklicher aus, je länger diese Insekten den Behälter umschwirrten. Das Verwei-
len von Schmetterlingen hingegen galt als ein gutes, die Ge-
sundung ankündigendes Zeichen.

Vielfach schrieben die Medizinmänner, ehe sie eine Untersuchung einleiteten, ihren Patienten bestimmte, je nach Prognose variierende Verhaltensregeln vor: Fasten, Beten in Ru-
helage, Baden oder umgekehrt Alkoholgenuß, Schmauserei
und Teilnahme an einem Tanz. »Alle diese Vorschriften, die
offenkundig darauf abzielten, Zusammensetzung und Konzentration des Harns zu verändern, sowie die Untersuchungen selbst«, bemerkt Feriz, »sind eigentlich keineswegs als
›magisch‹ zu bezeichnen, sie erscheinen uns eher als durchaus rationale Basis für eine exakte Diagnose.«

Derselben Auffassung waren wohl auch die Indianer. Nur
scheinen sie ihrem europäischen Kollegen gegenüber, der
Harnuntersuchungen mit chemischen Mitteln vornahm, weniger tolerant gewesen zu sein. Sie ließen es Feriz deutlich
merken, daß sie seine eigene Methode für bare Zauberei und
Magie hielten.

Hautpflege und Neurodermitis

*Zum Thema Hautpflege und Neurodermitis kamen die folgenden
Artikel:*

Symptom trockene Haut – einem Mangel auf der Spur In letzter
Zeit ist man auch wieder auf die körpereigene Substanz,
den Harnstoff, zurückgekommen. Die gesunde Haut enthält ca. 1 % Harnstoff. Ein Mangel an Harnstoff in der
Haut führt zu Trockenheit: Bei Neurodermitikern z. B. wird
ein besonders stark erniedrigter Harnstoff-Gehalt in der be-

fallenen Haut festgestellt. Führt man der Haut im Sinne der Behandlung Zubereitungen zu, die Harnstoff enthalten, empfinden die Patienten Erleichterung. Die typischen Anzeichen wie Sprödigkeit, Rauheit, Rötungen und Juckreiz verschwinden, und die verhärtete Hornhaut wird wieder geschmeidig ...

Die möglichen Ursachen für einen Harnstoffmangel sind vielfältig. Meist sind es äußerliche Belastungen der Haut, die sie auslaugen: Übertriebene Reinlichkeit, falsche Reinigungsmittel und falsche Waschgewohnheiten im Alter, Bestrahlung – auch Sonne! – Haushaltschemikalien und -reiniger.

Zur Entstehung eines Harnstoff-Mangels kann auch die individuelle Hautstruktur und Menge von Schweißbildung und Hautfett beitragen. Dadurch ist der natürliche Schutzfilm über der Hornschicht weniger wirksam.

Apotheker-Umschau, 7/1992, © Deutsches Grünes Kreuz, Marburg, zugesandt von Ursula Tresser aus Bielefeld

Harnstoff-Zusatz zur Salbe erspart Neurodermitikern starke Kortikoide Die Neurodermitis läßt sich in zwei Dritteln der Fälle mit einer Hydrocortison-Harnstoff-Salbe erfolgreich behandeln. Im erscheinungsfreien Intervall reicht sogar eine reine Harnstoff-Zubereitung aus. Auf stärkere externe Kortikoide kann meist verzichtet werden.

Diese Ergebnisse einer Studie an fast 1900 Patienten, die unter der wissenschaftlichen Leitung von Professor Dr. Günter Stüttgen aus Berlin und Professor Dr. Siegfried Borelli aus Davos gemacht wurde, der dem wissenschaftlichen Beirat der Ärzte Zeitung angehört, sind in Dresden vorgestellt worden.

An der offenen, unkontrollierten Studie nahmen etwa 400 niedergelassene Dermatologen und Pädiater teil. Über zwölf Monate wurden vor allem Patienten mit einer leichten oder mittelschweren Ausprägung der Neurodermitis behandelt. Etwa die Hälfte der Patienten waren Klein- und Schulkinder. Akute Schübe sollten mit einer zehnprozentigen Harnstoff-

Salbe, der ein Prozent Hydrocortison beigemischt war, behandelt werden (Hydrodexan). Im erscheinungsfreien Intervall sollte die Behandlung dann nur mit Harnstoff ohne Hydrocortison-Zusatz (Basodexan) erfolgen.

Unter dieser Therapie verschwanden die Neurodermitis-Symptome, vor allem Juckreiz und Erythem. Nur 2,3 Prozent der Patienten hatten mehr als einen Neurodermitis-Schub im Beobachtungszeitraum. Stüttgen berichtete bei der von Röhm Pharma unterstützten Veranstaltung, die Behandlung habe in 84 Prozent der Fälle gute bis sehr gute Ergebnisse gebracht, nur bei 16 Prozent der Kranken sei eine lokale Therapie mit stärkeren Kortikoiden nötig gewesen.

Harnstoff erhöht die Wasserbindungskapazität in der Hornschicht der Haut und hat zudem einen juckreizstillenden Effekt. Dadurch wird der Teufelskreis von trockener Haut und Juckreiz unterbrochen. Außerdem wirkt Harnstoff antibakteriell, keratolytisch und proliferationsdämpfend. Dies hemmt die Superinfektion, die Schuppung und die Lichenifikation der Haut. Zusätzlich wird durch Harnstoff Hydrocortison aus der Salbengrundlage besser freigesetzt und die Penetration des Steroids in die Haut gefördert.

Zur guten Verträglichkeit der geprüften Harnstoff-Präparate trägt laut Stüttgen auch die Stabilisierung durch eine Polysaccharin-Puder-Matrix bei, die den üblichen Stabilisator Milchsäure ersetzt und kaum auf der Haut brennt.

Nebenwirkungen wie Quaddeln oder postinflammatorische Hyperpigmentation traten während der Behandlung nur bei sieben Patienten auf. Kortikoidspezifische Nebenwirkungen wurden überhaupt nicht beobachtet. Zusammenfassend könne festgestellt werden, meint Stüttgen, daß die konsequente Behandlung der Neurodermitis mit harnstoffhaltigen Externa als effektiv und nebenwirkungsarm zu betrachten sei.

Die Neurodermitis manifestiert sich oft in der Armbeuge. Einige Kranke kratzen sich wegen des Juckreizes bis aufs Blut.

Ärzte Zeitung, Nr. 78, 4/1991

Harnstoff gegen Neurodermitis Als ein vormals in der Volksmedizin häufig verwendetes Mittel ist Harnstoff zum Hoffnungsträger für die Behandlung der auch »Juckflechte« oder atopisches Ekzem genannten Neurodermitis geworden, einer quälenden Hauterkrankung unbekannter Ursache, von der die Hautärzte vermuten, daß sie als Folge der Umweltverschmutzung immer häufiger werden könnte.

Als Endprodukt des Eiweißstoffwechsels hat der vor allem in Urin und Schweiß vorhandene Harnstoff die für eine Neurodermitisbehandlung wichtige Eigenschaft, in die sehr trockenen Hautschichten einzudringen und Feuchtigkeit anzubinden. Wie das genau geschieht, erforschte Professor Wolfgang A. Wohlrab an der Universität Halle/Saale in langjähriger Arbeit. Der Zellbiologe, weltweit der einzige, der die Wirkungs- und Einsatzmöglichkeiten von Harnstoff in diesem Umfang erforscht hat, gelangte dabei zu dem überraschenden Befund, daß das Eindringen dieses Feuchtigkeitsbinders in die Hautschichten von der verwendeten Grundlage der Arzneimittelzubereitung abhängig ist. Er zeigt in einer Wasser-Öl-Grundlage eine länger anhaltende Wirkung als in einer Öl-Wasser-Grundlage, in der also Öl die überwiegende Komponente ist. Für die Bekämpfung der Symptome des Leidens zeigen solche harnstoffhaltigen Zubereitungen nach einmaligen Auftragen einen Feuchthalteeffekt, der einige Stunden anhält, während die Wirkung bei täglicher Anwendung langzeitig wirkt und selbst nach dem Absetzen des Mittels noch einige Tage bestehenbleibt.

Hinzu kommt, daß die entzündungshemmende Wirkung des sogenannten Hydrocortisons erhöht werden kann. Der Hallenser Zellbiologe warnt jedoch davor, Harnstoffpräparate jeglicher Art ohne ärztliche Kontrolle anzuwenden.

Medizinische Klinik, 7/1992

Die Eigenharn-Behandlung Ein uraltes Heilverfahren – mit modernen Methoden verfeinert – kann bei Asthma, Allergien, Akne verblüffend helfen.

Seit der Pubertät litt Erika Wolf (22) an schwerer Akne. Es

gibt nichts, womit sie nicht behandelt wurde. Aber nichts half. Erika kapselte sich immer mehr ab, schämte sich, unter Menschen zu gehen. Einen Freund zu haben – undenkbar! Dann hörte sie von dem Hamburger Mediziner Dr. med. Rainer Holzhüter und seiner Behandlungs-Strategie mit Eigenharn. Sie vertraute sich ihm an – und wird sich immer an seine Hilfe erinnern.

So funktioniert die »vergessene« Therapie: Wenige Milliliter frischer Harn werden mit zehnmal soviel Kochsalzlösung vermischt, mit Ozon keimfrei gemacht und in homöopathischen (D1) und ansteigenden Mengen in einen Muskel injiziert. [Auf dem ersten Weltkongreß für Urin-Therapie stellte sich heraus, daß nur in Deutschland Urin gespritzt wird. Ein Experte fragte, ob die Urinbehandlung dadurch zur honorarfähigen Leistung wird. Auf der übrigen Welt wird er für Einreibungen verwendet, getrunken, geträufelt und als Klistier verabreicht. Anm. d. Autorin.] Bereits nach zehn Injektionen war das Gesicht von Erika Wolf rein und frisch. Inzwischen hat sie einen Freund, und die langen Jahre des Leidens sind vergessen.

Warum die Eigenharn-Behandlung so segensreich wirkt? Der Harn ist eine körpereigene Ausscheidungsflüssigkeit, der die jeweiligen Krankheitserreger sowie deren Antigene enthält. Ferner Hormone und viele andere Stoffe. Dr. Holzhüter: »Ich verfahre hier nach dem homöopathischen Prinzip, Gleiches mit Gleichem zu heilen.«

Die verblüffendsten Erfolge mit der Eigenharn-Behandlung verzeichnet der Mediziner bei Akne, Ekzemen, Furunkulosen, Neurodermitis und Asthma. Weitere klassische Therapie-Bereiche sind

- spastische (krampfhafte) Erscheinungen an glatten Muskeln (Bronchien, Gefäße, Uterus)
- Virus- und bakterielle Infektionen
- Schwangerschafts-Erkrankungen und Frauenleiden, wie sie z. B. im Klimakterium auftreten.

Außerdem von Bedeutung für die Gesundheit: Die Eigenharn-Behandlung verdünnt das Blut. Die wichtige soge-

nannte Mikrozirkulation in den feinen Kapillaren (ganz dünne Blutbahnen) wird stark verbessert, die Menschen sind vor Herzinfarkt und Schlaganfall besser geschützt. Dr. Holzhüter: »Zumindest ein Versuch mit dem Verfahren sollte keinem, der an den geschilderten Krankheiten leidet, länger vorenthalten werden. Wer mitbekommt, was viele dieser Patienten schon alles versucht haben, wird ganz schnell eine Erklärung mit dem vielbemühten Placebo-Effekt, der Heilung über die Einbildung vergessen.«
Udo Simonitsch, Quelle unbekannt

Diagnose »Hepatitis« – geheilt durch Eigenurin

Elisabeth Bockermann aus Hennef stieß im Wartezimmer ihres Hausarztes auf folgenden Beitrag zur Eigenharnbehandlung in einer Ausgabe der Zeitschrift »Der Naturarzt«:

Die (fast) unglaubliche Krankengeschichte Üblicherweise versteht man heute unter einer Eigenharnbehandlung frischen, keimfrei gemachten Eigenurin, der in kleinsten Mengen unter die Haut oder in den Gesäßmuskel injiziert wird. Dank der in ihm enthaltenen Wirkstoffe, zu denen Vitamine, Hormone, Antigene, Antikörper und Fermente gehören, läßt sich selbst bei bis dahin therapieresistenten Fällen oft eine Besserung erzielen. In der Naturheilkunde und der Hausmedizin war außerdem lange die äußere Anwendung von Eigenurin in Form von Wickeln verbreitet.

Daß der Eigenurin trotz guter Therapieerfolge in Deutschland nicht häufiger angewendet wird, ist sicher auf die emotionale Abwehr gegenüber einem »Ausscheidungsprodukt« zurückzuführen. In dem nachfolgenden Bericht stellt eine Leserin eine weitere Form der Eigenharnbehandlung dar. In England und den USA ist die Getränkeform stärker verbreitet als bei uns. In dem englischen Buch »The Water of Life« wird über erstaunliche Heilerfolge mit Urin berichtet. Deutsche Literatur empfehlen wir am Schluß des Beitrages.

»Meine Krankengeschichte liegt schon längere Zeit zurück,

damals war ich 24 Jahre alt und Studentin. Meine Schwester war an einer schweren Gelbsucht erkrankt und mußte einige Monate das Bett im Krankenhaus hüten. Als ich sie besuchte, verabschiedete sich gerade eine alte Bauersfrau herzlich von ihr und ging. Die Bauersfrau hatte eine noch schwerere Form von Gelbsucht gehabt als meine Schwester, wurde zum Erstaunen der Ärzte in etwa einer Woche gesund und, als Wunderheilung abgestempelt, wieder heimgeschickt.

Aber meine Schwester wußte mehr. Die Bauersfrau hatte ihr erzählt, daß ihr, als sie eines Nachts auf die Knie ging, um für ihre Gesundheit zu beten, die Mutter Maria erschien und ihr sagte, sie solle ihren eigenen Urin trinken, so werde sie in etwa einer Woche wieder gesund. Auch sei es ratsam, in den Seuchenzeiten, die bald auf die Erde einkriechen werden, den eigenen Urin zu trinken, so werde die eigene Gesundheit geschützt werden. Kopfschüttelnd hörte ich zu. ›Na, so was!‹ – und verabschiedete mich wieder.

Nach einigen Monaten erkrankte ich als Folge von Überarbeitung und Müdigkeit selbst an Gelbsucht. Ich steckte mitten in einer wichtigen Prüfungsreihe. Hätte ich sie nicht bestanden oder hätte nicht anwesend sein können, hätte ich zwangsläufig ein Jahr länger sitzen müssen.

Seit zwei Tagen hatte ich hohes Fieber, erbrach, und meine Augen waren schon ganz gelb. Mein Urin stank, der Schweiß auch. In meiner Verzweiflung, ein Jahr sitzenzubleiben, habe ich mich überwunden und trank meinen Urin. Die Leber pulsierte etwa eine Stunde heftig, und mir war speiübel; danach ging es mir besser. Nach drei Tagen war mein Urin schön und klar, geruchlos, mein Gesicht wieder rosa, die Augäpfel nicht mehr gelb, sondern weiß, und ich fühlte mich absolut gesund. Am fünften Tag erhielt ich bei den Prüfungen eine sehr gute Note für Bühnenkampf, was mehrere sportliche Diziplinen vereint.

Das einzige Lästige war am Schluß, daß ich alle Wäsche und Kleider waschen mußte, weil der typische Gelbsucht-Gestank zu penetrant war. Dies ereignete sich im März 1976.

Der Hinweis, in Seuchenzeiten den eigenen Urin zu trinken, um das Immunsystem auf das höchste zu steigern, erscheint mir so wichtig, daß ich dies schreiben mußte. Es ist durchaus möglich, daß sich so auch andere Krankheiten kurieren lassen!«

Der Naturarzt, 3/1991, Access-Verlag, Königstein/Taunus

Urin bei der Arzneimittelherstellung

Einen weiteren Artikel zum Thema Urin als Arzneimittel schickte Ilse Schmidtke aus Krefeld:

Geld stinkt nicht Die chinesische Großstadt Schanghai ist eine der größten Städte der Welt. Da sie aber nur über verhältnismäßig wenig Häuser und Wohnungen verfügt, die mit Toiletten ausgestattet sind, bleiben die meisten ihrer elf Millionen Einwohner auf öffentliche Bedürfnisanstalten angewiesen. Deren Benutzung kostet zwar nichts, bietet aber den Stadtvätern von Schanghai dennoch eine ständig strömende und nie versiegende Einkommensquelle: Sie lassen nämlich den Urin in unterirdischen Tanks sammeln, um ihn an eine Pharmafirma zu liefern, die daraus die weltweit begehrte Arzneisubstanz Urokinase entnimmt. Dieses körpereigene Enzym, das bei der Blutgerinnung eine hemmende Rolle spielt, gelangt als Medikament bei Beinvenen-Thrombosen, Lungen-Embolien oder Herzinfarkten zur Anwendung, um Adern verstopfende Blutgerinnsel aufzulösen. Mit der Ausfuhr von Urokinase verschaffen sich die Chinesen alljährlich Devisen im Werte von rund 2 Millionen D-Mark. Aber die Idee, menschlichen Urin als chemischen Rohstoff zu verwerten, ist keineswegs neu, sondern schon fast zwei Jahrtausende alt. Schon der römische Kaiser Vespasian antwortete – auf einen schwunghaften Handel angesprochen: pecunia non olet – Geld stinkt nicht!

Tierärztliche Umschau, 4/1984

Zur Wirkung von Harnstoff auf die kindliche Haut

Der folgende Artikel zur Behandlung von Hautkrankheiten bei Kindern erreichte uns kurz vor Fertigstellung dieses Buches:

Verglichen mit diesen Pharmaka stellt die körpereigene Substanz Harnstoff einen relativ nebenwirkungsarmen Wirkstoff dar. Seine Effekte auf die reife kindliche Haut sind in das für Erwachsene ausgewiesene Spektrum einzuordnen.

Die Klinik für Hautkrankheiten der Med. Akademie »Carl Gustav Carus« in Dresden nahm bereits im Jahre 1987 an einer Multicenterstudie in der ehemaligen DDR teil, in die insgesamt 365 Patienten mit verschiedenen Hautkrankheiten (atopisches Ekzem, Psoriasis vulgaris, Altershaut, Exsikkationsdermatose, Ichthyosis) einbezogen worden waren. Sie sind mit einer 10%igen Harnstoffzubereitung entweder in einer W/L- oder in einer L/W-Emulsion behandelt worden.

Es zeigten sich in über 90% der Fälle gute bis sehr gute Behandlungsergebnisse bei ingesamt nur geringer Nebenwirkungsrate. Letztere bezog sich auf Hautirritationen bei 3% der Patienten. Diese waren überwiegend Atopiker, bei denen die Harnstofftherapie offenbar in einem zu akuten Krankheitsstadium begonnen wurde. Der in diese Studie eingebrachte Patientenanteil umfaßte 50 Hautkranke, die folgende Diagnosen aufwiesen:

Exsikkationsdermatose / Altershaut   (n = 20)
Atopisches Ekzem / Ichthyosis   (n = 21)
Psoriasis vulgaris   (n = 9)

Die Dauer der Behandlung betrug 4 Wochen, wobei die Externa 2mal täglich dünn aufgetragen worden waren. Beurteilt wurden die Symptome Hauttrockenheit, Schuppung, Spannung, Juckreiz sowie die Rückbildung von Rhagaden. Obwohl eine gute bis sehr gute Wirkung auf alle Symptome bzw. Befunde nachweisbar war, wurden die Hauttrockenheit und die Schuppung am nachhaltigsten beeinflußt. Beide Grundlagen waren in etwa gleicher Weise effektiv. ...

Zusammenfassung: Harnstoffzubereitungen stellen wirksame und gutverträgliche Externa für die Behandlung des subakuten und chronischen Ekzems und der Ichthyosis im Kindesalter dar.

Professor Dr. med. Joachim Barth, Klinik für Hautkrankheiten der Medizinischen Akademie »Carl Gustav Carus«, Dresden, Allergie Journal 2/1993

Uro-Therapie

Zum Abschluß dieses Kapitels noch eine Begriffsdefinition aus: Rudolf Schwarz, Heilmethoden der Außenseiter, Mosaik Verlag, München 1975.

Die Bezeichnung für die Behandlung mit menschlichem Urin als Heilmittel. Eine seit über 2000 Jahren vor allem in der Volksmedizin praktizierte Methode. Um die Jahrhundertwende erste wissenschaftlich-experimentelle Arbeiten; in den zwanziger und dreißiger Jahren erste ärztliche Berichte über Uro-Therapie bei Infektionskrankheiten, Allergien, Hormonstörungen und funktionellen Störungen. Injizierter Harn führt dem Organismus Eigenhormone und Antikörper zu, die die Selbstheilungskräfte des Organismus aktivieren. Auf 5 ccm steril entnommenen Harn wird ein Tropfen Phenol zugesetzt; beginnend mit 0,5 ccm Injektion in den Muskel wird die Behandlung allmählich gesteigert.

Auswahl aus der bisher veröffentlichten Literatur zum Thema

Das Publikum machte mich nach den Sendungen zusätzlich zu den Zeitungs- und Zeitschriftenartikeln auf drei Bücher aufmerksam, von denen zwei nur in Manuskriptform vorlagen. John W. Armstrongs Text ist inzwischen unter dem Titel »Urin, Wasser des Lebens« in deutscher Übersetzung erschienen. Diese drei Bücher sind im folgenden für Sie zusammengefaßt. Mittlerweile gibt es zu diesem Thema in Deutschland 25, weltweit über 100 Bücher.

Martin Krebs,
Der menschliche Harn als Heilmittel
Geschichte, Grundlagen, Entwicklung, Praxis
Hippokrates Verlag, Stuttgart 1942, 109 Seiten

Der Verfasser des Buches ist Arzt, vermutlich Kinderarzt (da die meisten Beispiele aus seiner eigenen Praxis Kinder betreffen), möglicherweise auch praktischer Arzt. Er hat sich längere Zeit mit der Urintherapie befaßt und Erfahrungen mit der Wirksamkeit dieser Therapie in verschiedenen Krankheitsfällen gesammelt.

Der erste Abschnitt des Buches befaßt sich mit der Geschichte der Verwendung des Harns als Heilmittel. In einem zweiten Abschnitt analysiert der Autor die chemische Zusammensetzung des Harns und setzt sich mit der Frage auseinander, welche besonderen Wirkstoffe für die heilende Wirkung verantwortlich sind, die häufig beobachtet werden kann. Im nächsten Abschnitt geht es um die verschiedenen Harnarten, denen in der Vergangenheit heilende Wirkung zugesprochen wurde (es geht also nicht nur um Eigenurintherapie). Anschließend erläutert der Autor die verschiedenen Arten der Anwendung (innerlich, äußerlich, Spritze, Klistier etc.). Ein breiter Abschnitt ist der Darstellung der verschiedenen Krankheitsbilder gewidmet, in denen Harnbehandlung mehr oder weniger große Erfolge brachte. Im nächsten geht es um »Gegenanzeigen«: Wann ist eine Harnbehandlung nicht erfolgreich? In einem – allerdings kurzen – Schlußabschnitt beschäftigt sich Marin Krebs mit den kritischen Stimmen aus der Ärzteschaft, die am Erfolg der Harntherapie zweifeln.

Zur Geschichte   Die ältesten Quellen, in denen der menschliche Harn als Heilmittel empfohlen wird, stammen aus dem 1. Jh. n. Chr.; sie sind im Arzneibuch des griechischen Arztes Xenokrates zu finden. Ausführliche Harnrezepte sind im um 400 n. Chr. geschriebenen Werk »De medicamentis« des Römers Marcellus Empiricus versammelt: Dort wird Harn gegen aufbrechende Geschwüre, Augenschmerzen, Ohren- und Halsschmerzen, Fieber, Erbrechen, Leibschmerzen, Gicht, Schlangenbisse und andere Krankheiten empfohlen. Es handelt sich allerdings nicht immer um Eigenharn, sondern auch um Harn von »gesunden, noch unschuldigen Knaben«. Für manche Leiden wird frischer Harn, für andere »alter menschlicher Harn« verwendet.
Nach dem 5. Jahrhundert scheint die Harnbehandlung in Europa aus der Mode gekommen zu sein. Sie findet sich dann wieder im späten Mittelalter in den Rezeptbüchern der Klöster. Auch im 17. und 18. Jahrhundert war die Harntherapie wieder bekannt. Die »Paullinische Dreck-Apotheke«, ein offenbar bekanntes Rezeptbuch dieser Zeit, verwandte viele der alten römischen Harnregeln aufs neue (3. Auflage 1714). Äußerlich wurde der Harn empfohlen bei Bienenstichen, Augenentzündungen, Harnverhaltung, Brustentzündung, Ohrenentzündungen und sogar bei Pestbeulen. Innerlich (also oral) angewandt sollte er gegen die Pest immunisieren (Harn junger Knaben). Der Eigenurin galt als Mittel gegen Appetitlosigkeit, Podagra (Gicht der großen Zehe), Zahnweh, Ko-

liken, Gelbsucht, Fieber, Halsgeschwüre, Ohnmachten, Verstopfung.

Im 18. Jahrhundert wurde der Frischharn als Heilmittel mehr und mehr verdrängt durch Abkochungen (Destillationen) von Harn oder durch die Verarbeitung von Harnextrakten zu Pillen und Salben. Im 19. Jahrhundert beschäftigte man sich analysierend mit den Bestandteilen des Harns, sah ihn aber mehr und mehr als eine Ansammlung giftiger, dem Organismus schädlicher Substanzen an. Daher verwandte die Schulmedizin des 19. Jahrhunderts den Harn nicht mehr als Heilmittel. Er lebte aber als Mittel in der Volksmedizin weiter, vor allem als Heilmittel bei der Behandlung offener Wunden.

Zu Beginn des 20. Jahrhunderts sei eine Rehabilitation des Harns als Heilmittel auch in der Schulmedizin in Gang gekommen, meint der Autor (aus seiner Sicht von 1942 aus betrachtet). Er zählt eine Reihe von Ärzten auf, die sich in verschiedenen europäischen Ländern vor allem seit den 20er Jahren mit der Erprobung der Harntherapie befaßt hätten. Seine eigenen Untersuchungen seien durch den Krieg (er war eingezogen) leider unterbrochen worden.

Wirkstoffe im Harn Der Abschnitt »Wirkstoffe im Harn« ist sehr technisch gehalten. Der Autor selbst beendet diesen Abschnitt mit der Überlegung: Noch könne man überhaupt nicht sagen, aufgrund welcher Bestandteile des Urins die Heilwirkung eintrete; die Forschungen hierüber seien erst in den Anfängen und müßten weitergetrieben werden. Grob unterscheidet er zwischen Hormonen, Vitaminen, Fermenten und Antikörpern; diese sind wiederum mehrfach untergliedert. Generell beruht die Wirkung des Eigenurins – nach Krebs – vermutlich auf zwei Faktoren: Erstens befinden sich im Eigenurin vermehrt Vitamine und Fermente, die der Organismus nicht aufnehmen konnte und die als Überschüsse verlorengehen würden; zweitens befinden sich im Eigenurin schon Abwehrstoffe gegen bestehende Infektionen und Krankheiten, die verstärkt wirksam werden können, wenn sie wieder in den Kreislauf eingeführt werden. Unter den Einzelwirkstoffen, die dem Harn Heilwirkung geben, wird von Krebs der Harnstoff besonders hervorgehoben.

Die verschiedenen Harnarten Bei den verschiedenen Harnarten führt der Autor den Eigenharn erst an zweiter Stelle an. In den antiken Rezepten wurde häufiger der Harn von Knaben, meist sieben- bis achtjährigen, empfohlen. Er selbst hat vor allem mit Eigenharntherapie Erfahrungen gesammelt. Außerdem wird der Harn von Müttern, vor allem stillenden Müttern, für ihre Säuglinge empfohlen. Der Harn schwangerer Frauen ist offenbar in den 30er Jahren aufgrund seines Hormonreichtums für die Hormontherapie entdeckt worden. Krebs hat bei verschiedenen Krankheiten, vor allem bei Masern und Keuchhusten, auch mit »Rekonvaleszentenharn« gearbeitet: Kindern wurde der Harn von erkrankten und gerade wieder gesundeten Geschwistern verabreicht, um die Krankheitsverläufe abzuschwächen.

Zur Technik und Dosierung des Harns als Heilmittel Schon in der Antike und im Mittelalter wurde der Harn mit anderen Mitteln versetzt, um ihn oral genießbarer zu machen. Die Römer fügten Safran hinzu; im Mittelalter kochte man ihn mit Holundersaft oder Petersilie, oder man gab geschäumten Honig zu.

Seit Ende des 19. Jahrhunderts wird in Deutschland Harn gespritzt, teils intramuskulär, teils subkutan. Das Spritzen ist allerdings – so Krebs – nicht unproblematisch. Es kann zu Abszessen führen, wenn keine oder die falschen Desinfektionsmittel zugesetzt werden. Außerdem könne die Wirkung von Bakterien verstärkt werden. Krebs berichtet vom Fall eines Kollegen, der sich gegen Heuschnupfen Eigenharninjektionen gab und daraufhin an der »Bang-Krankheit« erkrankte, weil er die Bazillen dieser Krankheit im Harn hatte, ohne daß sie bisher zum Ausbruch gekommen war.

Krebs selbst empfiehlt in erster Linie die Verabreichung des Harns in Klistieren. Diese Methode sei besonders einfach und könne außerdem ohne den Arzt durchgeführt werden (anders als Spritzen). Außerdem könnten viele Stoffe vom Organismus besser rektal (durch den After) als oral (durch den Mund) aufgenommen werden. Krebs' Methode für die wiederholte Urinbehandlung ist das »kleine Bleibeklistier« [eine Behandlungsmethode, über die es viele Erfolgsberichte gibt, Anm. d. Autorin]. Der Urin wird direkt in einem kleinen Gummiball aufgefangen und von dort, noch körperwarm, in der verordneten Menge in das Rektum langsam eingedrückt; die Menge schwankt nach dem Alter der Patienten (3 bis 5 Kubikzentimeter bei Säuglingen, 5 bis 15 Kubikzentimeter bei Kleinkindern, 5 bis 30 Kubikzentimeter bei Erwachsenen); in der Regel verabreicht man das Klistier ein- bis zweimal täglich. Zeitpunkt und Dauer der Anwendung hängen von der Krankheit ab; bei akuten Krankheiten soll die Therapie früh einsetzen und bis zum Verschwinden der Symptome durchgeführt werden. Bei chronischen Leiden kann die Behandlung mehrere Monate dauern; es sollten jedoch alle paar Tage kleine Pausen von ein bis zwei Tagen eingeschoben werden.

Wann ist eine Harnbehandlung angezeigt? Bei folgenden Krankheitsbildern hat Krebs gute Erfahrungen mit der Eigenharntherapie gesammelt: (1) bei Asthma, vor allem, wenn die Behandlung schon bei den ersten Anzeichen eines bevorstehenden Anfalls einsetzt; (2) bei Gallenkoliken; (3) bei »nässenden Hautkrankheiten«; (4) bei Heuschnupfen (hier machte er nicht nur gute Erfahrungen mit dem Eigenharn, sondern im Falle eines Säuglings auch mit dem Harn der Mutter).
Sehr unterschiedlich waren die Ergebnisse bei Migräne: In einigen Fällen brachte die Eigenharntherapie, vor allem sehr früh bei Einsetzen des Migräneanfalls, erstaunlich positive Ergebnisse; in anderen Fällen allerdings versagte sie völlig.
Krebs wandte die Eigenharntherapie auch erfolgreich bei Hormonstörungen, etwa Zyklusstörungen der Frau an. Zweifelhaft waren die Erfolge bei Fettsucht von Kindern.

Gute Ergebnisse wiederum erzielte er bei der Behandlung des gefährlichen Magenpförtnerkrampfes von Säuglingen durch Eigenharnbehandlung der stillenden Mutter.

Bei Infektionskrankheiten sind die Erfolge sehr unterschiedlich. Krebs berichtet von Erfolgen bei Keuchhusten, aber sehr unterschiedlichen Verläufen bei der Behandlung von Masern. Hier erbrachte die früh ansetzende Eigenharntherapie sogar Verschlechterungen des Zustands der kranken Kinder und eine Verlängerung der gesamten Krankheit. Dagegen schien der auf dem Höhepunkt der Krankheit verabreichte »Rekonvaleszentenharn« zuvor erkrankter und schon wieder gesundeter Geschwister den Krankheitsverlauf abzukürzen und die Symptome zu erleichtern. Bei Windpokken erzielte Krebs gute Erfolge; Kleinkinder, die mit dem Rekonvaleszentenharn von Geschwistern behandelt wurden, blieben zum Teil von der Ansteckung verschont.

Als letztes erwähnt Krebs den Bereich, in dem die Eigenharntherapie in der Volksmedizin am längsten bekannt geblieben ist: die Wundtherapie. Frische Wunden heilen besser, wenn sie am besten sofort mit Eigenurin überrieselt werden; auch größere und gefährliche Wunden, wie zum Beispiel Erfahrungen von Soldaten im Ersten Weltkrieg zeigen, die gelegentlich zu diesem Mittel griffen, wenn sie sich in einem unpassierbaren Gelände befanden, wo kein Arzt hingelangen konnte.

Krebs zählt noch eine Reihe weiterer Krankheiten, vor allem Kinderkrankheiten, auf, die er zum Teil erfolgreich mit Eigenharn behandelt hat: Erbrechen im Kindesalter, Nabelkoliken bei Kindern, Schlafstörungen, Stuhlverstopfungen und andere. Natürlich – so räumt er ein – könnte ein Teil der Wirkung auch auf den festen Glauben an das Heilmittel zurückgehen, wenn beispielsweise die Mutter von der positiven Wirkung des Eigenurins überzeugt ist und zu ihrem Kind sagt: »Nun wird es dir gutgehen; nun mußt du nicht mehr erbrechen/keine Schmerzen mehr haben/wirst du wieder Luft bekommen.« [Dagegen stehen die Berichte über heimlich Behandelte und Tiere. Anm. d. Autorin.]

Gegenanzeigen Im Abschnitt »Gegenanzeigen« zählt Krebs eine Reihe von Krankheiten auf, in denen sich die Harnbehandlung als völlig oder relativ wirkungslos erwiesen hat. Seiner Meinung nach spricht das nur für die heilende Wirkung des Harns: Einem Heilmittel, das in jedem Fall erfolgreich sei, müsse man eher mißtrauen.

Nicht angezeigt ist die Harnbehandlung bei Abszessen »mit erkennbarem aktiven Herd« sowie bei trockenen Ekzemen. [Es scheint, als habe Krebs nicht mit der indischen Methode des tage- oder wochenalten Urins gearbeitet, der hier wirkungsvoll sein soll. Anm. d. Autorin.] Kaum Erfolge zeige die Harntherapie bei chronischen Erkrankungen der Harnwege. Bei der Anwendung von Schwangerenharn sei besonders Vorsicht geboten; er kann das Wachstum bösartiger Geschwülste fördern (aufgrund seines Hormongehaltes).

Verwendet man Fremdharn, so muß der Spender auf jeden Fall gesund sein. Patientinnen und Patienten mit Hämorrhoiden sollten sich den Harn nur in verdünnter Form, entweder mit Wasser oder Kamillentee verdünnt, einführen, damit die Klistiere keine Blutungen auslösen. Der Harn krebskranker Menschen sei für andere eher gefährlich.

Die Harnbehandlung kann aber auch sonst in Einzelfällen durchaus versagen. Das hängt – so Krebs – mit der immer wechselnden Zusammensetzung des Urins zusammen. Krebs hofft deswegen auf eine Fortsetzung der Forschung über die chemische Zusammensetzung von Urin, die auf Dauer eine Unterscheidung zwischen heilwirksamen und weniger heilwirksamen Urinen möglich machen könne.

Bisher (Stand 1942) gebe es noch nicht viel ernsthafte Kritik an der Harnbehandlung. Allerdings stünden viele Ärzte dieser Methode grundsätzlich kritisch gegenüber, weil die Harnbehandlung nur schwer eine »exakte Dosierung« zulasse und weil eine präzise Analyse der erzielten Wirkungen nur schwer möglich sei.

Aber, meint der Autor: Selbst wenn es nicht genau möglich sei, im voraus anzugeben, wann eine (Eigen-)Harnbehandlung erfolgreich sei, und wohl noch schwerer zu begründen, warum und wieso sie eine heilende Wirkung haben könne, so sei »die Harnbehandlung doch längst über eine grundsätzlich verneinende Kritik hinausgewachsen«. Man müsse nur weiter forschen und weiterhin Erfahrungen bei der Behandlung sammeln.

Kommentar Heute (1999) beurteilen auch immer mehr Schulmedizinerinnen und Schulmediziner die Erfahrungen von Martin Krebs als positiv und arbeiten selbst zunehmend mit Urin. Das Buch macht auch deshalb einen seriösen Eindruck, weil der Autor bei fast allen Krankheitsbildern angibt, wie viele Kinder (und / oder Erwachsene) er in seiner Praxis mit (Eigen-)Harn behandelt hat. Bei Masern zum Beispiel hat er über 100 Kinder behandelt. Häufig beschreibt er nur Einzelfälle, weil ihm in der Praxis nicht mehr begegnet sind. Er unterschlägt aber auch nicht die Fälle, in denen eine heilende Wirkung zögerlicher oder gar nicht eingetreten ist. Fazit: Es gibt in den meisten Fällen (aber nicht immer) eine heilende Wirkung, aber man kann nicht genau sagen, womit sie zusammenhängt.

John W. Armstrong,
Urin, Wasser des Lebens
Urintherapie – Erfahrungen und Heilanwendungen
AT-Verlag, Aarau (Schweiz) 1995, 112 Seiten

Der Autor ist kein ausgebildeter Arzt, sondern ein Heiler, der – vor allem in den 20er und 30er Jahren – viele Erfahrungen mit der Eigenurintherapie gemacht hat. Seiner Meinung nach ist der Eigenharn das wirksamste Heilmittel der Welt, das auch gegen für unheilbar gehaltene Krankheiten angewandt werden und Erfolge bringen kann.
Seine Methode besteht bei der Behandlung nahezu aller Krankheiten zunächst in einer kombinierten Fasten-und-Urin-Therapie, die – je nach Schwere der Krankheit – unterschiedlich lang dauern kann: Von ein paar Tagen bis zu Wochen und Monaten (der längste geschilderte Fall war mit

einem Urin-Fasten von ca. 100 Tagen verbunden). Bei dieser Therapie wird nicht nur der erste Morgenurin, sondern jeder Tropfen ausgeschiedenen Eigenharns getrunken, dazu frisches Wasser nach Bedarf. Gleichzeitig sollen mehrmals täglich (mindestens einmal zwei Stunden lang) Einreibungen mit Urin erfolgen; dazu muß dann Fremdurin verwendet werden. Im Anschluß an solche Fastenkuren (die für beendet erklärt werden, wenn die gravierenden Krankheitssymptome abgeklungen sind) soll die Ernährung der Patientin beziehungsweise des Patienten auf eine gesunde Basis umgestellt werden. Darunter versteht Armstrong viel Rohkost, Obst, frisches Gemüse, Butter und Honig, Fleisch, Geflügel, Eier, Fisch, Rohmilch (das heißt nicht-pasteurisierte Milch). Im Gegensatz zu anderen ernährungsbewußten Heilern ist Armstrong kein Vegetarier; er glaubt, daß der menschliche Organismus sich schon seit Jahrtausenden daran gewöhnt hat, ein Allesfresser zu sein. Als besonders schädlich und Krankheiten verursachend sieht er allerdings »denaturierte« Nahrungsmittel an: Konservengemüse oder -fleisch, weißes Mehl, weißen Zucker und – in seinen Augen der schlimmste Feind – pasteurisierte Milch.

Gesunde Menschen, die vorbeugend eine Eigenharntherapie machen, sollten ihren Morgenurin trinken und den Rest für Einreibungen verwenden. Besonders wichtig ist es, Gesicht, Hals und Füße einzureiben; natürlich freut sich der übrige Körper auch, wenn er noch etwas abbekommt. Für die Einreibungen sammelt man den Eigenurin (oder auch den anderer Menschen) in Flaschen und gibt jedesmal die benötigte Menge in einen tiefen Teller oder eine flache Schale. Dann benetzt man die gesamte Handfläche und massiert mit ihr die entsprechenden Körperteile, bis die Handfläche trocken ist, und wiederholt dann den Vorgang. Wie gut dies der Haut bekommt, kann man schon bald an der Hand beobachten.

Für die Behandlung von Hautkrankheiten (Ausschlag, Geschwüren, Wunden) wird alter Urin verwendet (3 bis 7 Tage alt). Man benetzt damit Tücher und macht Umschläge, die man an der betroffenen Stelle trocknen läßt und je nach Bedarf wieder nachfeuchtet. Geschwüre, Beulen, Furunkel dürfen dabei nicht gerieben werden – eingerieben und massiert wird nur die gesunde Haut.

Armstrong stieß auf die Urintherapie, weil sie in einigen Gegenden Englands (er stammt aus bäuerlichen Verhältnissen) noch als Volksmedizin überlebt hat, vor allem in der Wundbehandlung, aber auch in der Tiermedizin. Er fand Literatur darüber in einem Rezeptbuch, das in England, Schottland und Irland um 1900 veröffentlicht wurde (»Tausend bemerkenswerte Dinge«), und später fand er ein Buch aus dem Jahre 1695 (»Salomons englischer Arzt«), das ebenfalls Urinrezepte enthielt. Daß die tibetanischen Yogis und Lamas Eigenharn tranken, um sich gegen Krankheiten zu immunisieren und vital ein hohes Alter zu erreichen, ist bekannt. Armstrong teilt mit, daß auch die Zigeuner jahrhundertelang mit der heilenden Kraft des Urins behandelten. In der bäuerlichen Bevölkerung Englands benutzte man zum Teil den Urin von Kühen gegen verschiedene Krankheiten, unter anderem die Wassersucht, und Rinderurin gegen Furunkel. Aus Überlebensberichten von Matrosen, die ohne Nahrung auf dem Meer trieben, oder von Forschern und Soldaten ist das Trinken von Eigenurin bekannt. Auf diese Weise kann nicht nur eine Weile der Flüssigkeitsverlust des Körpers aufgehalten werden (obwohl die Urinmenge natürlich ohne Wasserzufuhr geringer wird), sondern dem Körper werden auch weiterhin Mineralien, Vitamine und andere lebenswichtige Stoffe, die er durch die Austrocknung verliert, länger erhalten.

Armstrong schildert, wie er durch eine Selbstheilung zum überzeugten Anhänger des »Wassers des Lebens« wurde: Er wollte am Ersten Weltkrieg als Frontsoldat teilnehmen, wurde aber von vier Ärzten abgelehnt, die ihn für schwindsüchtig befanden. Einer dieser Ärzte nannte den Zustand zwar nicht besorgniserregend, sondern das Ergebnis einer akuten Infektion, und riet zu frischer Luft, Sonne, guter Ernährung. Nach kurzer Besserung aufgrund dieser Lebensweise verschlechterte sich sein Zustand, und nun wurde Tbc an beiden Lungen diagnostiziert. Man verordnete ihm eine Diät (zuckerreich), die wiederum eine Diabetes verursachte. Anschließend empfahl man ihm strenges Fasten, wodurch er Entzündungen im Mund- und Rachenbereich bekam, außerdem an Nervosität, Stimmungsschwankungen, Schlaflosigkeit litt. Sein Zustand erschien ihm schlimmer als die Krankheiten zuvor. In dieser Situation stieß er, an der Schulmedizin irre geworden, auf volksmedizinische Hinweise auf die Urintherapie. Er fastete 45 Tage mit Urin und Wasser und rieb seinen Körper täglich ab; nach dieser Kur fühlte er sich körperlich wieder gesund, alle Symptome waren verschwunden, seine Haut sah glänzend und er insgesamt verjüngt aus. Zu diesem Zeitpunkt war Armstrong 36 Jahre alt; er hat von da bis zum Zeitpunkt, als er das Buch schrieb, das Eigenharntrinken fortgesetzt und fühlte sich mit 60 noch gesund, munter und rüstig.

Nach seiner Selbstheilung beschreibt er eine ganze Reihe von Fällen, die er mit der Urintherapie geheilt hat. Zunächst einmal werden mehrere Fälle von »Gangrän« (Brand oder auch Wundbrand) beschrieben: Faulende entzündete Stellen, nach Unfällen oder auch als Begleiterscheinung von Krankheiten. Hier hilft – nach Ansicht von Armstrong – die äußere (und zugleich innerliche) Anwendung von Urin ganz besonders gut und schnell.

Armstrong schildert dann eine Reihe von Krebsfällen, bei denen die Patienten sich von den Schulmedizinern nicht operieren lassen wollten und statt dessen zu ihm kamen. Seiner Meinung nach ist es oft erst das Operieren, das eine Geschwulst bösartig macht. Die Behandlung mit Eigenurin bringt die Tumore dazu, sich aufzulösen oder zumindest nicht weiter zu wuchern. Unter seinen Fällen sind auch solche, denen die Ärzte nur noch eine kurze Lebensdauer zugebilligt hatten. – Man habe allerdings seine Erfolge in der Öffentlichkeit und in der medizinischen Fachpresse sowieso verschwiegen; in einigen Fällen sei dann behauptet worden, es habe sich gar nicht um Krebs gehandelt.

Armstrong hat auch (ein paarmal) Erfahrungen mit der Urintherapie bei der Behandlung der »Brightschen Krankheit« gemacht, einem Sammelleiden, das aus verschiedenen akuten und chronischen Nierenleiden besteht, oft begleitet von Wassersucht und anderen sekundären Symptomen. Auch hier konnte er eine schwerkranke Patientin heilen.

Außerdem berichtet er über Heilung in einem Fall von Leukämie, bei verschiedenen Herzkrankheiten, Malaria, Geschlechtskrankheiten (unter anderem Syphilis), Bettnässen, Menstruationsbeschwerden, Fettleibigkeit, Bronchialasthma, Prostatabeschwerden, verschiedenen Hautkrankheiten (Warzen, Beulen, Furunkel), Ausschlägen, Gelbsucht, Augenkrankheiten. Für besonders schwer zu heilen hält er Rheuma und Arthritis; hier rät er auch nur zur Eigenurineinnahme, ohne Fasten. Grippe und Erkältungen seien schon im Anfangsstadium mit der Eigenharntherapie zu bekämpfen; bei ständiger Einnahme des Morgenurins sei die Anfälligkeit dafür insgesamt verringert.

Armstrong hat sich sogar mit der Urinbehandlung in der Tiermedizin versucht; er hat eine Kuh und einen Hund dazu gebracht, Urin zu trinken – und sie geheilt (die Kuh trank Eigenurin, der Hund Urin seines Herrn, vermischt mit Wasser).

Weiter beschreibt er zum Beispiel den Fall eines jungen Mannes, der an einer außerordentlich schmerzhaften Hodenentzündung litt. Als er zu Armstrong kam, hatte seine Verdauung schon eine Woche nicht mehr funktioniert, und seit drei Tagen hatte er kein Wasser mehr lassen können. Seine rechte Körperhälfte »war so geschwollen, als wenn jemand einen halben Fußball unter seine Haut geschoben hätte. Seine Hoden waren so groß wie Tennisbälle, und der Penis war 35 Zentimeter lang, hart wie ein Bleistift und gedreht wie ein Korkenzieher. Dazu hatte er eine schwärzliche Färbung angenommen. Das Stöhnen und Sich-Krümmen des sich quälenden Opfers war herzzerreißend. Obwohl er seit drei Tagen nichts gegessen und nur Wasser getrunken hatte, verschlimmerte sich sein Zustand noch. Da er keinen Urin lassen konnte und ihm so auch sein Heilmittel fehlte, gab ich ihm einen halben Liter meines Urins zu trinken«.

Armstrong berichtet dann weiter sehr eindrucksvoll, wie der Penis des Patienten etwa zwei Stunden nach der Urineinnahme wieder eine normale Färbung annimmt und der Patient ein paar Tröpfchen Wasser lassen kann, zwei Eierbecher voll, dick, trüb, von einer Beschaffenheit wie Haferschleim und mit Blut durchmischt, dunkel, außerordentlich übelriechend. Trotzdem trank der Patient, dem schon alles egal war, diese Flüssigkeit willig. Nach vier Stunden konnte er fast schon einen halben Liter Wasser lassen, der zwar noch ähnlich übel roch und auch ähnlich aussah wie der erste Harn. Der Patient trank abermals (er gab an, daß er sowieso mit seinem entzündeten und geschwollenen Gaumen nichts mehr schmecken könne) und hatte nach zwei Stunden den ersten Stuhlgang (»so übelriechend, wie ich ihn in meinen 27 Praxisjahren nie erlebt habe«). Er konnte aber danach bequemer liegen, und die Schmerzen ließen nach. Dieser Patient beendete seine Urin-Fasten-Kur nach 17 Tagen; am 26. Tag war er völlig geheilt und konnte seiner Arbeit wieder nachgehen. Seither ernährt er sich gesund, trinkt täglich sein »Lebenswasser« und erfreut sich bester Gesundheit, obwohl die Ärzte ihn damals aufgegeben hatten.

Margie Adelman und Beatrice Bartnett,
Die Wunder der Urintherapie
Unveröffentlichtes Manuskript, übersetzt aus dem Amerikanischen, ohne Jahresangabe (vermutlich Ende der 80er, Anfang der 1990er Jahre), Anschrift der Autorinnen ist der Redaktion bekannt

Die beiden Autorinnen verbinden ihre Einsichten an die umfassende Heilwirkung des Eigenharns mit einem Bekenntnis zur ganzheitlichen alternativen Medizin und mit einem Plädoyer für gesunde (das heißt Vollwert-)Ernährung. Dr. Beatrice Bartnett ist Ärztin, hat in Deutschland studiert und lange in der Schweiz als Naturheilkunde-Ärztin praktiziert. Sie hat sich auch mit fernöstlichen Methoden befaßt, ein

Buch über Shiatsu geschrieben und schließlich die Eigenharntherapie entdeckt, die ihren Arbeitsschwerpunkt bildete und über die sie Vorträge und Seminare hielt, bis sie die amerikanischen Ärztekammern zu verfolgen begannen. Die andere Autorin, Margie Adelman, hat eine Ausbildung in ganzheitlicher Massage-Praxis; sie hat Ernährungslehre studiert. Sie entdeckte die Eigenharntherapie vier Jahre, bevor sie dieses Buch schrieb. Es gelang ihr, eine eigene schwere Krankheit (Hypoglykämie = Blutunterzuckerung) durch das tägliche Trinken des Eigenharns zu heilen. Seitdem hält sie ebenfalls Seminare über diese Heilmethode ab.

In ihrer Einleitung bekennen sich die Autorinnen zur kritischen Distanz gegenüber der Schulmedizin. Für die meisten Krankheiten sind ihrer Meinung nach die falsche Ernährung und die schädlichen Umwelteinwirkungen, ein falscher Arbeits- und Lebensstil verantwortlich. Urin, das »Wasser des Lebens«, ist für sie das angemessene Heilmittel für einen ganzheitlich-gesunden Umgang mit dem eigenen Körper. Daß dieses Heilmittel von der Schulmedizin abgelehnt wird, erklären sie vor allem mit den finanziellen Interessen der pharmakologischen Industrie.

Im ersten Abschnitt versuchen die beiden Autorinnen zu zeigen, daß in allen großen Weltreligionen Hinweise auf eine positive Heilwirkung des Urins gegeben werden. Nicht nur in den fernöstlichen Religionen, auch im Alten und Neuen Testament deuten sie viele Textstellen, in denen vom »Wasser des Lebens«, von »Quellen«, »Bächen«, von »Reinigung« und »Stärkung« die Rede ist, als Aufforderung zur Nutzung der Heilkraft des Eigenharns. Vor allem in Indien hat sich diese Weisheit lange erhalten: Viele Yogis tranken und trinken täglich den Eigenharn. Vor allem von Gandhi war dies auch bekannt. In manchen abendländischen Sekten und religiösen Gruppen habe sich, ähnlich wie in der Volksmedizin, das Wissen um die Kraft des Urins lange gehalten, auch in Zeiten, als man den Körper als schmutzig und seine Ausscheidungen als besonders giftig ansah; auch die Freimaurer hätten solche Rituale gekannt.

Zur Begründung der Nützlichkeit der Urintherapie berufen sich die Autorinnen zunächst einmal auf das Kreislaufgeschehen in der Natur insgesamt: Überall würden »Abfallstoffe« wieder aufgenommen, wieder- und weiterverwertet; die toten Blätter, die von den Bäumen fielen, würden verrotten, ihre Substanzen von den Wurzeln wieder in den Organismus des Baumes aufgenommen. Ein ähnliches Beispiel ist der Wasserkreislauf der Erde.

Im Urin sind eine ganze Reihe wertvoller und wichtiger Substanzen enthalten, die geeignet sind, die körpereigenen Abwehrkräfte zu stärken. Als organische Substanzen werden aufgelistet: Harnstoff, Harnsäure, Kreatinin, Ammoniak; als anorganische Substanzen: Natriumchlorid, Kaliumchlorid, Kalzium, Magnesium, Phosphor. Außerdem sind folgende Substanzen enthalten: Kohlenhydrate, Pigmente, Fettsäuren, Karbonate, Bikarbonate, Kohlensäure, Muzin, Enzyme, Hormone, Vitamine, Aminosäuren, Antikörper, Antigene und Mineralien.

Als wissenschaftliche Belege für die Wirksamkeit der Urintherapie zitieren die Autorinnen einige Studien vor allem aus den 40er Jahren, die meisten aus England und den USA. (Die Arbeiten von Martin Krebs werden nicht erwähnt, wohl aber die von John W. Armstrong). Auch indische Ärzte werden erwähnt. Adelman und Bartnett verwenden sich ausschließlich für die Eigenharntherapie; sie befürworten die orale Anwendung (Trinken) und die äußerliche Anwendung (Einreiben). Dabei sind sie nur von der positiven Wirkung des Frischharns überzeugt; sie zitieren Untersuchungen von Wilson und Lewis aus dem Jahre 1983, die herausfanden, daß aufgekochter Urin wirkungslos sei.

Wichtig für eine erfolgreiche Anwendung der Eigenharntherapie sei aber die Unterstützung durch eine gesunde (vollwertige, rohkostreiche, fleischarme) Ernährung. Adelman und Bartnett sind davon überzeugt, daß die Urintherapie auch gegen AIDS Erfolge verspricht. AIDS sei schließlich eine Krankheit, die auf eine allgemeine Infektionsanfälligkeit des Körpers schließen lasse, und die Urintherapie fördere die körpereigene Abwehr. Sie sei deswegen sowohl vorbeugend als auch als Heilmittel zu empfehlen.

Zur Anwendung der Urintherapie geben die Autorinnen folgende Empfehlungen: Wer mit einer solchen Therapie beginnt, um sich von einer akuten Krankheit zu heilen, sollte mit einer Fasten- und Urintherapie beginnen, das heißt, er oder sie sollte eine Zeitlang nur Eigenurin und Wasser zu sich nehmen. Morgenurin ist am wirksamsten, da am konzentriertesten. Wer es vermeiden will, zu viele Bakterien zu sich zu nehmen, sollte den Mittelstrahlurin trinken (das heißt die ersten Tropfen in die Toilette gehen lassen). Der sei der sauberste und sterilste Harn. Wer gesund ist und die Urintherapie zur Vorbeugung und Vitalisierung durchführt, sollte jeden Tag nur den Morgenurin trinken. Kranke sollten ihre Dosis täglich steigern: Je mehr Harn sie trinken, desto besser. Normalerweise schmeckt Harn salzig und bitter, manchmal (vor allem bei Frauen vor der Menstruation) ist er auch säuerlich. Seine Farbe schwankt von hellem Gelb zur Bernsteinfarbe. Morgenurin ist am dunkelsten; im Laufe des Tages (und je mehr man trinkt) wird die Farbe immer heller.

Wer sich vor dem Geschmack ekelt, kann nach der Urineinnahme klares Wasser trinken und sich die Zähne putzen. – Von der Urintherapie sei allerdings abzuraten, solange man chemische Medikamente einnehme. [Zahllose Berichte zeigen, daß die Urintherapie trotz Medikamenteneinnahme erfolgreich ist. Anm. d. Autorin.] Pflanzliche Arzneimittel, Kräutertees, Vitamine und Mineralien stellen kein Problem dar.

Zusätzlich zur Einnahme des Eigenharns empfehlen Adelman und Bartnett die äußerliche Anwendung: Das Einreiben kranker und sonstiger bedürftiger Körperpartien mit dem Eigenurin, zum Beispiel Herz, Brust, Bauch, Gesicht, Füße. Urin trägt wirksam zur Hautnahrung, zur Verschönerung und Erneuerung des Gewebes bei. Zur äußerlichen Anwendung darf der Urin 3 bis 4 Tage alt sein und soll bei Raumtemperatur aufbewahrt werden. Er hat dann einen etwas strengen Geruch. Nach den Einreibungen soll man mindestens eine Stunde warten, bis man ihn mit Wasser oder einer sehr milden Seife abwäscht.

Zu Beginn einer Urintherapie können negative Reaktionen auftreten: Übelkeit, Erbrechen, Kopfschmerzen, Migräne, Pickel und Geschwüre, andere Hautausschläge, Herzklopfen, Durchfall, Unruhegefühle, Fieber. Solche Symptome sind normal; sie hängen mit den Anstrengungen des Körpers zusammen, sich zunächst einmal zu entgiften, und das geschieht auf dem Wege über Haut und Darm. [Wie in der Homöopathie wird diese Reaktion als äußerst positive »Erstverschlimmerung« bezeichnet, die zeige, daß der Körper die Therapie annehme. Anm. d. Autorin.] Manchmal dauern diese Symptome nur zwei bis drei Tage. Bei sehr kränklichen Menschen können sie sogar 6 bis 12 Monate dauern. Man sollte aber in dieser Zeit die Therapie fortsetzen; wenn allerdings die Symptome unerträglich sind, sollte man die täglich genossene Urinmenge ein wenig reduzieren und sie erst wieder steigern, wenn eine Besserung eingetreten ist.

Die Urintherapie soll durch eine gute Ernährung und durch Kräutertees und -absude (gegen bestimmte Krankheiten) ergänzt werden. Einige solcher Kräuter für gängige Beschwerden werden von den Autorinnen aufgeführt. Wichtig ist auch ein gesunder Lebensstil: Biologische Kost, frische Luft und frisches Wasser, körperliche Betätigung, Meditation oder Gebet. Eine gesunde Kost setzt sich zusammen aus frischem Gemüse und Obst, ganzen Körnern, Samen, Nüssen, Bohnen, natürlichen Süßungsmitteln wie Honig oder Trockenfrüchten, wenig Molkereiprodukten. Fisch und Geflügel sollte man nur ab und zu essen. Gänzlich zu vermeiden sind Auszugsmehl (weißes Mehl), raffinierter Zucker (weißer Zucker), geschälter Reis (weißer Reis), zuviel Fleisch. Sämtliche industriellen Kosmetika, vor allem Deodorants, sind zu vermeiden. Statt dessen sollten natürliche Kosmetika und Shampoos verwendet werden.

Die Eigenharntherapie sollte in eine ganzheitliche spirituelle und körperliche Heilung eingebettet sein. Spirituelle Heilung geschieht, wenn man sich des eigenen Platzes im Universum bewußt wird, sich einordnet und mit ihm eins fühlt. Körperliche Heilung wird durch den eben beschriebenen Lebensstil bewirkt. Von gelegentlichem Jogging oder Sporttreiben halten die Autorinnen wenig. Vielmehr solle die Bewegung (Spazierengehen, Fahrradfahren) in den Alltag integriert sein.

Margie Adelman beschreibt in einem Abschnitt ihren Weg zur Eigenharntherapie: Als sie in einem Naturkostladen arbeitete, hatte sie einmal ein Herpesbläschen auf der Lippe. Eine Stammkundin, die schon immer wegen ihres guten, gesunden Aussehens Eindruck auf sie gemacht hatte, sprach sie an und riet ihr, etwas Eigenurin daraufzugeben. Sie tat es nach einigem Widerstreben, und rasch verschwand das Herpesbläschen. Wenig später lernte sie jemanden kennen, der ihr riet, ihre chronische Blutunterzuckerung mit einer Eigenharntherapie zu bekämpfen. Seit vier Jahren trinkt sie nun täglich Eigenharn, und die Symptome der Hypoglykämie sind verschwunden (Erbrechen, Schwindel, Durchfall, Kopfschmerzen, gegen die nur schnelle Nahrungszunahme half). Sie fand heraus, daß auch die Kundin des Naturkostladens schon lange Eigenharn trank. Bald darauf stieß sie auf Beatrice Bartnett, die sich wissenschaftlich mit der Eigenharntherapie befaßt, und die beiden beschlossen, dieses Buch zusammen zu schreiben und gemeinsam Kurse und Seminare durchzuführen.

Die letzten zwanzig Seiten sind gefüllt mit Fallbeispielen: Briefe, die die beiden Autorinnen von Menschen erhielten, die gute Erfahrungen mit der Urintherapie gemacht haben.

Ein Mann heilte seinen penetranten Fußpilz durch äußere Anwendung von Eigenharn. Eine Frau, die an Blutzucker litt, konnte nach einer längeren Zeit der Einnahme von Eigenharn ihre Insulinzufuhr verringern; durch äußere Anwendung verschwanden Krampfadern. Eine andere Frau behandelte erfolgreich häßliche Geschwüre an Gesicht und Hals, die durch keine Salben wegzubekommen waren. Eine zu dicke Frau konnte durch dreimonatige innere und äußere Anwendung von Urin ihr Gewicht regulieren. Ein Mann konnte »Stauungen in Brust, Lunge, Nasennebenhöhlen« nach zweieinhalb Wochen innerlicher und äußerlicher Anwendung beseitigen. Ein anderer Mann behandelte Schweißausbrüche, Rückenakne und einen gestörten Magen vier Monate lang mit Eigenurin. Zunächst hatte er negative Reaktionen, nämlich Hals- und Kopfschmerzen, die aber nach einiger Zeit verschwanden. Ein anderer konnte mit vierwöchiger Urintherapie ebenfalls ein ganzes Symptompaket vertreiben: Geblähten Magen, geblähten Darm und »Winde«, juckenden Hautausschlag, leichte Ermüdbarkeit, Infektanfälligkeit, Geschwüre auf dem Kopf und rote Pusteln im Gesicht, an Armen und Beinen. Besonders interessant ist eine Frau, die einen Uterustumor innerhalb von sieben Tagen mit Urintherapie heilte, und eine andere, die angab, einen metastasierenden Leberkrebs so erfolgreich bekämpft zu haben. Besonders häufig sind Berichte über Magen-Darm-Empfindlichkeit und Hautausschläge, die erfolgreich behandelt wurden; auch Krampfadern und Fußpilz kommen häufig vor. Ein Brief stammt von einer Frau, der es nach und durch Eigenurintherapie gelang, das Rauchen aufzugeben.

Susie aus Miami/Florida berichtet, warum sie mit der Urintherapie angefangen habe: Weil alle anderen Medikamente, auch die homöopathischen, so teuer seien. Sie ist ganz begeistert darüber, ein Mittel, das nichts kostet, zur allgemeinen Vitalitätssteigerung gefunden zu haben, und findet sich nach der äußeren Urinanwendung auch sehr viel jugendlicher und schöner.

Die Autorinnen enden mit dem Text einer alten ägyptischen Papyrusrolle: »Das Wasser des Lebens ist dir gegeben, trinke es und wasche deinen Körper damit.«

Nachbemerkung

Eine Hebamme steht eigentlich am Anfang dieses Buches. Sie trägt die wesentliche »Schuld« daran, daß schließlich am 21. 7. 1988 die Hallo-Ü-Wagen-Sendung »*Ein ganz besonderer Saft – Urin*« stattfinden konnte, auf die ich seither, Woche für Woche, angesprochen werde. Nach dem Erscheinen dieses Buchs und zwei weiterer Bände (siehe Anhang, Seite 268 f.) habe ich 10000 Berichte und Schilderungen bekommen. Viele Menschen erzählen mir mitten auf der Straße Geschichten ihrer Großeltern. Die meisten trugen sie mir früher leicht verschämt zu. Ihr konspirativer Gesichtsausdruck war ein Hinweis auf ihre Scham und das Gefühl, eine Art Geheimwissen zu verbreiten, das offenbar über viele Jahrhunderte bestanden haben muß und das auf dem besten Wege war zu versickern. Die Verschämung hat seit 1988, dem Jahr der ersten Sendung, erfreulicherweise rapide abgenommen. Seither ist Urin – zumindest verbal – in aller Munde. Die Zahl der aktiven Urinanwenderinnen und -anwender wird in Deutschland mittlerweile auf über 5 Millionen geschätzt. Aber das war für viele, wie ich aus den Berichten weiß, ein langer Weg.

Zurück zum Anfang: Die Hebamme, mit der alles seinen Anfang nahm, hieß Monika Plonka. Sie starb 1997. Sie war eine von denen, deren Beispiel heute bei jungen Hebammen wieder Schule macht. Bis in die sechziger Jahre fuhr sie mit dem Fahrrad von Hausgeburt zu Hausgeburt und verhalf Tausenden von Babys im elterlichen Ehebett ans Tageslicht. Sie gehörte zu den niedergelassenen Hebammen, die man schon vor der Geburt kennenlernen kann, um dann entweder mit ihr gemeinsam ins Krankenhaus zum Entbinden zu gehen oder zu Hause mit ihr das Kind zur Welt zu bringen. Monika Plonka war damals 70 Jahre alt. Sie war kein resoluter Typ. Eine runde, gemütliche, eher stille Person mit warmen, strahlend blauen Augen und einem verschmitzten Lächeln. Viele Frauen und Männer schwärmen noch heute von ihr, weil sie mit ihrer Gelassenheit unzählige Geburten zu einem unvergeßlich schönen, selbstbestimmten Erlebnis ohne demütigende Entmündigung, wie sie im Krankenhaus oft stattfindet, ohne sterile Kachelumgebung oder je nach Schichtdienst wechselndem, unterschiedlich sensiblen Personal machte. Sie war ein Beispiel, warum diese Frauen im Französischen »femmes sages« heißen, also »weise Frauen«. Frau Plonka besaß noch eine Menge Wissen aus der Volksmedizin: Eichenrinde zur Wundversorgung im Gebärbereich; Muttermilch als Heilfilm bei wunden Brustwarzen – wie es die Türkinnen heute noch machen; Muttermilchspritzer in Babynasen als Nasentropfen bei Schnupfen (was Wunder wirken kann) oder die Erfahrung, daß die Winzlinge offenbar vor ihren Mamas »schmecken« können, wenn eine Brustentzündung ansteht. Durch Nuckeln bis zur Erschöpfung versuchen die Säuglinge, den oft zunächst verständnislosen Müttern »behilflich« zu sein, den Milchstau wegzutrinken und dadurch die Brustentzündung vermeiden oder heilen zu helfen – ohne daß, wie in der Schulmedizin üblich, mit Medikamenten sogleich abgestillt werden müßte. Auch die Erfahrung, daß die sonst eher süßliche Milch kurz vor dem Ende des Stillens bei sinkender Frequenz beginnt, »salzig« zu schmecken und so das Abstillen erleichtern kann, gehört zu diesem Wissen. Ebenso die Erkenntnisse darüber, daß sich die Muttermilch in ihrer Färbung und Zusammensetzung, zum Beispiel dem Gehalt an Immunstoffen, und in ihrer Konsistenz im Laufe der Monate und Jahre total verändert: den Bedürfnissen und der Entwicklung des Kindes genau entsprechend. Das, sagte sie immer, müßten junge Mütter wissen, um zu begreifen, wie genial und konkurrenzlos Muttermilch im Verhältnis zur Fabriknahrung sei.

Frau Plonka ermutigte die von ihr betreuten Mütter und Väter, Babys nicht in Plastikwindeln, sondern in Stoff zu wickeln. Soor und Entzündungen bleiben dann häufiger aus.

Auch braucht das Baby nicht so häufig gewickelt zu werden, wenn es zusätzlich in Wollhosen gekleidet wird statt in Baumwoll- oder Nickistrampler. Von der Geburtsvorbereiterin Hannelore Ruppert, die mit Frau Plonka zusammenarbeitete, stammt der noch weitergehende Tip, total unbehandelte Schafswolle für die Naturwickelmethode zu verwenden. Ungewohnt sieht sie aus, diese Wolle. Eine schmutziggraue Sandfarbe. Und herb nach Schaf riecht sie auch. Beim Stricken reißt der Faden häufig, weil er nur ganz leicht versponnen ist. Allerdings werden die Finger von dem im Fell des Schafes enthaltenen Lanolin beim Stricken ganz weich und fettig (Strickanleitungen siehe Anhang). Ohne den Vertrauensbonus von Frau Plonka und Frau Ruppert hätten sich sicher viele Mütter nicht auf so ein Experiment eingelassen. Denn abstruserweise sollen diese Wollwindeln möglichst gar nicht gewaschen werden, und das, obwohl sie ausschließlich mit Urin in Verbindung kommen. Da denkt doch wohl jeder: »Igitt, wie eklig. Dann stinkt ja alles nach ein paar Stunden. Und dann noch versetzt mit Schafmief!«

Wer jedoch mit solchen Windeln den Schnuppertest macht, empfindet dieses Erlebnis wie ein mittleres Wunder: Die Wolle verliert ihren Schafgeruch, die Windeln fangen an zu duften: ganz frisch und angenehm. Kaum zu glauben! Wie gerade von der Bleiche einer sonnigen Wiese. Und zwar egal, ob sie schwer von Urin vollgesogen oder monatelang ungewaschen in Gebrauch sind. Wer's nicht selbst gerochen hat, kann es vermutlich gar nicht glauben.

Expertinnen und Experten wissen, daß das, was hier zum Tragen kommt, der Unterschied zwischen pflanzlichen und tierischen Fasern ist: Wolle und Seide sind als Eiweißprodukte von ihrer Struktur her der Haut des Menschen und ihren Fähigkeiten am ähnlichsten. Baumwolle, Leinen, Sisal etc. haben, ebenso wie die chemischen Fasern der Kunststoffe, einen völlig anderen Faseraufbau. Sinnlich fühl- und riechbar wird der Unterschied darin, daß unbehandelte Wolle keine Feuchtigkeit annimmt. Sie bildet Kammern, die die Flüssigkeit »umfassen«. Die Fasern selbst werden, da sie durch das Lanolin geschützt sind, überhaupt nicht naß. In den Kammern verdunstet der Urin an die Umgebung, solange er noch wie frisches Heu riecht. Die Wolle selbst wird sogar durch das Ammoniak im Harn gewaschen: Nicht nur, daß die Windeln duften – das schmutzige Grau wird hell und weißlich, so wie weiße Schafwollpullover. Die Beschaffenheit unbehandelter Wolle ist auch der Grund, warum besonders Schafe, aber auch andere Tiere nicht völlig naß werden und sich nicht waschen müssen. Ihr Vlies nimmt Schmutz und Regen nicht wirklich an. Dementsprechend beraubt Seife die naturbelassene Wolle ihrer wichtigsten Fähigkeiten: Sie löst das Naturfett beim Waschen heraus. Dann erst werden die Fasern schmutzig. Hier liegt auch das Geheimnis, warum Wolle bis vor 150 Jahren bei uns (in anderen Kulturen bis heute) nur durch vergorenen Urin dazu zu »überreden« war, Farben anzunehmen.

Bei der Wollwickelmethode läßt sich deutlich feststellen, daß auf pflanzlichen und chemischen Fasern Bakterien viel schneller gedeihen und zu unangenehmen Gerüchen führen: Die eingelegte weiche Baumwollwindel riecht schon nach ganz kurzer Zeit so, wie wir alle störenden Uringeruch kennen. Die Wollwindel selbst dagegen kann tatsächlich monatelang komplett ohne Wäsche benutzt werden. Sie behält ihren erfrischenden Duft. Erst wenn das Wollfett herausgewaschen ist, verändert sich der Geruch.

Diese überraschende Erkenntnis wollte ich nicht für mich behalten und machte eine Sendung unter dem Titel: »Oh, mein Popo – schiefgewickelt mit den Windeln?« Eine Mischung aus Protest und Neugier war das Ergebnis. Auf jeden Fall ein wüster Ansturm. Bei der Recherche zur Sendung wurde deutlich, daß es bisher kaum Forscher oder Forscherinnen gegeben hat, die sich systematisch mit den Wickel- und Hygienemethoden im Kultur- und Geschichtsvergleich befaßt hätten. Die Ergebnisse unserer Nachforschungen, wie mit dem Urin in den unterschiedlichen Kulturen umgegangen wird und wurde, waren eher dünn. Nur eines wurde klar, daß nicht nur ein Leben ohne Pampers und Penaten möglich ist, sondern sogar ohne Wasser und Hautöl. Es wäre ein eigenes Buch wert, Forscherinnen und Mütterverstand und -neugier zu bitten, den Sitten und Gebräuchen der Menschen im ewigen Eis, in der Wüste, in fünftausend Meter Höhe, in Sumpfgebieten, in Hitze, Sturm und Schnee nachzugehen.

Noch eine Episode am Rande hat mich beeindruckt. Bei einer Sendung unter dem Titel: »Was ist im Busch? Schützenhilfe für Hecken-Schützer« wurde berichtet, daß viele Tiere, unter anderem Kühe, bei verschiedenen Krankheiten imstande seien, sich selbst hilfreiche Heilkräuter zu suchen, wenn die Wiesen und Hecken naturbelassen wachsen. Trotz ihrer jahrtausendelangen Domestikation und der artfremden Haltung hätten die Kühe noch Selbstschutz-»Erkenntnisse« im Instinkt behalten, die uns Menschen verlorenzugehen drohen – und das sicher noch mehr, wenn mit der Kriegs- und direkten Nachkriegsgeneration die Letzten in unserer Kultur aussterben, die noch praktische Kenntnisse im Umgang mit Hausmitteln und Heilpflanzen und mit deren Anbau und Konservierung haben. Die Supermarktgenerationen haben im wesentlichen nur noch »Buchwissen«, mit der Konsequenz, daß ein Neunjähriger kürzlich beim Beschnuppern einer Pfefferminzpflanze ausrief: »Oh, das riecht ja nach Kaugummi!«

Allerdings wächst inzwischen auch das Bewußtsein dafür, daß in unserer Kultur jahrhundertelang vieles Überlieferte undifferenziert und überheblich mißverstanden oder unterschiedslos in Mißkredit gebracht wurde und deshalb bedauerlicherweise schon viel tradiertes Wissen der Medizinmänner und der »weisen Frauen« verschollen ist. Auch das Bewußtsein für den Wert vieler scheinbar einfacher und kostenloser Heilmethoden und -mittel steigt – nicht nur aus Kostendämpfungsgründen. Immer mehr Menschen interessieren sich für die Erkenntnisse über Wirkweisen des Urins, des Schweißes, des (Menstruations-)Blutes, der Spucke, des Ohrenschmalzes, der Lubrikation (Scheidenflüssigkeit), des Spermas und der Muttermilch. Schließlich sind alle Körperprodukte nicht nur irgendwelche Flüssigkeiten, sondern genial konzipierte, chemisch hochwirksame Funktionsträger, deren Heilkraft früher auch bei uns bekannt war und genutzt wurde. Dem Interesse und der Neugier steht jedoch ein tiefsitzender Ekel gegenüber, der so weit geht, daß Menschen sich nicht trauen, ein Glas Wasser zu leeren, in das sie gerade selbst gespuckt haben, weil ihnen nun vor dem, was sie eine Sekunde zuvor selbstverständlich im Mund hatten, schlecht wird. Spucke wird nicht als Flüssigkeit erkannt, ohne die wir nicht sprechen könnten, oder als hochwirksamer Verdauungssaft mit zahlreichen wertvollen Inhaltsstoffen, die auch heilen können. Leichter fällt es, den Saft des Mundes schon bei Babys hastig mit chlorversetztem, nitratbelastetem Wasser schleunigst abzuwaschen.

Verkannt ist oft auch die Bedeutung des Schwitzens und des Schweißes für den Körper. Die Zahl der Menschen, die einsehen, daß der chemische Kampf gegen den natürlichen »Temperaturregulator« selbstschädigend sein kann, nimmt jedoch zu. Mehr und mehr Menschen entwickeln einen Sinn für die Sinnlichkeit des Eigengeruches, die persönliche Duftmarke statt einer kommerziellen Dutzendparfümierung.

Es hat sich inzwischen herumgesprochen, daß nicht nur die Flora der heilenden und reinigenden Lubrikation der Geschlechtsorgane fürs Liebesleben taugt, sondern mit Sprays und Desinfektionsmitteln beschädigt wird. Sonst ist – außer der Selbstreinigungsaufgabe – bestimmt zu wenig über ihre Funktionen und Fähigkeiten bekannt.

Aus der Mode gekommen ist, das Blut einfach abzulecken, und das nicht nur, weil der Speichel nützlich für die Gerinnung und Verkrustung sein soll. Zusätzlich gilt der unvergessene Ekel-Satz aus Germaine Greers Buch »Der weibliche Eunuch« vom Anfang der siebziger Jahre für viele weiter, in dem die Amerikanerin die Entfremdung der Frauen von ihrem Körper damit belegte, daß es ihnen unvorstellbar sei, einen Finger, an dem ihr eigenes Menstruationsblut sei, abzulecken.

Und – Schauder über Schauder – Würgen erzeugte der Professor der Hals-Nasen-Ohren-Heilkunde, der unseren Hörerinnen und Hörern Rotz, Eiter und Sputum als gute und ordentliche Portion Leukozyten und Elektrolyten anpries und empfahl, dies nicht auszuspucken, sondern herunterzuschlucken. Wer weiß, vielleicht bringt das explodierende Gesundheitswesen die Notwendigkeit mit sich, die Immunstoffe in der Muttermilch doch noch gründlicher zu untersuchen. Vielleicht würde es sich lohnen, Langzeituntersuchungen anzustellen, die wissenschaftlich prüfen, ob die Beobachtungen von Müttern lang gestillter Babys (2 bis 3 Jahre) zutreffen, nach denen diese Kinder seltener und weniger heftig Kinderkrankheiten bekommen sollen, selbstbewußter und anspruchsloser im Essen seien als kurzgestillte und fabrikernährte. (Die Frage ist nur, wer außer den Babynahrungsfirmen Geld für solche Untersuchungen zur Verfügung stellt. Viele Menschen fürchten ja, daß wissenschaftliche Untersuchungen gerne die Tendenz haben: »Wes Brot ich eß, des Lied ich sing.«) Vielleicht führen die neuen Frauenforschungslehrstühle dazu, daß auf diesem Feld in Zukunft mehr, vorurteilsbewußter und offener historisch, transkulturell und interdisziplinär geforscht wird. Sind nicht noch viele ebenso spannende wie schlichte und praktische Fragen offen?

- Wie leben Völker ohne Wasserhähne und ohne Wasser – im historischen, internationalen und soziologischen Vergleich?
- Was tun Mütter seit Tausenden von Jahren ohne Penaten und Seife?
- Was benutzen Wüstenvölker statt Klopapier? (Sand, klar, aber warum piekt es sie nicht dauernd? Warum leiden sie nicht unter permanenten Entzündungen? Und wieso ekeln sie sich weniger? Was hat das für Folgen?)
- Wie schaffen es Frauen in vielen Naturvölkern, ihre Babytragetücher komplett sauberzuhalten, obwohl sie ganztägig ihre Babys am Leib tragen und viele gar keine Windeln kennen? Wie lange dauert es, bis sie mit ihrem Rücken spüren, wenn ihr Kind muß? Und wie lernt frau das? Was

bedeutet es für das Leben eines Menschen, wenn diese ursprünglichen Bedürfnisse (wie »Kacken und Pinkeln«) von der Mutter so selbstverständlich bereits mit dem Körper, mit dem Rücken, verstanden werden?

- Wie genau wirkt sich der ständige Körperkontakt und die Tatsache, daß ein Kind nie allein gelassen oder weggelegt wird, auf seine Seele und sein soziales Verhalten aus?
- Was sind die Folgen, wenn Kinder der Mutter nicht so häufig in die Augen blicken oder sie aus der Froschperspektive des Kinderwagens her anschauen, sondern länger und öfter in fast gleicher Höhe wie die Mutter, in gleicher Blickrichtung, die Welt erleben? (Saint-Exupéry: »Liebe ist nicht, einander in die Augen, sondern gemeinsam in die gleiche Richtung zu blicken.«)
- Welche Zusammenhänge bestehen zwischen Körperkontakt, langem Stillen und der Offenheit, Fröhlichkeit und Genügsamkeit vieler dieser Menschen, die oft in für uns erbärmlich wirkenden Verhältnissen leben?
- Was tun Eskimofrauen oder die Frauen in den eiskalten Höhen der Anden, um sich und ihre Kinder zu reinigen und zu pflegen?
- Was bewirken die Windelbretter, auf die manche Völker ihre Babys wie Steckpuppen »fesseln«, für die Persönlichkeit oder auch politisch?
- Wie halten Mütter in Kulturen, die keine Supercolor-Weißwaschmittel kennen, ihre herrlichen bunten Stoffe und ihre Felle seit zehntausend Jahren sauber?
- Was benutzen Chinesinnen und Chinesen zum Waschen und was die Cheyenne in Amerika?
- Was verbindet die Feuerländerinnen und Feuerländer mit den Fellachinnen und Fellachen in Sachen Fäkalentsorgung?
- Was unterscheidet die Monatshygiene der Polynesierinnen von der der Papuas?
- Was tun Inderinnen und Inder Unterschiedliches mit Urin?
- Ist es Zufall, daß Länder, in denen Männer rituell be-

schnitten werden, besonders rigide, patriarchal und frauenunterdrückend zu sein scheinen?

- Seit wann schämen sich Türkinnen, die verschiedenen Windelpfeifen für ihre Mädchen und Jungen, die in entlegenen Gebieten noch heute auf Märkten zu kaufen sind und eine Windel-Drainage darstellen, mit Stolz zu zeigen? (Herzlichen Dank an Ingrid Demming, die sie mir mitgebracht hat.)

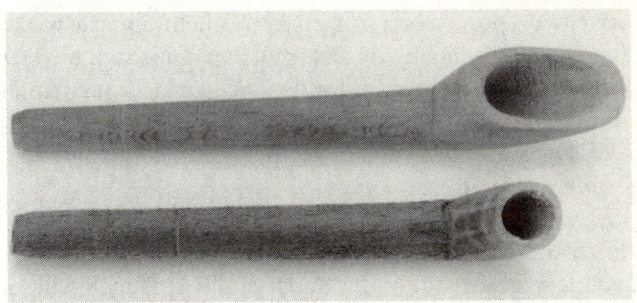

Türkische Windelpfeifen: Die obere ist für kleine Mädchen, die untere für Jungen

Es könnten ja bei diesen Untersuchungen interessante Hinweise darauf zutage treten, wie unser Mangel an Selbstgenügsamkeit und Maßempfinden, wie das Unstillbare unserer westlichen Konsumgesellschaft unter Umständen auch mit unserer frühkindlichen Sozialisation ohne Stillen und mit den Verlassensängsten der »Weggelegten« zusammenhängt. Einen lohnenden Forschungsansatz bietet vielleicht das Prinzip des Yin-Yangs, nach dem das Schwarze immer einen weißen Punkt und das Weiße immer einen schwarzen Punkt beinhaltet und beides erst zusammen das Ganze bildet.
Vor- und Nachteile einer Sache gleichgewichtig wissenschaftlich zu betrachten könnte vielleicht eine möglichst vorurteilsbewußte, neugierige, vergleichende Forschung her-

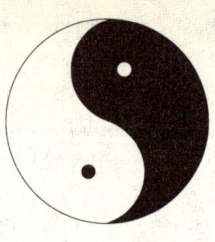

Yin-Yang

vorbringen, wie sich Trage-, Sauberkeits-, Ekel- und Scham-
empfindungen und -gebräuche in verschiedenen Kulturen
mit welchen politischen Folgen entwickeln und auswirken.
(Zitat einer Reisenden vor 1989: »Ich mag nicht in die DDR.
Nicht nur, daß die arm und grau sind. Es lacht nie jemand,
und sie sind abweisend. Da fahr ich lieber nach Zentral-
afrika. Die sind zwar auch arm, aber auffallend fröhlich und
enorm gastfreundlich.«)

Auch wenn Sie sich jetzt wundern, was das denn alles mit
Urin zu tun haben soll: Gestatten Sie mir zum Schluß noch
einen kleinen »Ausflug«. Nach der Hallo-Ü-Wagen-Sendung
»Wieviel Nähe braucht der Mensch – Tragetücher oder Kin-
derwagen?« bekam ich ein afrikanisches Tragetuch ge-
schenkt. Es weist schöne rot-schwarze Ornamente auf und
eine Aufschrift in der unteren Mitte: »Bora uto kuliko
kitu.«

Horchen Sie doch einmal in sich hinein: »Bora, uto, kito«,
klingt etwas kindlich. Fast kindisch, finden Sie nicht? Eher
nach Behelfssprache, oder? Ich habe schon öfter darüber
nachgedacht, was es wohl heißen mag. Vielleicht so etwas
wie: »Alle meine Büffel« oder »Backe, backe Fladen!« auf
Kisuaheli? Oder sollte es der afrikanische Yves Saint Lau-
rent sein? Nein, den Wörtern nach muß es meiner Meinung
nach etwas Lustig-Einfaches bedeuten.

»Einfach sind sie ja sowieso«, erzählte mir ein Entwicklungshelfer und belegte das mit folgender Geschichte: In lie-
bevoller Kleinarbeit brachte er den Einheimischen in einem
tansanischen Dorf bei, wie man auf dem kleinen Stück Land
an der Hütte dicke statt dünne Kartoffeln anbaut. Freudig

254

gelacht hätten alle, als die Kartoffeln dank Kunstdünger und Veränderung der Sorte wirklich dicker geworden seien. »Und, was glauben Sie«, sagte er, »im folgenden Jahr haben sie nur noch ein halbes Feld angebaut! Weil es ja den gleichen Ertrag brachte!«

Was denken Sie jetzt? Rührend, wie einfältig die sind? Oder: Ha, diese Faulpelze, da muß unsere Entwicklungshilfe ja versickern?

Noch eine Geschichte fällt mir ein: Ein anderer Entwicklungshelfer wurde nach Indonesien ausgesandt, um Automechaniker auszubilden. Um auch einfachen, analphabetischen Menschen alles anschaulich erklären zu können, gab es wunderbare Lehrfilme, zum Beispiel zum Thema »Die Bremse«: Im Bild ein forscher Autofahrer. Er braust über eine Landstraße. Von rechts plötzlich ein älterer Mann. Er tritt auf die Fahrbahn, der Fahrer auf die Bremse. Aber: In einem tollen Trick-Stunt fliegt der alte Mann über die Straße. Wunden. Blut. Tot. Triumphierend schaut der Entwicklungshelfer in die Runde. Danach werden wohl alle beeindruckt sein und begriffen haben, wie wichtig die Bremsbeläge sind.

Von wegen! In den Gesichtern Gleichgültigkeit. Alle gehen plaudernd zur Tagesordnung über. Ob sie nicht entsetzt seien vom Tod des alten Mannes? Nein, wieso? Er wäre doch sowieso bald gestorben. Aber auf diese Weise? Vielleicht würde er es in seiner nächsten Existenz viel besser haben und froh sein, jetzt schon zu sterben. Wie, sei doch egal.

Klingt doch herzlos, finden Sie nicht? Der Tod ohne Schrecken – das wirkt geradezu unmenschlich, oder? Wir dagegen sind über verunglückte alte Leute bestürzt. Weniger entsetzt uns, wenn unsere Alten an teuren, lebensverlängernden Apparaten liegen oder in Badezimmern allein sterben.

Mal ohne Ironie: Ob uns und den Alten ein würdevolleres Verhältnis zum Tod nicht beim Leben helfen könnte? Und wie steht es mit dem halben Feld Kartoffeln? Ist es Faulheit oder Weisheit, so viel anzubauen, wie man braucht, statt

Milchseen und Apfelberge zu produzieren und die Böden dafür mit Chemie kaputtzumachen? Klar, scheinbar und kurzfristig sind diese Menschen abhängiger von der Natur. Denn unsere Überfluß- und Vorratswirtschaft nährt die Illusion, wir seien unabhängiger von Wetter und Wachstum. Aber die Folgen der Ausbeutung und Vergiftung zeigen, daß sich die Natur langfristig nicht übertölpeln läßt.

Ob es uns helfen könnte, zu versuchen, Teile des Denkens anderer Kulturen zu begreifen? Ließe sich sogar das eine oder andere von ihnen abgucken? Das Tragetuch zum Beispiel: Eine einfache – und, wenn es gelernt ist – blitzschnelle Methode, den Hindernislauf zwischen Bordsteinen, Treppen, zu schmalen Türen und Einkaufsgondeln zu meistern und dabei zugleich eine gesunde Spreizhaltung, Vogel- statt Frosch-Perspektive und wohlige Nähe für das Kind anzubieten.

Übrigens: Die Schrift auf meinem Tragetuch ist in der Mitte angebracht – nicht nur, damit man sie besser lesen kann. Sie ist zugleich eine Markierung, die der Mutter hilft, Kind und Tuch richtig umbinden zu können. An der Schrift erkennt sie – trotz der geometrischen Muster – links und rechts und oben und unten. So kann die Frau säuberlich die Popohälfte immer als Popohälfte aufbinden. Soviel Gedanken stecken in der Gestaltung des einfachen Baumwoll-Rechtecks.

Übrigens habe ich mir die Aufschrift »Bora uto kuliko kitu« kürzlich übersetzen lassen. Es bedeutet: »Lieber menschlich als sachlich.«

Schluß

Mir hat bereits die Arbeit an diesem ersten Buch Spaß gemacht. Ich bin in diesen Jahren klüger über uns, über unseren Körper und unser Ekelverständnis geworden. Ich habe verblüffende Heilungs- und Wirkfolgen in meiner Umgebung gesehen und inzwischen weltweit erstaunliche Heilerfolge kennengelernt. Für mich steht mittlerweile (und das war lange Zeit nicht so) außer Zweifel: Es muß etwas dran sein am »Saft des Lebens«. Inzwischen habe ich durch Gespräche mit Wissenschaftlerinnen und Wissenschaftlern auch besser begriffen, warum der wissenschaftliche Beweis so schwierig zu erbringen ist: Urin ist offenbar eine so komplexe Flüssigkeit, daß die Datenfülle schlicht erschlagend ist. Die Zusammensetzung des Urins ändert sich sozusagen stündlich bei jeder einzelnen Person. Sie können es selbst leicht überprüfen: Wer seinen Urin einen Tag lang jedesmal in ein Glas läßt, kann mit bloßem Auge sehen, daß keiner wie der nächste aussieht und keiner sich wie der vorige in Farbe, Zusammensetzung, Ablagerungen, Schwebstoffen etc. »verhält«. Wenn Sie nun noch eine Vergleichsperson dasselbe tun lassen, erleben Sie die genialische Vielfalt nur beim Hinsehen (derart öffentlich praktiziert von Teilnehmern beim ersten deutschen Urinkongreß 1995).

So – und dann noch die bis zu 4000 unterschiedlichen Bestandteile. Wissenschaft aber arbeitet mit Vergleichbarem, Wiederholbarem. Dem entzieht sich der Urin total. Deshalb zählt behelfsweise nur der Spruch des Hippokrates: Wer heilt, hat recht. Also stammt meine »Sicherheit« lediglich aus geschriebenen und beobachteten Erfahrungen, von denen mir die Menschen, denen ich vertraue und die anfangs auch skeptisch waren, berichteten und berichten. Diese Erfahrungen wurden bei Kindern im Schürf- und Schnittwundenbereich, bei Prellungen, Insektenstichen, Sonnenbrand,

Pickeln, Mitessern und Herpes, bei Fußpilz, bei Neurodermitis, Haarproblemen, beim Beseitigen von Altersflecken, Warzen und runzliger Haut und – besonders eindrucksvoll – bei schweren Hals- und Stimmbeschwerden, bei Zahn-, Bauch- und Magenschmerzen gemacht. Beim Weltkongreß in Indien begegneten mir Deutsche und Ausländer, die ihren nachgewiesenen Krebs mit Urin-Fasten derart beseitigt hatten, daß sie sich als seit Jahren symptomfrei schilderten – und auch so aussahen. Beeindruckend ist auch die Vielfalt der Heilerfolge in so vielen Körperbereichen, bis hin zum Grauen und Grünen Star (die Liste würde den Rahmen dieses Buches sprengen); egal, ob eingerieben, geträufelt, gegurgelt oder als kleines Bleibe-Klistier, das offenbar besonders wirkungsvoll ist, wenn ein Mini-»Ball« aus der Apotheke vollgesogen, in den After gespritzt und dann vom Darm vollständig aufgesogen (resorbiert) wird.

Am einleuchtendsten erscheint mir heute übrigens die japanische Erklärung, wie der Urin funktioniert: Der eigene Urin enthält offenkundig Informationen über die meisten ernsten bestehenden oder sich anbahnenden Krankheiten und »Eindringlinge« (deshalb nutzt die Schulmedizin ihn ja auch immer noch als Diagnostikum). Wie in der Schulmedizin üblich, kann somit durch Rückführung über die Haut, die Augen, die Nase, die Schleimhäute im Mund oder im After eine Eigenimpfung mit einem Impfstoff geschehen, der nicht aus der Fabrik stammt, sondern genau auf diese Person »zugeschnitten« ist. Bei der Einnahme durch den Mund – so die Japaner – bestehe die Aufgabe des lymphatischen Systems um die Mandeln (Waladeyischer Rachenring) darin, das Immunsystem über »Eindringlinge« zu informieren, so daß sogleich die körpereigene Abwehr aktiviert werden könne. So funktioniere schließlich auch die Impfung in der Schulmedizin, bei der abgetötete Erreger zum Stimulieren der Antikörper gespritzt oder – wie bei der Polio-Impfung – geschluckt werden. Der Gedanke, der Körper würde mit dem Urin Abfall produzieren, sei also verkürzt und daher dumm: Erstens bewiesen die 179,5 Liter Urin, die täglich ins Blut zurückzirkulieren, daß

Urin nur eine Zwischenform des Blutes sei, zweitens sei die Blase vor allem die Wasserhaushaltsreguliererin – etwa wie der Überlauf bei einem Staudamm –, und drittens gäbe es nirgends in der Natur Abfall – alles sei in genialen Kreisläufen angelegt. Und genau das sei der Grund, warum der Urin von außen wieder zurück-»gefüttert« werden müsse, da er innerhalb des Systems – also im Harnleiter und der Blase – nicht als »Fremdstoff« erkannt werden könne. Erst durch die Rückfütterung durch die Haut, die Schleimhäute etc. sei der Immunisierungseffekt auszulösen. Die »Erstverschlimmerung«, die bei manchen Krankheiten dazu einsetze, sei ein weiterer Beleg für die These, daß der Körper die Therapie annehme.

In den elf Jahren seit der Sendung begegneten mir außerdem immer mehr Menschen, die – zugegeben meist heimlich – Urin als Bodylotion, Haarwaschmittel, als ökologischen Haushaltsreiniger für Böden, Kacheln, Fenster und Geschirr nutzen, weil sie von sich sagten, nun mehr Ekel gegen chemische Mittel als gegen Urin entwickelt zu haben.

Aber selbstverständlich haben auch immer noch viele ihren anerzogenen Ekel vor der »eigenen Hausapotheke« bewahrt. Diejenigen bestärke ich heute darin, daß dieses Gefühl für sie sicher richtig und wichtig ist und daß sie es nicht gewaltsam niederkämpfen sollen. Sie brauchen es. Und sicher hat auch das einen Sinn für sie. Dennoch rührt ein Bericht wie der einer Nonne, die schrieb, daß sie nach einem langen Prozeß der Selbstversuche »nun für sich selbst genießbarer geworden« sei. Diese Selbstversöhnung, verbunden mit der Erkenntnis, innen nicht eklig und giftig zu sein, sondern den Schlüssel zur Selbstwertschätzung und zur Autonomie in sich zu tragen, schilderten diejenigen, die sich überwunden hatten, als den bedeutsamsten Effekt: niemand Fremden fragen, wie es einem geht, sondern in sich hineinhorchen lernen, ein Gespür entwickeln, wann wieviel einem guttut. Keine Beipackzettel-Vorschriften wie dreimal drei Tropfen täglich – ohne Ansehen der Person, ob groß, klein, dick, dünn, körperlich oder seelisch belastet, in Verbindung mit welcher Nahrung. So nehmen manche den Urin nur frisch (äußerlich und innerlich), sie nehmen viel oder nur einen »Info-Gurgler« am Morgen. Andere haben ganze Laboratorien in ihren Bädern aufgebaut und experimentieren mit wochen-, ja jahrealtem Urin wie die indischen Yogis (alten Urin *nur* äußerlich anwenden!). Vielen macht es Spaß, morgens in ein hübsches Glas zu pinkeln und erstmal zu schauen, zu riechen und zu schmecken, wie es ihnen gerade geht (zum Beispiel, ob sie sauer sind – dann schmeckt ihnen der Urin sauer). Bilanz: der Urin und sein Gebrauch sind eine hochindividuelle Angelegenheit, bei der jede und jeder selbst offenkundig die Verantwortung für sich selbst übernehmen muß und lernen kann, den eigenen Weg zu finden.

Besonders eindrucksvoll: Alle, die begonnen haben, sich mit ihrem eigenen Urin im wahrsten Sinne des Wortes zu befassen, die die angenehme Wärme diese Körpersaftes gespürt und seinen frischen Geruch wahrgenommen haben, verfügen seither über ein anderes Verhältnis zu sich selbst, zu ihren Mitmenschen und zu ihrer Umwelt. Sie schildern sich als selbstbewußter – denn Eigenekel nagt – und achtsamer im Umgang mit dem hochwirksamen »Medikament«, das sie in ihrer persönlichen Hausapotheke eben ständig mit sich herumtragen. Patientinnen und Patienten, die durch Urin-Therapie-Empfehlungen von ihren Ärztinnen und Ärzten zu mehr Selbstrespekt geführt wurden, zeigten sich nicht nur dankbar, sondern sie kommen offenbar auch vertrauensvoller wieder. Das versichern Ärztinnen und Ärzte, die damit Erfahrungen gemacht haben.

Zwar hat das Gesundheitsministerium – wie in der ersten Ausgabe dieses Buches thematisiert – noch nicht reagiert, und einen Orden – stellvertretend für die Mitwirkenden aus dem Publikum – habe ich schon gar nicht bekommen. Aber auch der erwartete Sturm der Ärzteschaft und der Pharma-Industrie blieb aus. Nur zwei Reaktionen: Die Pharma-Industrie, die ja, wie ich inzwischen weiß, teilweise selbst mit Urin in großem Stil arbeitet, versteckt dies nicht mehr diskret als »Urea« im Beipackzettel, sondern wirbt heute offensiv und fett »mit Harnstoff«. Und beim Internisten-Kongreß reagierte der Vorsitzende auf eine Reporter-Frage zu meinem Buch mit der Antwort: Er verstehe gar nicht, warum man denn den eigenen Urin nehmen solle, wenn doch so gute Medikamente vorhanden seien.

Am Ende dieses Buches schrieb ich 1992: »Und wer weiß: Vielleicht bekommt der Ausdruck ›feiner Pinkel‹ dann noch einmal eine komplett andere Bedeutung.« Das macht mich richtig fröhlich, denn 1999 stimmt das für viel mehr Menschen als seinerzeit. Und mein Respekt all denen, die sich wünschen, daß dieser Prozeß der Ökologie, der Kostenexplosion, der Auswirkungen auf die Beziehung der Menschen zu sich selbst und zu anderen noch weitergeht. Wie das funktioniert? Die Leserin Frau M. schrieb vor einiger Zeit:

Ich rede oft und gerne über das Thema, weil ich das Empfinden und die Erkenntnis habe, daß so viel – auch außer den Heilungschancen – dahintersteckt. Deshalb leihe ich mein Buch auch nicht mehr aus, sondern gebe weiter, was kürzlich in unserer Stadt ein bedeutender Schriftsteller an sein Publikum weitergab: Kauft es Euch, denn das ist eine politische Tat. Zahlen sind heute leider – wie es der Umgang mit den Einschaltquoten zeigt – die schlagkräftigsten Beweise, wie Interesse gemessen wird. Und dann noch mein Trick, mich dem Ekel anderer entziehen: Erstmal beginne ich meine Selbsterfahrungsberichte bei Bekannten und Fremden immer mit dem Satz: »Ich weiß von einer, die hat ...« Und wenn mein Gegenüber nur mit Würgen reagiert, dann lasse ich es bei der Freude, daß dieser Mensch trotzdem diese Information sein Lebtag nicht vergißt. Bei anders Reagierenden oute ich mich dann. Klappt prima. Das sollten Sie Ihren Lesern unbedingt beibringen.

Ihr Wunsch ist mir Befehl, Frau M. ...

Anhang

Wollwickelmethode

Babys brauchen viel Wärme. Nicht nur von uns Erwachsenen, sondern auch, was die Temperatur betrifft. Die nötigen Wärmegrade selbst zu produzieren fällt ihnen so schwer, weil ihr Körper so klein und die Hautoberfläche im Verhältnis dazu so groß ist.

Vielleicht kennen Sie noch Omas Wickel: kalter Umschlag. Wollschal drum, und dann wird's schön warm. In der Medizin heißt diese Methode Prießnitzscher Wickel und wird von den meisten Ärzten auch heute noch gern empfohlen. Genau nach diesem Prinzip funktioniert die Wollwindel-Wickelmethode: Der kalte Umschlag ist die Mullwindel, die die Babys ja fast im Viertelstundenabstand selbst naß machen. Nasse Baumwolle aber wird kalt. Da es für das Kind sehr störend wäre, es dauernd aus- und einzuwickeln, empfiehlt sich sozusagen »Omas Wickel« um den Po.

Besonders sinnvoll ist, wenn Sie dann Ihrem Kind auch einen wollenen Strampler überziehen. Denn die hübschen Nickis sind aus Baumwolle, und die wird leider sofort kalt, wenn sie naß wird. Das aber bedeutet, daß Sie dann doch relativ rasch wieder wechseln müssen, weil ein Mullwindelrand immer aus der Wollwindel herausschaut und so den Strampler kalt macht. Ein Wollstrampler hat den Vorteil, daß Sie immer nur wechseln müssen, wenn das Kind ein Häufchen gemacht hat (sonst wird der Po wund) oder alles triefnaß ist.

Eltern, die ihre Babys ganz in Wolle kleiden, berichten, daß sie tagsüber, wenn das Kind nicht mehr so häufig verdaut wie in den ersten drei bis fünf Monaten, nur noch drei bis fünfmal wickeln – das erste Mal morgens und das letzte Mal abends eingeschlossen. Nachts wird eine solche Packung gar nicht gewechselt, es sei denn, es ist ein Häufchen drin. Damit

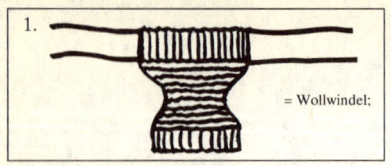

1. = Wollwindel;

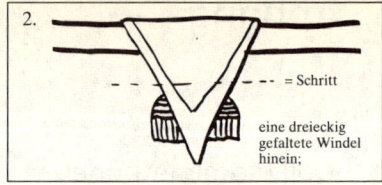

2. = Schritt

eine dreieckig
gefaltete Windel
hinein;

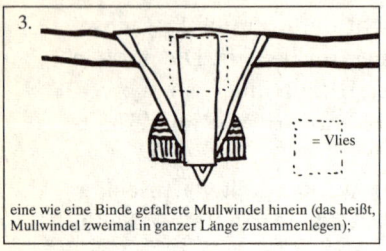

3. = Vlies

eine wie eine Binde gefaltete Mullwindel hinein (das heißt,
Mullwindel zweimal in ganzer Länge zusammenlegen);

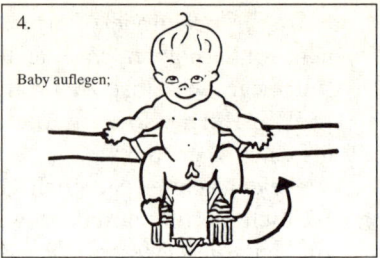

4. Baby auflegen;

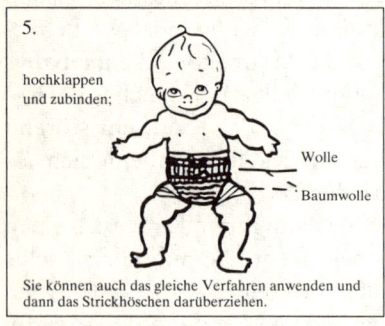

5. hochklappen
und zubinden;

Wolle

Baumwolle

Sie können auch das gleiche Verfahren anwenden und
dann das Strickhöschen darüberziehen.

die Matratze nicht naß wird, legen viele ihr Kind auf ein un-
behandeltes Schaffell. Aber Vorsicht: die gelblichen, die
waschmaschinenfest sind, wurden meist mit giftigen Chrom-
salzen behandelt.
Die Wollkleidung hat den Nachteil, daß sie bislang noch
nicht in so vielen und lustigen Farben, die wir für Babys ge-
wohnt sind, hergestellt wird (wenn man sie nicht selbst
strickt) und daß sie relativ teuer ist. Die »Lebenshilfe für behinderte Menschen e.V.« stellt zum Beispiel Wollstrampler
her (Bestelladresse: Lebenshilfe für behinderte Menschen

264

e.V., Textilabteilung, Waldstr. 5 – 7, 89522 Heidenheim). Unter anderem verkaufen auch Bioläden solche Artikel.

Der hohe Preis wird etwas verkraftbarer, wenn man weiß, daß man nur drei bis vier Strampler oder Hosen braucht und sie auch nicht ständig waschen muß. Man kann auch die Kleidung aus Wolle eine Woche bis zehn Tage immer nur hinhängen und trocknen lassen (unter der Voraussetzung, daß kein Stuhl dran ist, dann muß sie sofort gewaschen werden). Die Sachen trocknen über Nacht. Wenn Sie daran riechen, werden Sie feststellen, wann Sie sie waschen müssen.

Das gilt noch mehr für die Wollwindel. Sie soll aus naturbelassener Schafwolle sein, die noch das natürliche Wollfett besitzt (siehe Seite 247). Drei Wollwindeln oder Wollwindelhosen reichen aus. Man kann dann immer eine auslüften beziehungsweise mal waschen. Nach einiger Zeit ist das Windelpaket besonders gut dicht, da die Wolle leicht filzt und die Feuchtigkeit dann noch besser zurückhalten kann.

Erstaunlich ist: Die Kinder haben immer einen warmen Po und werden kaum wund, da die Wolle atmet. Pilzerkrankungen am Po treten selten auf beziehungsweise heilen bei dieser Wickelmethode rasch ab. Diese Art zu wickeln ist also hautfreundlich, wärmend und dazu noch etwas umweltfreundlicher, vor allem, wenn Sie nicht viel Waschmittel verwenden und nicht die Windeln bügeln.

Unbehandelte Schafwolle gibt es inzwischen in vielen Bioläden zu kaufen. Dort können Sie auch bereits fertige Wollwindelhöschen erwerben.

Für das Wollwindelpaket hier einige Strickanleitungen:

Strickanleitungen für Wollwindel

Die Wolle soll sich möglichst noch fettig anfühlen und nach Schaf riechen. Sie wird übrigens, wenn Sie nicht zart mit ihr sind oder den Faden nicht doppelt nehmen, manchmal beim Stricken reißen. Das ist normal und hat keine Auswirkung auf das Gestrickte. Wenn es reißt: Fäden ca. 4 Zentimeter übereinanderlegen, etwas zwirbeln und weiterstricken.

1. Für Nadelstärke 4 (das ist engmaschiger), ca. 70 Gramm

Wolle: Anschlag hinten 62 Maschen, Bündchen 8 bis 10 Zentimeter Höhe: 1 Masche rechts, 1 Masche links stricken. Danach rechts durchstricken und in jeder 2. Reihe am Anfang und Ende 2 Maschen zusammenstricken. Bis auf eine Breite von 24 Maschen 8 Reihen weiterstricken. Dann wieder jede 3. Reihe 2 Maschen zunehmen bis 46 Maschen. Bündchen wieder anstricken, also 8 bis 10 Zentimeter (je nach Babygröße).

2. Für Nadelstärke 6–7, ca. 100 Gramm Wolle für kleinste Größe: Anschlag hinten 40 (44, 48) Maschen. 3 bis 6 Zentimeter Höhe im Muster 1 Masche rechts, 1 Masche links stricken. Danach in jeder 2. Reihe am Anfang und Ende 2 Maschen zusammenstricken bis 14 Maschen, dann wieder am Anfang und Ende jeder 2. Reihe zunehmen bis 26 (30, 34) Maschen. Das Ganze umhäkeln und am Rückenteil mit Bändern (keine Luftmaschenschnur) schließen.

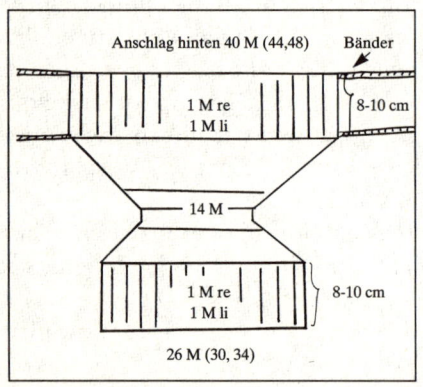

3. Strickanleitung für Wollhosen, etwa mit Nadelstärke 4 gestrickt: Mit Nadeln Stärke 4 70 Maschen anschlagen, im Rippenmuster 2 rechts, 2 links ein Bündchen von ca. 8 bis 10 Zentimeter Höhe stricken, dann kraus rechts weiterstricken (Hinreihe rechts und Rückreihe rechts) dabei in jeder Reihe am Anfang 1 Masche abnehmen, das heißt 2 Maschen zu-

sammenstricken. So ergibt sich dann ein Dreieck. Wenn alle Maschen verstrickt sind, klappt man die beiden Außenkanten des Bündchens nach innen und die Spitze des Dreiecks nach oben, die paßt da genau hinein. Mittelnähte und schräge Nähte zunähen bis auf die Beinlöcher.

Die Größe läßt sich beliebig je nach Babyformat verändern. Für Jungen scheint es später angebracht zu sein, das letzte Stück des Dreiecks, das dann später nach vorne geklappt wird, mit doppeltem Faden zu stricken, das hält noch dichter. Diese »Liebestöter« halten auch über Nacht gut dicht und warm, selbst wenn innen alles »schwimmt«.

Veröffentlichungen von Carmen Thomas

Die Hausfrauengruppe oder Wie elf Frauen sich selbst helfen (Hg.). Rowohlt: Reinbek bei Hamburg 1978 und 1988.

»Hallo Ü-Wagen« – Rundfunk zum Mitmachen. Erlebnisse und Erfahrungen. List: München 1984.

Wo Hunde beißt Kind spannend ist. In: Lokaljournalismus. Vistas Verlag: Berlin 1985, S. 163–172.

Liebeserklärung an das Radio. In: Rundfunk und Fernsehen. 35. Jg. 1987:2. Hans-Bredow-Institut (Hg.). Nomos: Baden-Baden 1987, S. 286–291.

Elisabeth Klaus/Carmen Thomas/H. Gerd Würzberg (Hg.). Ein Herz für O-Töne. Der Alltagsjournalismus. Verlag Ute Bernhardt-Pätzold: Stadthagen 1990.

Modell einer Mitmachsendung. In: Bernd-Peter Arnold/Siegfried Quandt (Hg.). Radio heute. Die neuen Trends im Hörfunkjournalismus. Institut für Medienentwicklung und Kommunikation: Frankfurt am Main 1991, S. 59–69.

Ein ganz besonderer Saft – Urin. vgs: Köln 1993.

Berührungsängste? Vom Umgang mit der Leiche. vgs: Köln 1994.

Willi, kannze mich hören? Gedacht, gesagt, geschrieben. vgs: Köln 1994.

Blick über den Zaun. Erfolge und Erfahrungen mit Urin. vgs: Köln 1995.

Angst macht dumm. Philosophie und Praxis der Mitmachsendung. In: Barbara Kamutzki (Hg.). Vox populi. Bundeszentrale für politische Bildung: Bonn 1996, S. 13–35.

Erfahrungen mit Urin. Briefe zum ganz besonderen Saft. vgs: Köln 1996.

Vistem – der klare schnelle Weg zur Sache. Beltz: Weinheim 1996.

Vom Zauber des Zufalls. Eine Einladung zum Mitmachen. Kiepenheuer & Witsch: Köln 1998.

SERIE PIPER

Rolf Verres

Die Kunst zu leben

Krebsrisiko und Psyche.
233 Seiten. SP 1815

Dieses Buch bietet einen ungewöhnlichen Zugang zum umstrittenen Thema Krebs und Psyche. Es ist ein Plädoyer, mit dem Risiko und der Angst aufgeklärt und beherzt umzugehen, das Leben *mit* dem Risiko anzunehmen, und es geht um die Frage, ob sich aus den Ergebnissen der wissenschaftlichen Krebsforschung Anregungen für die alltägliche Lebensführung ableiten lassen.

Rolf Verres hat sich als Arzt und Psychologe seit 15 Jahren mit den Wechselwirkungen zwischen Psyche und Krebs befaßt und mit Krebskranken gearbeitet. Die Dauer und die Qualität eines Menschenlebens werden – in einem bisher in der Öffentlichkeit wenig bekannten Maße – von Gedanken und Gefühlen mitbeeinflußt, die den Umgang der Menschen mit ihren Lebensrisiken widerspiegeln. Der Autor analysiert die verschiedenen Sichtweisen und Erlebnisinhalte zum Thema Krebs.

Neben den Zentralthemen seiner Argumentation für eine umfassendere medizinische Aufklärung und ein mündiges Verhältnis von Arzt und Patient geht es um folgende Fragen und Themenkomplexe: Krebswelten im Kopf – Aufklärung als Orientierungshilfe und als Verunsicherung · Unheil-Kunde: Was ist Krebs? · Die Angst als ein Zugang zum Leben · Gibt es eine »Krebspersönlichkeit«? · Genießen und bewußt »sündigen«: Die Lust am Risiko · Früherkennung: Gut gemeint, aber...

»Zur Lektüre muß man durchaus nicht krebskrank sein. Das Buch richtet sich an uns alle, die wir endlich begreifen sollten, daß es keine sinnlosen Krankheiten gibt, auch wenn uns der Sinn dafür oft viel zu lang verschlossen bleibt.«

Die Zeit

»Den Betroffenen möchte das Buch helfen, den Weg von einer teuflischen Angst zur rationalen Furcht zu finden und Hoffnung auf ein würdiges Lebensende zu entwickeln oder zu bewahren.«

Psychologie heute

Heiko Ernst

Die Weisheit des Körpers
Kräfte der Selbstheilung.
196 Seiten. SP 2136

Körperfeindliche Lebensweisen, die den Körper nur als Maschine behandeln, die zu funktionieren hat, gehen heute einher mit einem überzogenen Körper- und Fitneßkult. Dabei »weiß« unser Körper sehr gut, wie er seine Gesundheit erhält, wie er sich erholen und selbst heilen kann. Doch viele Menschen verstehen es nicht mehr, die Signale ihres Organismus zu empfangen und umzusetzen.

Heiko Ernst zeigt auf, wie sich die unterschätzten und unterdrückten Selbstheilungskräfte des Körpers erkennen und nutzen lassen.

»Keiner der üblichen Gesundheitsratgeber, sondern ein zum Nachdenken anregender Text über das Wesen von Gesundheit als Seele-Körper-Wechselwirkung, ein Text, aus dem der Leser seine eigene ›Anleitung zum Handeln‹ gewinnt.«

Nordbayerischer Kurier

Psychotrends
Das Ich im 21. Jahrhundert.
214 Seiten. SP 2561

Der Mensch an der Schwelle zum dritten Jahrtausend: Wie bewältigt er das wachsende Tempo, die Informationsflut, das Überangebot an Glücksversprechungen und Lebensstilen, den Verlust an Werten und Sicherheiten? Ob wir diese Welt als Irrgarten oder als Supermarkt erleben – in jedem Fall sind wir ständig gezwungen, uns zu entscheiden, eine Meinung zu haben, unsere Identität zu definieren. Die neuen Freiheiten für das Ich schlagen häufig in neue Zwänge um, das Überangebot an Glücksmöglichkeiten ist anstrengend. Um in dieser »Tyrannei der Möglichkeiten« gesund überleben zu können, müssen wir lernen, mit der Fülle an Erlebnisangeboten gelassen umzugehen. Heiko Ernst beschreibt die »langen Wellen« einer Entwicklung, die schon längst begonnen hat. Er entwirft Perspektiven für die Persönlichkeit der Zukunft, die trotz dieses Szenarios der Zwänge einen ungeahnten Spielraum für Freiheit und Kreativität eröffnen.

SERIE
PIPER

SERIE
PIPER

Kurt Singer

Kränkung und Kranksein

Psychosomatik als Weg zur Selbstwahrnehmung. 244 Seiten. SP 1681

Dieses Buch führt ein in das psychosomatische Denken, es will den Sinn des Krankseins verstehen lehren, zur Selbstwahrnehmung anregen und Selbstheilungskräfte wecken. Jeder Mensch macht psychosomatische Erfahrungen: Er wird rot vor Scham, zittert vor Angst, bekommt Herzklopfen vor Erregung; manche ärgern sich ein »Loch« in den Bauch, andere zerbrechen sich über ein Problem den Kopf, dem einen bleibt die Spucke weg, dem andern bricht das Herz, dem einen läuft die Galle über, dem anderen dreht sich der Magen um... In solchen Sprachwendungen kommt ein tiefverwurzeltes Wissen über den Zusammenhang von Körper und Seele zum Ausdruck, das die Psychosomatik erforscht und therapeutisch nutzt. Dieses Buch führt mit Fallbeispielen aus dem Alltag ins psychosomatische Denken ein und will helfen, den verborgenen Sinn von Krankheit »leibhaftig« verstehen zu lernen.

»Krankheit ist für Singer nicht das andere, das nicht zu mir gehört, nicht der Feind, den es zu bekämpfen gilt, sondern eher ein unbequemer, aber helfender Freund, der mich auffordert, mich mit ihm auseinanderzusetzen.«
Bayerischer Rundfunk

Zivilcourage wagen
Wie man lernt, sich einzumischen. 224 Seiten. SP 2552

Dieses Buch handelt von Zivilcourage und Bürgermut. Es wendet sich an jene, die erkennen, wie notwendig heute politische Beteiligung und Veränderung »von unten« sind. Die aufs äußerste bedrohte Welt bedarf dringend der Zivilcourage und des Bürgermuts von Menschen, die der Politik des Risikos und der Bedenkenlosigkeit widerstehen.

Monika Gerlinghoff

Magersüchtig

Eine Therapeutin und Betroffene berichten. Vorwort von Herbert Backmund. Überarbeitete Neuausgabe. 221 Seiten. SP 1145

»Magersüchtig« ist unter den vielen Büchern zu diesem Thema das einzige, das eine Therapeutin zusammen mit ihren Patientinnen geschrieben hat. Es ist ein Dialog, in dem die Kranken ihre Welt, in der sie leben, schonungslos offenbaren und allmählich ihren Widersinn erkennen. Das Buch wurde geschrieben, um die zu erreichen, die an der Schwelle zur Magersucht stehen oder seit langem magersüchtig sind und vielleicht schon resigniert haben – diese Absicht spiegelt sich in der lebhaften Resonanz, die dieses Buch über ein Jahrzehnt gehabt hat. Die überarbeitete Neuausgabe stellt vor allem neuere Erkenntnisse zur Therapie Magersüchtiger vor.

Jacob Liberman

Die heilende Kraft des Lichts

Der Einfluß des Lichts auf Psyche und Körper. Aus dem Amerikanischen von Hans Finck. 287 Seiten. SP 2005

Licht gehört zu den ältesten, einfachsten und wirksamsten Heilmitteln der Menscheit. Der gezielte Einsatz sowohl des Sonnenlichts als auch des künstlichen Vollspektrumlichts sowie spezieller, klinisch erprobter Licht-Therapien vermag verblüffend schnell und nachhaltig viele akute Krankheiten und chronische Beschwerden – von Kopfschmerzen bis zu Krebs und Arteriosklerose – zu lindern oder sogar vollständig zu heilen. Auch bei psychischen Störungen wie Depressionen oder Sexualproblemen wird Licht seit einiger Zeit immer häufiger angewandt. Der amerikanische Augenarzt Jacob Liberman gilt international als Kapazität auf dem Gebiet der Licht-Therapie. Er hat Tausende von Patienen mit den unterschiedlichsten Leiden erfolgreich mit genau dosierter Lichteinwirkung behandelt.

Ilse Achilles

»...und um mich kümmert sich keiner«

Die Situation der Geschwister behinderter Kinder. 219 Seiten. SP 2198

Geschwister behinderter Kinder müssen vieles lernen und können. Oft werden ihnen zu früh und zuviel Pflichten aufgebürdet, Rücksichtnahme und Verantwortung abverlangt. In manchen Familien sind sie nicht nur Spielgefährten, Babysitter und Freund des behinderten Geschwisters, sondern auch sein Pfleger, Lehrer, Co-Therapeut und Dolmetscher. Ilse Achilles läßt Geschwister selbst zu Wort kommen und ihre Erfahrungen schildern. Sie zeigt auf, was Eltern tun können, um ihre nicht-behinderten Kinder weder zu vernachlässigen, noch zu überfordern. Und sie macht deutlich, daß das Leben mit behinderten Geschwistern auch eine Bereicherung sein kann.

»Von mir wurde immer Rücksicht, Verständnis, Verzicht erwartet. Ich mußte leise sein, weil jedes Geräusch Daniel erschreckte. Ich mußte im Schlepptau mit, wenn Mutter mit Daniel zur Sprachtherapie, zur Krankengymnastik, zum Arzt fuhr. Irgendwie waren wir immer seinetwegen unterwegs.«

David, sein Bruder ist geistig behindert

Was macht Ihr Sohn denn da?

Geistige Behinderung und Sexualität. Mit einem Vorwort von Joachim Walter. Aktualisierte Neuausgabe. 150 Seiten. SP 2566

»Geistig behindert – das wird leicht mit dumm, unberechenbar, triebhaft verbunden. Stellt man sich diese Eigenschaften im Zusammenhang mit Sexualität, Liebe und Lust vor, kann man schnell ins Gruseln kommen ... Mit solchen Gedanken beginnt Ilse Achilles, Mutter eines geistig behinderten Sohnes, ihr Buch über geistige Behinderung und Sexualität und darüber, wie hilflos, unwissend und alleingelassen sich Eltern und Betreuer diesem Problem gegenüber fühlen.«

Neue Zürcher Zeitung

Angelika Aliti

Der weise Leichtsinn
Frauen auf der Höhe ihres Lebens.
259 Seiten. SP 2440

»Alte Drachen haben mehr Spaß am Leben als brave Seniorinnen«, schreibt Angelika Aliti und muntert die Frauen ab fünfzig zum femininen Ungehorsam auf. Denn Frauen ab fünfzig auf Klimakterium und Großmutterschaft zu reduzieren, das hält sie für grundfalsch, und sie vermißt ein positives Frauenbild für diesen Lebensabschnitt. Ist es ganz ungewöhnlich zu behaupten – und das tut Aliti –, daß sich Frauen in diesem Alter auf der Höhe ihres Lebens befinden? Herausgetreten aus dem »Wald der Wichtigkeiten«, sind sie stark und frei, ihre noch nicht gelebten Möglichkeiten, Kräfte und Talente zu entdecken und auszuleben. Scharfsinnig, witzig, charmant und eloquent fordert Angelika Aliti ihre Leserinnen auf, die zweite Lebenshälfte selbst in die Hand zu nehmen, denn schließlich ist das Glas nicht halbleer, sondern halbvoll …

Irene Stratenwert

Wahn & Sinn
Verrückte Lebenswege von Frauen.
163 Seiten. SP 2762

Wie sich Menschen fühlen, die den Wahnsinn erleben oder erlebt haben, bleibt normalerweise im dunkeln. Menschen mit einer Psychose behalten ihr Erleben – zwischen Euphorie und Todesangst, zwischen Verwirrung und neuer Geistesgegenwart – und ihre inneren wie äußeren Dramen für sich. Erst seit wenigen Jahren vesucht eine neue Initiative, die Bewegung der »Psychiatrie-Erfahrenen«, das zu ändern. Frauen spielen hier eine besonders aktive Rolle. Sie haben erkannt, wieviel Sinn im Kranksein stecken kann, und sie möchten davon Mitteilung machen. Die Frauen, die hier zu Wort kommen, stellen sich vor als: eine Stimmenhörerin, eine Malerin, eine Psychotherapeutin, eine Selbstverletzerin, eine Geheilte, eine »unheilbar Geisteskranke«, eine Schizophrene und eine »Expertin aus Erfahrung«. Dieses Buch ist ein Versuch, die Sprachlosigkeit zwischen »Verrückten« und »Normalen« zu überwinden.

SERIE PIPER

Bert Keizer

Das ist das Letzte!
Erfahrungen eines Arztes mit
Sterben und Tod. Aus dem
Niederländischen von Steffen
Haselbach. 298 Seiten.
SP 2314

Was geschieht, wenn ein Mensch stirbt? Gibt es einen würdigen Umgang mit dem Tod? Was tun, wenn kein Arzt mehr helfen kann? Seit Jahren arbeitet Bert Keizer als Arzt in einer niederländischen Klinik, in der er täglich mit dem Sterben konfrontiert ist. Aus nächster Nähe erlebt er, wie Menschen den Tod erfahren, wie sich ihre Angehörigen verhalten, was Ärzte tun und was sie versäumen. Seine Erlebnisse präsentiert Keizer in diesem unverblümten und direkten Bericht, der mit unsentimentalem Mitgefühl und mit einer Humanität geschrieben ist, die bar jeder Frömmigkeit ist. Er kritisiert nicht theoretisch oder gar theologisch, sondern mit der praktischen Dramaturgie seiner Bilder und Szenen die Tradition der westlichen Kultur, die den Tod ausgrenzt, und plädiert für einen aufgeklärten Umgang mit dem Sterbenden und für eine humane Behandlung der Betroffenen.

Ein Plädoyer für einen aufgeklärten Umgang mit dem Tod und für eine humane Behandlung der Betroffenen, aber auch eine bittere, oft ironische Kritik der schlechten Verhältnisse, in denen unsere Kultur den Sterbenden (allzu häufig) allein läßt.

**Walter Jens /
Hans Küng**

*Menschenwürdig
sterben*
*Ein Plädoyer für Selbstverantwor-
tung. Mit Beiträgen von Albin
Eser und Dietrich Niethammer.
176 Seiten. SP 2329*

SERIE

PIPER

Der Mensch ist das einzige Lebewesen, das sich bewußt ist,
daß es sterben muß. Doch die
meisten Menschen verdrängen
dieses Wissen, jedenfalls die
meiste Zeit ihres Lebens. Dem
setzt Hans Küng seine These
entgegen: das Sterben und der
Tod gehören zum Leben, sind
seine letzte Phase. Zu einem
menschenwürdigen Leben gehört auch ein menschenwür-
diger Tod. Gerade für einen
Theologen stellt sich hier aber
die Frage nach dem »eigenen
Tod«: Darf der Mensch be-
stimmen, wie und wann er
stirbt – oder muß er unter allen
Umständen »aushalten bis
zum Schluß«?
Walter Jens weitet das Thema
zunächst ins Literarische aus.
Er befragt große Autoren der
Weltliteratur: von Homer
über den Verfasser des Mat-
thäus-Evangeliums, bis hin zu
Tolstoi und Camus – darüber,
was »menschenwürdig ster-
ben« heißt. Gibt es den Tod
in Würde überhaupt? Dabei
zieht er auch die Texte von Betroffenen heran, etwa von Ma-
xie Wander oder Peter Noll.
Der Band wird abgerundet
durch eine Diskussion, in der
der Freiburger Völkerrechtler
Albin Eser und der Tübinger
Mediziner Dietrich Niethammer die juristischen und medizinischen Aspekte der Sterbehilfe darlegen.

»Küng wendet sich entschie-
den gegen die sich nicht nur
von den Kirchen betriebene
›Spiritualisierung und Mystifi-
zierung‹ des qualvollen Ster-
bens, die er auf ein ›schiefes
Gottesbild‹ zurückführt. Wie
in vielen anderen Fällen, so lie-
fere die Bibel auch nicht gegen
Sterbehilfe, ja nicht einmal
gegen den Suizid, wohlfeile Ar-
gumente. Walter Jens versieht
sein sprachlich elegantes Plädoyer für ein menschenwürdi-
ges Sterben mit eindrucksvollen Beispielen aus der Litera-
turgeschichte, in deren Verlauf
die Beschreibung von Sterbe-
vorgängen in körperlicher wie
psychischer Hinsicht immer
präziser geworden sei. Das gel-
te gleichermaßen für Darstellungen von Ärzten wie Schriftstellern.«
Süddeutsche Zeitung

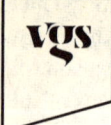

Ein unverzichtbares Nachschlagewerk zum Thema Urin-Therapie mit all ihren vielfälltigen Möglichkeiten

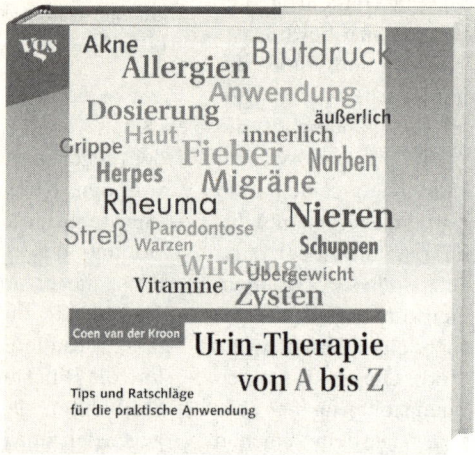

In diesem umfassenden Kompendium beschreibt der Autor – Coen van der Kroon detailliert alle wirksamen Behandlungsmöglichkeiten mit dem " besonderen Saft " und ordnet mehr als 130 Krankheiten und Beschwerden die jeweils sinnvollsten Anwendungen zu. Darüber hinaus führt er ergänzende Maßnahmen aus der Naturheilkunde auf, die diese Therapie unterstützen, wie z.B. Kräutertee-Kuren, Behandlungen mit ätherischen Ölen und viele mehr.

Coen van der Kroon
Urin-Therapie von A-Z
100 S., zweifarb. Abb.,
geb. DM 29,80/öS 218,-/sFr 27,50
ISBN 3-8025-1349-5
VGS